ABHANDLUNGEN AUS DEM BUNDESGESUNDHEITSAMT

HEFT 7

PRAXIS DER POCKENBEKÄMPFUNG

SAMMLUNG VON VORTRÄGEN UND DISKUSSIONSBEMERKUNGEN

HERAUSGEGEBEN

VON

W. ANDERS UND P. V. LUNDT

MIT 15 ABBILDUNGEN UND 9 TABELLEN

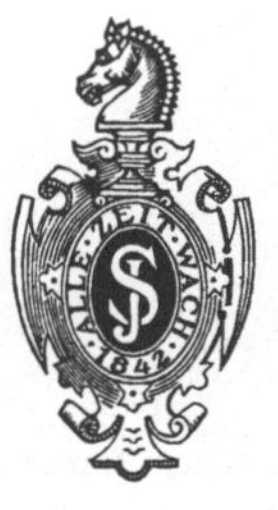

SPRINGER-VERLAG

BERLIN · GÖTTINGEN · HEIDELBERG

1963

ISBN-13:978-3-540-02936-6   e-ISBN-13:978-3-642-92851-2
DOI: 10.1007/978-3-642-92851-2

Vorwort

Die Aktualität, die das Pockenproblem durch die Ausbrüche der Jahreswende
1961/62 in der Bundesrepublik gewonnen hat und jederzeit von neuem gewinnen
kann, spiegelt sich in dem ungewöhnlich großen Interesse wider, das ein Seminar
des Bundesgesundheitsamtes zu diesem Thema Anfang November 1962 gefunden
hat. Dieses brennende Interesse erwuchs aus der Erkenntnis, daß sich die epidemiologische Situation der Bundesrepublik hinsichtlich der Pocken mit wachsender
Dichte und Beschleunigung des interkontinentalen Luftverkehrs grundlegend gewandelt hat. Dieses „Heranrücken" der Gebiete, in denen die Pocken heimisch sind,
an die Bundesrepublik zwingt die Ärzte des öffentlichen Dienstes, den Fall des
„Pockenalarms" immer wieder zu überdenken.

Die hier abgedruckten Vorträge und Diskussionen bemühen sich nun um die
Klärung der Maßnahmen, die es *in der Praxis* des öffentlichen Gesundheitswesens
im Ernstfall und auch vorbereitend zu treffen gilt, wenn folgenschwere Auswirkungen vermieden oder auf ein Mindestmaß beschränkt werden sollen. Die rein
wissenschaftliche Problematik wurde nur so weit berücksichtigt, als sie Forderungen der Praxis zur Begründung dienen muß.

Die Vorträge sind nach den Manuskripten im wesentlichen unverändert wiedergegeben worden, wobei Wiederholungen vermieden wurden. Die Diskussionsbemerkungen wurden nach den Tonbandaufzeichnungen redaktionell bearbeitet.
Dabei wurden denjenigen Beiträgen der Vorzug gegeben, die für das Thema „Praxis
der Pockenbekämpfung" unmittelbar bedeutungsvoll erschienen. Die Wiedergabe
der *gesamten* Diskussion hätte zwar mancherlei Bemerkenswertes, aber auch vom
Hauptthema weit Hinwegführendes gebracht und den vorliegenden Band über
Gebühr anschwellen lassen. Obwohl also die Auswahl der Diskussionsbemerkungen
bis zu einem gewissen Grad subjektivem Ermessen unterlag, glauben die Herausgeber keinen praktisch wichtigen Punkt vernachlässigt zu haben.

Wie auf vielen anderen Gebieten kann auch hier keine allgemeingültige Lösung
geboten werden. Aber die Erfahrungen der Referenten, die sämtlich unmittelbar
mit der Verhütung und Bekämpfung der Pocken befaßt waren oder noch sind,
dürften ihren Wert in der Praxis erweisen.

Zur Abrundung der Vorträge und Diskussionen ist als Anhang der Text der einschlägigen Merkblätter des Bundesgesundheitsamtes in der derzeit geltenden
Fassung beigelegt worden.

Der Dank der Herausgeber gebührt Referenten und Diskussionsrednern in
gleichem Maße. Wir hoffen, mit dem vorliegenden Band den Ärzten des öffentlichen Dienstes ein handliches Kompendium an die Hand zu geben, das seine
Bewährungsprobe im „Alarmfall" bestehen kann.

Inhaltsverzeichnis

I. Epidemiologie

1. Die Pockenreservoire der Welt

Von W. Anders

Aus dem großen Gebiet der Epidemiologie der Pocken können nur Einzelfragen dargestellt werden. Dies allein durch Zahlen und Diagramme zu versuchen, würde entscheidende Punkte der Pockenepidemiologie außer acht lassen. Es bedarf für das Verständnis der Öffnung unseres Blickwinkels auch in andere, nicht rein medizinische Räume. Noch vor 30 Jahren wickelte sich der internationale Reiseverkehr im wesentlichen auf dem Seeweg ab. Die Zahl der nach Europa aus tropischen Ländern einreisenden „Eingeborenen" war nur sehr klein. Heute ist es jedem Bürger der neuen afro-asiatischen Staaten unbenommen, in irgendein Land der Erde zu reisen. Dabei benutzt er in erster Linie — um die Reisezeit zu verkürzen — das Flugzeug. Die bisher unter Kolonialherrschaft stehenden Völker sind mündig geworden. Dieser sozio-ökonomische Umbruch ist gleichsam der Hintergrund geworden, vor dem das Pockenproblem zu sehen ist. Diese grundlegende Änderung in der Struktur der menschlichen Gesellschaft ist auch zum medizinischen Problem geworden, wobei das Ende der Entwicklung noch nicht abzusehen ist.

Auch bei der Bekämpfung von übertragbaren Krankheiten der warmen Länder ist zu bedenken, daß die Sorge um den einzelnen Menschen einer symptomatischen Therapie am Krankenbett gleichkommt. Demgegenüber muß versucht werden, kausal zu denken und zu handeln; das bedeutet, jede Seuche in ihrer Bedeutung für ganze Völker zu sehen.

Zu prüfen ist die Situation der Bundesrepublik im Hinblick auf die Reservoire. Dies geschieht am besten in einer Zusammenstellung über den Zeitabschnitt, in dem Europa aufhörte, endemisches Pockengebiet zu sein (vgl. Tab. 1).

Die Notwendigkeit besonderer Verhütungsmaßnahmen ergibt sich für die Bundesrepublik aus zwei Zahlen:

1. Mitte 1962 waren etwa 240 000 Bundesbürger im Ausland tätig, nach vorsichtigen Schätzungen ein Drittel davon in warmen Ländern.

2. In der Bundesrepublik waren zum gleichen Zeitpunkt etwa 700 000 Gastarbeiter beschäftigt. Davon entfällt ein nicht geringer Prozentsatz auf Praktikanten aus Entwicklungsländern der tropischen Zone.

Die Länder, in denen die Pocken derzeit endemisch vorkommen, sind auch noch mit der Bekämpfung anderer quarantänepflichtiger Krankheiten beschäftigt; sie haben also eine Art Mehrfrontenkrieg zu führen, und die Gesundheitsverwaltungen müssen abwägen, welche Krankheiten die Existenz ihrer Bürger in erster Linie bedrohen. Über die Rolle der Pocken im Rahmen der quarantänepflichtigen Krankheiten unterrichtet die Tabelle 2.

Tabelle 1. *Erkrankungs- und Sterbefälle*

	1944		1945*		1946**		1947		1948		1949		1950		1951	
	E	St	E	St	E	St	E	St	E	St	E	St	E	St	E	St
Bundesrepublik	—	—	8	.	2	.	11	—	3	—	1	1	—	—	—	—
Belgien	3	.	—	—	—	.	29	8	1	9	1	2	—	2	—	—
Spanien	128	.	37	.	8	.	35	1	20	1	4	2	2	2	3	—
Frankreich	2	.	4	.	7	.	47	6	3	—	2	—	—	—	—	—
Griechenland	329	61	—	—	2	.	—	—	—	—	—	—	13	3	—	—
Irland	.	.	.	.	.	.	—	—	1	—	—	—	—	—	—	—
Italien	2878	.	2807	.	.	.	42	1	9	1	4	—	—	—	—	—
Luxemburg	.	.	.	.	.	.	3	—	—	—	—	—	—	—	—	—
Norwegen	.	.	.	.	.	.	—	—	—	—	—	—	—	1	—	—
Niederlande	.	.	.	.	.	.	—	2	—	—	—	—	—	—	52	2
Polen	.	.	.	.	.	.	—	—	—	—	—	—	—	—	—	—
Portugal	.	52	.	46	.	.	833	52	336	22	54	11	65	2	78	3
England, Wales	16	3	6	.	.	.	78	15	—	—	19	5	8	—	27	10
Schottland	—	.	3	.	1	.	—	—	—	—	—	—	19	6	—	—
Schweden	.	.	.	.	.	.	—	—	—	—	—	—	.	1	—	—
Schweiz	.	.	.	.	.	.	1	—	—	—	—	—	—	—	—	—
SBZ	.	.	.	.	.	.	—	—	—	—	—	—	—	—	—	—
UdSSR	.	.	.	.	.	.	.	.	.	.	.	.	.	.	.	.
Türkei	6093	678	309	34	8	1	2	—	39	7	73	14	7	—	152	3

*1945: nur amerikanische Besatzungszone —
** 1946: nur amerikanische und britische Besatzungszone.

Wenn für die Erkennung der Pocken in unseren Breiten drei Aussagen kritisch zu bewerten sind, die der Klinik, des Laboratoriums und der Epidemiologie, so kommt der letzteren in Form der Beurteilung der epidemiologischen Weltlage eine besondere Bedeutung zu. Die Epidemiologie der Pocken hat sich nicht nur mit den Pocken an sich zu beschäftigen; es gibt darüber hinaus eine Epidemiologie der „Furcht" vor den Pocken. Diese Pockenangst muß bei sämtlichen Maßnahmen zur Verhütung und Bekämpfung einkalkuliert werden.

Für die praktische Beurteilung einer Pockensituation ist noch auf folgende *Definitionen* hinzuweisen: Zu den Pocken sowohl im Sinne der Internationalen Gesundheitsvorschriften als auch im Sinne des Bundes-Seuchengesetzes gehören die

Tabelle 2. *Übersicht über die gemeldeten Erkrankungs- (E) und Sterbefälle (St)*
an quarantänepflichtigen Krankheiten in der Welt 1957 bis 1961

		1957	1958	1959	1960	1961
Pest	E	512	304	185	403	797
	St	320	258	225	69	82
Cholera	E	.	14 245	22 983	30 466	49 951
	St	59 101	62 625	31 082	12 016	17 571
Gelbfieber	E	47	123	52	55	3 108
	St	35	40	38	7	3 073
Pocken	E	.	245 978	77 555	48 230	78 430
	St	101 244	185 108	56 256	9 441	14 217
Fleckfieber	E	14 344	9 961	9 000	6 869	5 750
	St	1 912	1 155	890	42	35
Rückfallfieber	E	4 711	6 369	10 278	4 881	3 221
	St	28	37	162	26	7

an Pocken für die Jahre 1944 bis 1962

1952		1953		1954		1955		1956		1957		1958		1959		1960		1961		1962	
E	St	E	St	E	St	E	St	E	St	E	St	E	St	E	St	E	St	E	St	E	St
—	—	—	—	—	—	—	—	—	—	1	—	9	1	10	1	—	—	6	1	36	3
—	—	—	—	—	—	3	—	—	—	—	—	—	—	—	—	—	—	1	—	—	—
1	—	1	—	15	—	87	18	—	—	—	—	—	—	—	—	—	—	17	·	—	—
75	5	—	—	—	4	—	—	—	—	—	—	—	—	—	—	—	—	—	—	—	—
—	—	—	—	—	—	—	—	—	—	1	—	—	—	—	—	—	—	—	—	—	—
—	—	—	—	—	—	—	—	—	—	—	—	—	—	—	—	—	—	—	—	—	—
—	—	—	—	—	—	—	—	4	—	—	—	—	—	—	—	—	—	—	—	—	—
—	—	—	—	—	—	—	—	—	—	—	—	—	—	—	—	—	—	—	—	—	—
—	—	—	—	40	—	—	—	—	—	—	—	—	—	—	—	—	—	—	—	—	—
—	—	—	—	—	—	—	—	—	—	—	—	—	—	—	—	—	—	—	—	7	·
36	1	9	1	—	—	—	—	—	—	—	—	—	—	—	—	—	—	—	—	—	—
135	1	30	8	—	—	—	—	—	—	2	—	5	—	1	—	1	—	4	2	67	26
—	—	—	—	—	—	—	—	—	—	—	—	—	—	—	—	—	—	—	—	—	—
—	—	—	—	—	—	—	—	—	—	—	—	—	—	—	—	—	—	—	—	—	—
—	—	—	—	—	—	—	—	—	—	—	—	—	—	—	—	—	—	—	—	—	—
—	—	—	—	—	—	—	—	—	—	—	—	—	—	1	—	—	—	—	—	—	—
·	·	·	·	·	·	·	·	·	·	·	·	·	·	46	·	·	·	1	·	—	—
—	—	—	—	—	—	—	—	·	·	·	·	·	·	·	·	·	·	—	—	—	—

Variola maior und die Variola minor, auch Alastrim genannt. Bei der Alastrim handelt es sich um eine klinisch gutartig verlaufende Pockenkrankheit, die durch ein Pockenvirus hervorgerufen wird, das hinsichtlich seiner geringen Pathogenität genetisch stabil ist. Eine sichere Differentialdiagnose zwischen Variola maior und Alastrim ist im Laboratorium schwer zu stellen. Am ehesten ist sie möglich auf Grund der klinischen und epidemiologischen Verlaufsform einer Epidemie. Für die zahlenmäßig kleinen Pockenausbrüche in unseren Breiten kann dieses Kriterium der Schwere des Verlaufs wohl nicht in jedem Fall zur Unterscheidung von Variola maior und Variola minor dienen.

Etwas ganz anderes stellt die „Variolois" dar. Hier handelt es sich um eine, durch vorausgehende Schutzimpfungen bedingt, leicht verlaufende Variola maior. Vom epidemiologischen Standpunkt ist der Benutzung dieses vorwiegend klinischen, aber allzu leicht verniedlichenden Begriffes entschieden zu widerraten, weil bei Gebrauch dieses Wortes folgenschwere Irrtümer möglich sind. Die Pockenausbrüche in Düsseldorf und Lammersdorf-Simmerath, bei denen es zu 3 Todesfällen kam, gingen auf Einschleppungen zurück, die „nur" das klinische Bild der „Variolois" boten.

Von einem Gebiet als *Pockenreservoir* kann man nur sprechen, wenn die Pocken für lange Zeit in diesem Gebiet vorkommen und aus ihm verschleppt werden können. Diese Aussage ist in bestimmter Form nur für den indischen Subkontinent und für einige Gebiete des tropischen Südamerika möglich. In Afrika sind im Verlauf der letzten 20 Jahre erhebliche Fluktuationen zu beobachten gewesen. Es wäre besser, anstelle von Reservoiren von Gebieten mit endemischem Pockenvorkommen zu sprechen. In Europa lagen diese Gebiete, d. h. solche, in denen die Pocken immer wieder, und zwar nicht eingeschleppt, auftreten, noch bis zum Jahre 1930 in Osteuropa. In Rußland wurden die letzten großen Epidemien 1925 mit 18 000 und 1927 mit 14 000 Erkrankungsfällen beobachtet. Auch Portugal galt bis in die 30er Jahre als Gebiet mit endemischem Pockenvorkommen.

Zu explosiven *Pockenausbrüchen* in europäischen Ländern ist es bis zum Jahre 1930 mehrfach gekommen. So traten 1923 in der *Schweiz* 2100 Alastrimfälle auf.

In *England* und *Wales* wurden 1927 14700 und 1929 11000 Pockenfälle gemeldet. In *Polen* traten 1921 5000 Fälle und in *Österreich* 1915 25000 Fälle auf. In Österreich ist seit 1924 kein Pockenfall mehr beobachtet worden. 900 Pockenfälle kamen 1919 in *Finnland* zur Beobachtung. In *Deutschland* traten 1919 5000 und 1920 21000 Fälle auf. Die letztgenannten europäischen Pockenausbrüche gingen auf Einschleppungen zurück, genauso wie die mehr verstreut auftretenden kleinen Pockenherde in *Frankreich,* wo zwischen 1920 und 1930 jährlich zwischen 300 und 500 Fälle auftraten. Diesen Beobachtungen ist zu entnehmen, daß Europa, ohne Unterschied der geographischen Lage und seiner ökonomischen und sozialen Eigenarten und anscheinend auch des derzeitigen Impfschutzes, noch als pockenempfänglich angesehen werden muß.

Während und nach dem 2. Weltkrieg kam es zu einer großen Pockenepidemie in den mediterranen Ländern, vorwiegend in Nordafrika. *Ägypten,* das 1942 noch pockenfrei war, wurde 1943 von 4000 Pockenfällen betroffen. Im Jahre 1944 waren es 11000 Fälle. Mit 1300 Fällen im Jahre 1945 war bereits der Rückgang der Pockenhäufigkeit in Ägypten angedeutet. Diese Epidemie ergriff sämtliche Teile des Landes einschließlich der Mittelmeerhäfen. Die letzte große Epidemie war dort 1904 abgelaufen, ihr waren 1916 eine zweite und 1926 eine dritte Epidemie gefolgt. Die epidemischen großen Pockenwellen in Ägypten trafen das Land also in Zeitabständen von 10 bis 20 Jahren. In *Tripolitanien* kam es 1946 und 1947 zu schweren Pockenepidemien. *Tunis,* das seit 1932 praktisch pockenfrei war, erlebte 1945 bis 1947 eine Epidemie. Ähnlich war es in *Algerien,* wo die letzte Epidemie zwischen 1925 und 1928 beobachtet wurde. Von 1941 bis 1944 kam es dort wieder zu ausgebreiteten Epidemien. Auch *Marokko* erlebte 1943 eine starke Pockenhäufung. Eine schwere und große Pockenepidemie betraf 1943 auch die *Türkei.*

Aus dem nordafrikanischen Raum wurden die Pocken nach *Italien* eingeschleppt. Dort kam es 1944 zu 2870 und 1945 zu 3116 Pockenfällen. *Frankreich* erlebte 1940 bis 1942 kleinere Ausbrüche. Die afrikanische Pockenwelle überwalzte jedoch nicht nur die Mittelmeerländer, sondern brachte auch Mittel- und Südafrika in den Kriegs- und Nachkriegsjahren schwere Epidemien. In *Nigeria* zum Beispiel, das 1932/33 seine letzte große Epidemie erlebt hatte, kam es 1940 bis 1942 erneut zu einer Großepidemie, die erst mit dem Jahre 1948 abklang. Ähnlich lagen die Verhältnisse in dem damaligen *Franz. Westafrika,* wo es nach dem letzten Pockenausbruch 1926/27 erneut zwischen 1941 und 1947 zu großen Pockenausbrüchen kam. Dieses große Wiederauflodern der Pockenepidemien betraf nahezu den gesamten afrikanischen Kontinent und ist ein Beispiel dafür, daß die Pocken in Afrika nicht allzu „standfest" sind, sondern zu großen Epidemie*wellen* neigen.

Die Pockenverbreitung scheint abhängig zu sein von der Ernährung und den Lebensgewohnheiten der eingeborenen Bevölkerung. Dies ist besonders in den asiatischen Ländern zu erkennen. *China* erlebte 1946 eine große Epidemie. In *Japan* erkrankten 1945 1719, 1946 15257 und 1947 391 Personen. Seitdem ist Japan pockenfrei. Ein alter Pockenherd liegt in *Korea;* er ist aber seit etwa 8 Jahren zur Ruhe gekommen. Es traten nur noch Einzelfälle auf.

Von einem wirklichen Pockenreservoir kann man in *Indien* und in *Pakistan* sprechen. Die angrenzenden Länder wie *Burma* und *Thailand* müssen als stark gefährdet angesehen werden; hier ist immer wieder mit epidemischen Ausbrüchen zu rechnen. Die Erkrankungszahlen für *Indien* (1959: 45939, 1960: 31052 und

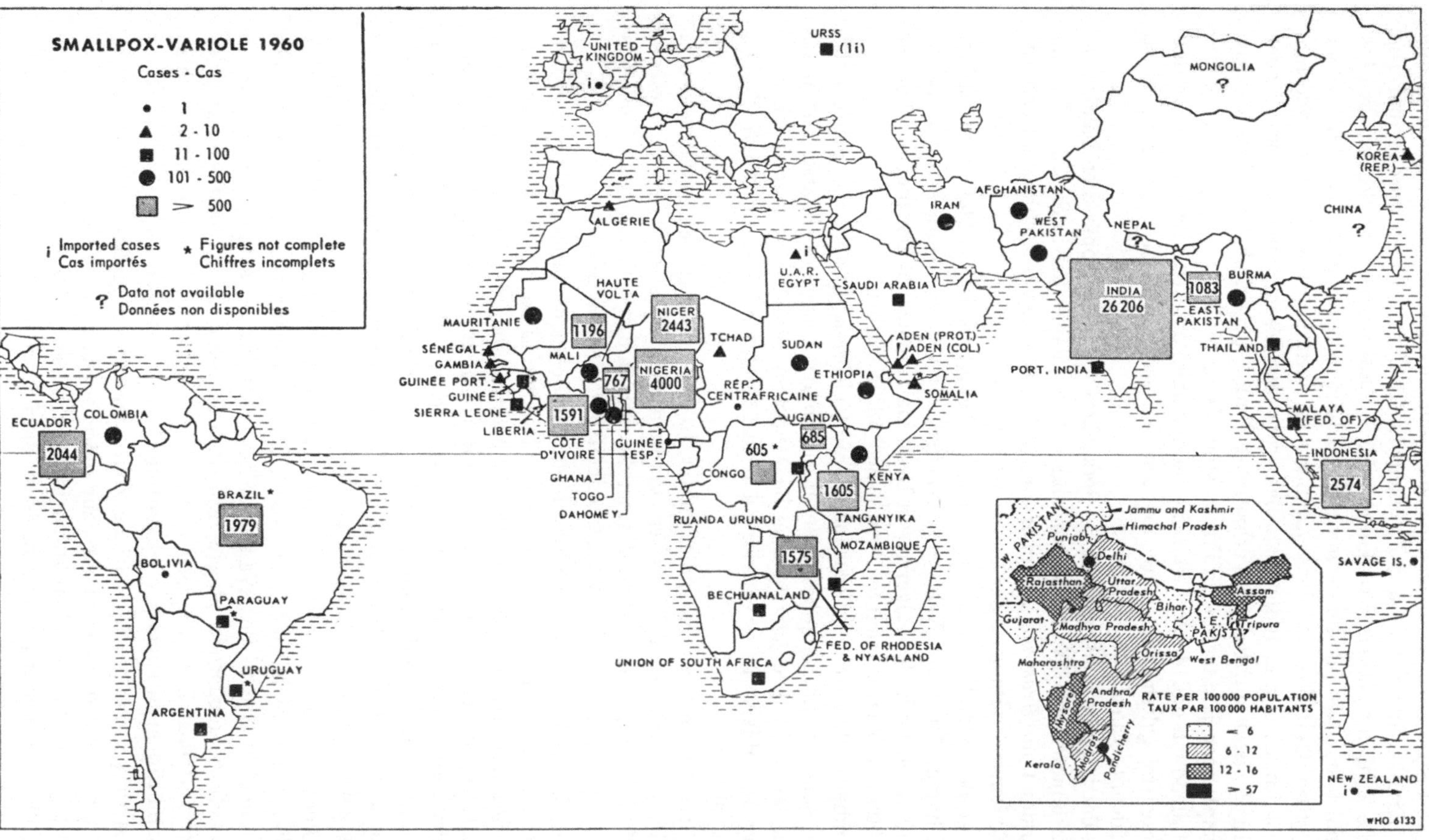

Abb. 1. Erkrankungen an Pocken in den der Weltgesundheitsorganisation berichtenden Ländern der Welt 1960

1961: 45 195) stellen Minimalzahlen dar und dürften sich im allgemeinen nur auf die Kranken beziehen, die in Krankenhäusern aufgenommen worden sind. Die wirkliche Zahl der Pockenerkrankungen dürfte nach vorsichtigen Schätzungen bis zu 10mal höher sein als die derzeit zur Meldung gekommenen. Angesichts dieser nur relativen Gültigkeit von Pockenzahlen sind auch derzeit keine Aussagen darüber möglich, ob sich in Indien eine Besserung der Gesamtsituation einstellt oder nicht. In *Pakistan* dürften die Verhältnisse ähnlich liegen, obgleich dort Massenschutzimpfungen leichter durchführbar sind als in Indien.

Auffallend ist, daß *Australien* bisher noch keine Pockenepidemie erlebt hat und als pockenfrei gelten muß. Auch von den *Südseeinseln* werden nur gelegentlich eingeschleppte Einzelfälle bekannt.

Was der indische Subkontinent als Pockenherd für die europäischen Länder ist, sind die äquatorialen Länder Südamerikas für Nordamerika. In *Südamerika* sind es in erster Linie *Brasilien, Ekuador* und *Kolumbien,* die als Gebiete mit endemischer Pockenverbreitung angesehen werden müssen.

Ein großer, ständig wiederauftauchender Gefahrenherd ist *Mekka* mit seinen Pilgerscharen. An dieser Nahtstelle zwischen Afrika, Asien und Europa kam es 1949/50 gegen Ende der Pilgerzeit in Dschidda zu einer Pockenepidemie, bei der etwa 1000 Personen erkrankten, von denen 58 % starben.

In Indien selbst ist der Pockenbefall nicht gleichmäßig über das ganze Land verteilt, sondern die Hauptherde liegen im oberen Gangestal, in den Nordweststaaten, ferner in dem jetzt in zwei neue Staaten aufgeteilten ehemaligen Staat Bombay. In Pakistan ist es vorwiegend West-Pakistan mit Karachi, wo die Pocken gehäuft auftreten.

Die Situation in *Hinterindien* ist unklar. In den letzten Jahren verschwanden in einer Reihe von Gebieten die Pocken, tauchten aber in anderen Gegenden wieder neu auf. Vollkommen unübersichtlich ist die Lage in der Volksrepublik China, aus der keine Meldungen an die Weltgesundheitsorganisation gelangen.

In Afrika ist ein ständiges Fluktuieren der Pockenhauptbefallsgebiete in den äquatorialen Ländern zu erkennen. Dies ist in erster Linie der Wanderungstendenz der Eingeborenen zuzuschreiben. In Südamerika sind die Verhältnisse relativ konstant. Die Übersichtskarte über die Pockenverbreitung 1960 (vgl. Abb. 1) zeigt die endemischen Pockenherde in Indien, Indonesien, West- und Ostafrika und in Südamerika. Die Übersichtskarte für 1961 (vgl. Abb. 2) läßt erkennen, daß Südamerika anscheinend an Bedeutung als Pockenreservoir verliert. Sonst aber ist die Weltlage ziemlich unverändert geblieben.

Die Pockensituation der letzten Jahre illustriert noch einmal die Tabelle 3; hier sind die Hauptbefallsländer dargestellt. Die Zahlenangaben sind dem Weekly Epidemiological Record der Weltgesundheitsorganisation entnommen. Die darin zum Ausdruck kommende jüngste Entwicklung zeigt die große Bedeutung des tropischen Afrikas. Das Beispiel *Kamerun* illustriert besonders, wie es plötzlich zu Pockeneinbrüchen in scheinbar pockenfreie Länder kommen kann.

Es existiert also in den äquatorialen Zonen der Erde ein großes, dicht bevölkertes Pockenendemiegebiet. Diese Staaten mit endemischem Pockenvorkommen sind aber in letzter Zeit in den Mittelpunkt der Entwicklungshilfe von Staaten getreten, die in gemäßigten Zonen liegen und in denen die Pocken seit Jahrzehnten nicht mehr endemisch vorkommen.

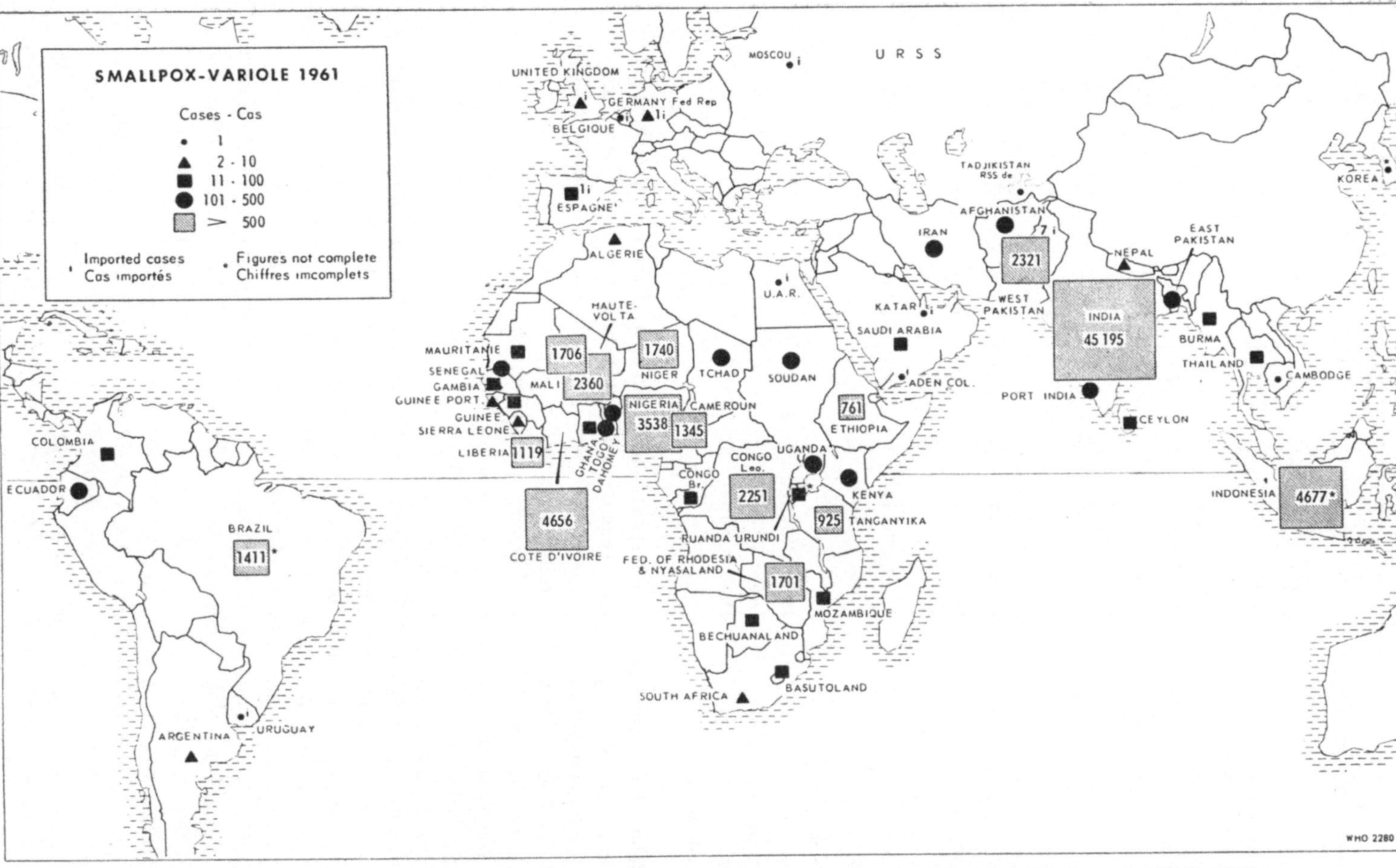

Abb. 2. Erkrankungen an Pocken in den der Weltgesundheitsorganisation berichtenden Ländern der Welt 1961 (Die Abb. 1 und 2 wurden freundlicherweise von der Weltgesundheitsorganisation zur Verfügung gestellt.)

Tabelle 3. *Gemeldete Pockenerkrankungsfälle in den Hauptbefallsländern 1958 bis 1961*

Land	Einwohner in Tsd.	1958	1959	1960	1961
A f r i k a					
Dahomey	1961: 1700	1002	1708	768	119
Elfenbeinküste	1961: 2600	2855	788	1591*	4656
Föderation Rhodesien und Nyassaland	1961: 8100	482	725	1575	1465
Kamerun	1961: 4800	10	17	—	1345
Kongo (Leopoldville)	1957: 13124	48	3036	605	2251*
Liberia	1961: 1300	.	591	.	1119
Mali	1961: 3800	674	772	1212	1706
Niger	1961: 2500	501	1149	2443	1740
Nigeria	1961: 35000	1874	1604	4140	3538
Ober-Volta	1961: 3700	681	368	126	2360
Tanganjika	1961: 9100	1176	1442	1584	925
A m e r i k a					
Brasilien	1958: 62725	1200	2804*	650*	1411*
Ekuador	1958: 4007	891	1184	2185	491
A s i e n					
Indien	1958: 397540	168325	45939	31052	45195
Indonesien	1958: 86900	3051	1129	5196	4677*
Pakistan	1958: 85635	49884	9553	1998	2742

* unvollständige Zahlen

Neben diesen geographischen Aspekten über das endemische Pockenvorkommen, das in groben Zügen jedem Arzt bekannt sein müßte, stehen einige weitere Punkte aus der Pockenepidemiologie, die erwähnt werden müssen, um das epidemiologische Bild der Pocken für unsere Breiten abzurunden.

Die *Letalität* beträgt je nach Eigenart der Epidemie bei Variola maior bis 60 %. Für die Variola minor ist es charakteristisch, daß die Letalität 2 % nicht übersteigt. Die Weiterverbreitung der Pocken von Mensch zu Mensch geschieht zum weitaus überwiegenden Teil durch die Tröpfcheninfektion. Untersuchungen in Madras haben gezeigt, daß die Pocken *vor* dem eigentlichen klinischen Manifestwerden nicht infektiös sind. Positive Virusbefunde aus dem Rachenspülwasser sind meist erst zwischen dem 6. und 9. Tag nach Krankheitsbeginn (*nicht* nach Auftreten des Exanthems) zu erwarten. Nach dem 12. Tag nimmt die Virusausscheidung mit dem Speichel rasch wieder ab; dann aber werden die Pusteln der Haut infektiös. Mit Aufhören der klinischen Krankheitserscheinungen sowohl im Rachen als auch auf der Haut endet auch die Möglichkeit, das Virus weiterzuverbreiten. Echte Dauerausscheider gibt es nicht. Daß eine Person einmal für kurze Zeit zum Überträger von Virus werden kann, ist theoretisch möglich.

In den Endemiegebieten ist eine jahreszeitliche Häufung der Pocken deutlich zu erkennen. Die Ruhezeit liegt zwischen September und Mitte November. Ab Dezember steigt die Jahreswelle an. Der Jahresgipfel ist in den Monaten April und Mai zu beobachten. Fliegen spielen bei der Übertragung der Variola maior keine Rolle; lediglich bei der Übertragung der Alastrim kommt der Fliege Bedeutung zu. Ob und in welcher Weise tierische Reservoire für die Pockenausbreitung eine Rolle spielen, ist noch nicht eindeutig geklärt.

Die Inkubationszeit ist bisher im allgemeinen mit 11 bis 14 Tagen angegeben worden. Im Auftrag der Weltgesundheitsorganisation konnte Downie bei 84 von 898 Pockenfällen die Inkubationszeit mit hinreichender Sicherheit genau bestimmen. Danach ergibt sich folgende Verteilung auf die einzelnen Tage:

Eine Inkubationszeit von

8 Tagen wiesen 3 Fälle	13 Tagen wiesen 21 Fälle
9 Tagen wiesen 3 Fälle	14 Tagen wiesen 10 Fälle
10 Tagen wiesen 6 Fälle	15 Tagen wiesen 7 Fälle
11 Tagen wiesen 10 Fälle	16 Tagen wiesen 0 Fälle
12 Tagen wiesen 18 Fälle	17 Tagen wiesen 6 Fälle auf.

Die „amtliche" Inkubationszeit der Pocken im Sinne der Internationalen Gesundheitsvorschriften beträgt derzeit 14 Tage. Die Untersuchung von Downie hat jedoch erhebliche Streuungen über dieses Datum hinaus erbracht, so daß er selbst vorschlägt, eines Tages die offizielle Inkubationszeit zu ändern. Vorerst jedoch gilt es, weitere Beobachtungen zu sammeln.

Zusammenfassung

Die Pocken sind nicht — wie gelegentlich noch in Handbüchern zu lesen ist — über die ganze Erde verbreitet, vielmehr lassen sich klar endemische Pockengebiete in Indien, Pakistan, Zentralafrika und im tropischen Südamerika finden. Europa muß als pockenempfängliches Gebiet angesehen werden; der Grad der Empfänglichkeit dürfte in erster Linie vom Impfschutz abhängig sein.

2. Epidemiographie der Pockeneinschleppungen nach Europa

Von W. Anders

Die Einschleppung von Pocken in den mitteleuropäischen Raum ist grundsätzlich auf fünf Wegen möglich:

1. dem Seeweg,
2. dem Luftweg,
3. der Schiene,
4. der Straße,
5. mittelbar, durch Post- und Handelsgüter.

Eine unerkannte Einschleppung auf Schiene und Straße im direkten Reiseverkehr aus Ländern mit endemischem Pockenvorkommen ist praktisch ausgeschlossen, da die Reise von Indien und Pakistan auf dem Landweg wesentlich länger dauert als die Inkubationszeit. Eine Erkrankung wird sich demnach schon während der Reise manifestiert haben. Das gleiche gilt für Einschleppungen auf dem Seeweg. Hier kommen für eine direkte Einschleppung nur die Seehäfen in Betracht, die hafenärztlich gut überwacht werden*. Schwieriger wird eine wirksame Kontrolle der Luftwege wegen der gegenüber der Inkubationszeit vergleichsweise sehr kurzen Flugzeit. Am schwierigsten ist die Kontrolle über die Personen, die ihr Beförderungsmittel wechseln, zum Beispiel vom Flugzeug auf die Eisenbahn oder vom Schiff in einen Reisebus umsteigen.

---

* vgl. S. 99.

Die Einschleppung der Pocken wurde in dem Zeitpunkt zum Problem, als die Pocken aufhörten, in Mitteleuropa endemisch zu sein. Dies dürfte etwa in den 80er Jahren des vorigen Jahrhunderts eingetreten sein.

Einschleppung und Ausbreitung der Pocken werden hier gemeinsam dargestellt, obwohl beiden Begriffen getrennte Rechtsgrundlagen für Maßnahmen der Verhütung zugeordnet sind. Die Verhütung der Einschleppung fällt vorwiegend in den Zuständigkeitsbereich der Internationalen Gesundheitsvorschriften. Maßnahmen zur Verhütung der Ausbreitung fallen vorwiegend in den Zuständigkeitsbereich des Bundesseuchengesetzes. Die Möglichkeit der Einschleppung durch den internationalen Reiseverkehr ist allenthalben gegeben. Ereignet sich eine Pockenverbreitung in Kriegszeiten, so wird man besser von Verschleppung reden. Die Ausbreitung der Pocken über größere Entfernungen hinweg hat sich in der Geschichte wiederholt zugetragen. Die *ersten großen Pockeneinschleppungen* nach Europa brachten die Kreuzzüge. Zuletzt kam es 1916 durch wolhynische Rückwanderer und 1918 durch heimkehrende Soldaten und ukrainische Rückwanderer zur Pockenverschleppung von epidemischem Ausmaß nach Deutschland, und zwar erkrankten 1916 rund 3900 Personen, wovon 550 (Letalität = 14,1 %) starben. 1919 erkrankten rund 7000 Personen, von denen 1061 starben. In neuester Zeit ist eine ganze Reihe von Pockeneinschleppungen bekannt geworden. Am Beispiel der Jahre 1961 und 1962 sollen die typischen Merkmale solcher Pockeneinschleppungen dargestellt werden. Die Bundesrepublik stand deshalb wiederholt im Mittelpunkt des Interesses der Weltöffentlichkeit.

Drei Beispiele sind hier zu nennen:

Bundesrepublik

1. Ansbach vgl. S. 90

2. Düsseldorf

Am 2. 12. 1961 reiste ein 37 Jahre alter deutscher Bergbau-Ingenieur auf dem Luftweg von Monrovia über Sierra Leone, Dakar, Paris nach Düsseldorf. Er hatte sich 3 Wochen lang an verschiedenen Orten in Liberia, das als gesamtes Staatsgebiet seit dem 15. März 1958 örtliches Infektionsgebiet für Pocken ist, aufgehalten. Bereits am Tag nach seiner Ankunft nahm er seine Bürotätigkeit bei einer großen Firma wieder auf und machte anschließend zwei größere Besichtigungsreisen mit dem Wagen bzw. der Bahn nach dem Schwarzwald und dem Harz. Am 13. 12. erkrankte er mit Schmerzen in der Lenden- und Nierengegend. Bei der ärztlichen Untersuchung wurde lediglich ein Infekt des Rachenraumes festgestellt. Zu diesem gesellte sich am 17. 12. ein scharlachähnlicher Hautausschlag, der als allergische Reaktion auf die zur Behandlung der Halsentzündung verordneten Medikamente gedeutet wurde. Die inzwischen aufgetretenen Pusteln, die sich in geringer Zahl am Rumpf und im Gesicht zeigten, heilten rasch wieder ab. Bei subjektivem Wohlbefinden nahm der Patient am 19. 12. seine Arbeit wieder auf. Er erkrankte erneut gegen Jahresende unter unklaren fieberhaften Zeichen. Am 29. 12. erkrankte der einmal ohne Erfolg geimpfte 5jährige Sohn mit Fieber, Kopfschmerzen und Rachenrötung, am 31. 12. die im 12. Lebensjahr letztmalig geimpfte 29jährige Ehefrau des Ersterkrankten. Bei ihr fand sich am 1. 1. 1962 am Oberarm eine Pustel. Unter Berücksichtigung des klinischen Bildes und der Vorgeschichte wurde Pockenverdacht geäußert; die Bekämpfungsmaßnahmen wurden eingeleitet. Der Ersterkrankte war am 12. 8. 1959 zum letzten Male geimpft worden und im Besitz eines somit noch gültigen internationalen Impfzeugnisses. Über die Art der seinerzeit erzielten Impfreaktion sind keine Angaben mehr erhältlich. Die vorgenannten Erkrankten wurden zur Klärung der Diagnose in einem Krankenhaus isoliert.

Die 57jährige Stationsschwester, die die Erkrankten pflegte, erkrankte am 11. 1. 1962 unter unklaren Krankheitserscheinungen. Die Schwester war am 1. 1., dem Datum der Krankenhauseinweisung der erkrankten Familie, geimpft worden. Da die Impfung ohne

Erfolg blieb, wurde die Schwester am 6. 1. erneut geimpft. Das Auftreten der unklaren Krankheitserscheinungen deckte sich also zeitlich mit der in Gang kommenden Impfreaktion. Es handelte sich um Variola vera. Das bei der Schwester nur wenig ausgeprägte Pustelstadium wurde am 17. 1. von einer foudroyant verlaufenden Purpura variolosa abgelöst. Die Patientin verstarb am 20. 1. 1962.

Am 2. 2. 1962 erkrankte die 49jährige Stationsschwester der Nachbarstation, die keine Pockenkranken gepflegt hatte, aber für die Versorgung der Pockenstation mit Verpflegung und Gebrauchsgegenständen verantwortlich gewesen war, an Pocken. Ein unmittelbarer Kontakt mit den Pockenkranken konnte nicht nachgewiesen werden. Die Schwester verstarb am 17. 2. 1962 an sekundär hämorrhagischen Pocken.

Das Fragezeichen, das über dem Übertragungsweg der Pocken auf diese Schwester stand, hat den mit der Bekämpfung der Pocken betrauten Ärzten lange Zeit große Sorge gemacht. Es wird noch zu zeigen sein, daß auch andererorts in der Infektkette Glieder fehlen können und daß dieses Fehlen außerordentliche Konsequenzen nach sich ziehen und auch eine nicht übersehbare Unruhe verursachen kann.

Die wichtigsten Merkmale des Düsseldorfer Ausbruches sind:

a) Der ersterkrankte Patient kehrte in der Inkubationszeit klinisch gesund heim;

b) die Familienangehörigen, die im engsten Kontakt mit dem Heimkehrer lebten, erkrankten zuerst;

c) die Unterbringung von Pockenkranken in großen Anstalten kann die Gesundheitsbehörden allzu leicht vor die Aufgabe stellen, im Zuge der Pockenbekämpfung die Krankenanstalt zu schließen, wodurch die Versorgung der Bevölkerung gefährdet werden kann.

3. Lammersdorf-Simmerath (Kreis Monschau)

Am 23. 12. 1961 kehrte ein 32jähriger Monteur aus Indien zurück. Er reiste auf dem Luftweg von Bombay über Karachi, Kairo, Rom, Frankfurt nach Köln-Wahn. Noch am Ankunftstag besuchte er den Industriebetrieb, in dessen Auftrag er in Indien gearbeitet hatte. Am 5. 1. traten bei ihm leichte Krankheitszeichen auf, die als grippaler Infekt gedeutet wurden. Als am 8. 1. Hautbläschen auftraten, wurde vom Hausarzt die Diagnose Windpocken gestellt. Am 21. 1. wurde er gesundgeschrieben und nahm seine Arbeit in seiner Firma wieder auf. Am gleichen Tage erkrankte die 9jährige, einmal ohne Erfolg geimpfte Tochter unter zunächst uncharakteristischen Erscheinungen. Der weitere Krankheitsverlauf bei dem Kinde war Anlaß für ein Konsilium mit dem Amtsarzt. Hierbei wurde Pockenverdacht geäußert. Das Kind sollte zur Absonderung in die Krankenanstalt einer benachbarten Großstadt eingewiesen werden, wurde dort aber nicht aufgenommen, als dem dort das Kind besichtigenden Dermatologen die Diagnose Pocken klar erschien und da die Aufnahme des Kindes möglicherweise zur Lahmlegung des Krankenhausbetriebes geführt hätte. Das Kind wurde in das Krankenhaus Simmerath, das einzige Krankenhaus im Kreis Monschau, zurücktransportiert.

Die „Infektionsabteilung" dieses Landkrankenhauses besteht aus einer sogenannten Isolierraumgruppe im Hochparterre des 1958 fertiggestellten Erweiterungsbaues*. Alle 5 Isolierzimmer wurden bei der Ankunft des Kindes geräumt. Während dieser Zeit wartete die Patientin im Krankenwagen im Hof des Krankenhauses. Um die Isolierraumgruppe von der internen Station provisorisch zu trennen, wurden Schränke auf den Flur gestellt und Bettlaken über den Flur gespannt. Am nächsten Tag wurde eine endgültige Absperrung in Form einer regulären Schleuse durch zwei Holzwände errichtet.

In der folgenden Zeit stellte sich heraus (vgl. Abb. 1), daß der Ersterkrankte (1) neben seiner Tochter (2) noch zwei weitere Personen, nämlich die zuletzt am 1. 2. 1962 ohne Erfolg geimpfte Ehefrau (3) und den im Alter von 6 Monaten geimpften 7jährigen Sohn (4) angesteckt hatte. Der Krankheitsverlauf war bei diesen sehr leicht. Die Tochter (2) wurde zum Ausgangspunkt einer umschriebenen Pockenepidemie. Die Großmutter (15) wurde von der Enkelin angesteckt, so daß sämtliche Mitglieder der fünfköpfigen Hausgemeinschaft (Vater,

---

* vgl. S. 86.

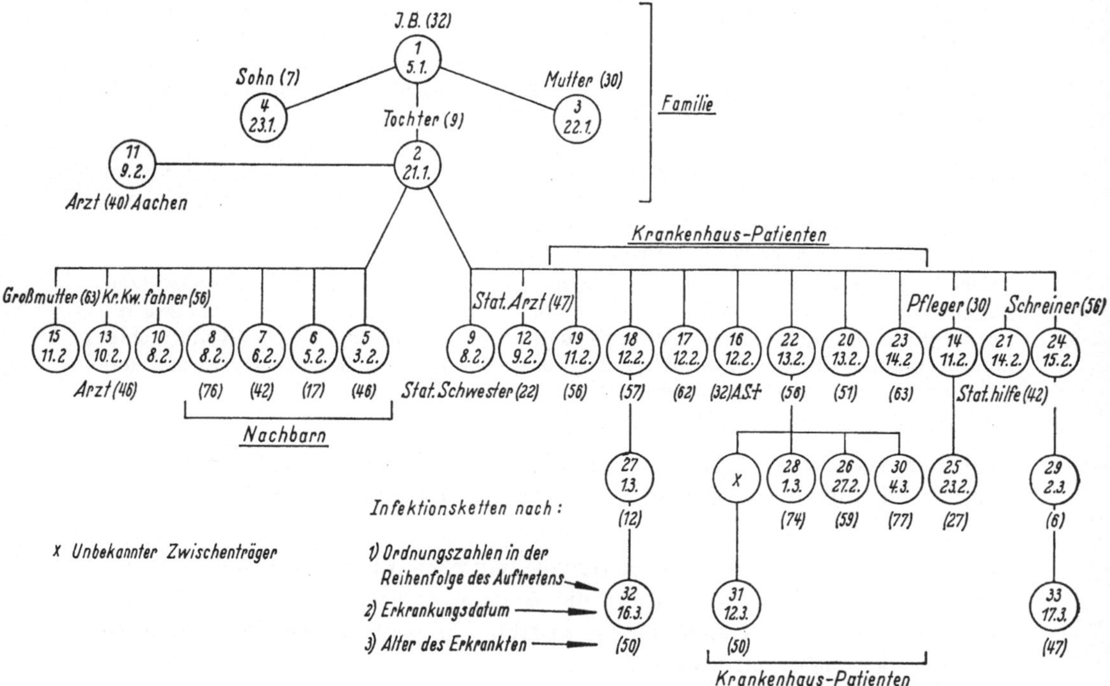

Abb. 1. Pockenausbruch in Lammersdorf/Simmerath 1961/62

Muter, die 2 Kinder und die Großmutter) erkrankten. Aus der Umgebung erkrankten einschließlich des Hausarztes (13) weitere 4 Personen (5 bis 8), außerdem erkrankte der Fahrer des Krankenwagens (10).

Mit der Isolierung des 9jährigen Mädchens und der Personen aus ihrer Umgebung konnte der Pockenausbruch jedoch nicht zum Erlöschen gebracht werden. Das hustende, stimmlose, bei der Aufnahme an einer ulzerösen Pharyngitis variolosa leidende Kind steckte auf aerogenem Wege zum Teil über 20 m hin die Stationsschwester (9), den Stationsarzt (12), einen Pfleger (14), die Stationshilfe (21), den Schreiner (24), der die Trennwand errichtet hatte, und 7 Patienten an, von denen eine 32jährige Frau an einer Purpura variolosa verstarb.

Mit diesem Ausbruch im Krankenhaus war aber das Ende der Epidemie noch nicht erreicht, da bei einer Reihe von inzwischen entlassenen Patienten des Krankenhauses, die keinen direkten Kontakt mit Pockenkranken gehabt hatten, die Diagnose erst gestellt werden konnte, nachdem diese im Anschluß an ihre Entlassung aus dem Krankenhaus Angehörige infiziert hatten*. So kam es zu insgesamt 33 Fällen. Die Infektkette hatte zum Teil 5 Glieder. In einem Fall fehlte auch hier ein Glied in der Infektionskette, ein stets beunruhigender Faktor.

Die bemerkenswerten Ereignisse dieses Pockenausbruches sind 1., daß auch hier der Ersterkrankte mit gültigem Impfzertifikat in der Inkubationszeit, also klinisch gesund, einreiste, 2. daß er seine Familie zuerst ansteckte, 3. daß es durch die Unterbringung in einem, wie die Erfahrung erst lehren mußte, zur Aufnahme von Pocken ungeeigneten Krankenhaus zu einer Epidemie unter Patienten und deren Angehörigen kam.

Auf den Impfschutz der einzelnen Erkrankten wurde nicht in jedem Fall eingegangen.

---

* vgl. S. 31.

Spanien
Madrid

Am 27. 1. 1961 erkrankte ein 4jähriges Kind in Madrid, das auf dem Luftweg von Bombay über Rom kam. Am 6. 2. wurden Pocken festgestellt. Das Kind starb am 17. 2. 1961. Der erste Sekundärfall wurde am 21. 2. gemeldet. Die Weltgesundheitsorganisation wurde am 22. 2. benachrichtigt. Im ganzen kam es zu 16 Sekundärfällen, davon starben 2.

Auch in dem Fall des Pockenausbruches in Madrid reiste die einschleppende Person im Inkubationsstadium ein.

UDSSR
Moskau

Am 6. 4. 1961 flog ein rumänischer Staatsangehöriger von Neu-Delhi nach Moskau. Er kam dort krank an und wurde unter Pockenverdacht sofort isoliert. Zu Sekundärfällen ist es nicht gekommen.

Hier ereignete sich der seltene Fall, daß ein Reisender krank am Ziel der Reise ankam und bereits charakteristische Krankheitszeichen aufwies, die sofort den Verdacht auf das Vorliegen einer Pockenerkrankung aufkommen ließen. Das rasche Zugreifen der Gesundheitsbehörden verhinderte, daß der Kranke mit der Landesbevölkerung Kontakt bekam. Unter den Mitreisenden im Flugzeug erkrankte niemand.

Belgien
Brüssel

Ein 17 Monate altes Kind kam mit seiner Mutter am 12. 10. 1961 auf dem Luftweg von Léopoldville in Brüssel an. Vor der Abreise hatte die Mutter Pockenkranke gepflegt. Das Kind war im Alter von 6 Monaten und kurz vor der Abreise geimpft worden. Es erkrankte am 14. 10. und wurde im Krankenhaus aufgenommen. Die Verdachtsdiagnose Pocken bestätigte sich am 16. 10. Das Kind starb am 18. 10.

Auch das Kind reiste während der Inkubationszeit nach Belgien ein. Auch hier verhüteten die rasch gestellte Verdachtsdiagnose und die sofortige Isolierung die Weiterverbreitung der Pocken.

Großbritannien

Die Pockenausbrüche in *Großbritannien* können nicht für das Jahr 1961 isoliert dargestellt werden, sondern es bedarf für die beiden Jahre 1961/62 einer gemeinsamen Behandlung. Im ganzen sind 9 Pockeneinschleppungen bzw. -ausbrüche zu registrieren.

1. Am 25. 12. 1961 traf ein 24jähriger Pakistani, der zuletzt im November 1961 geimpft worden war, von Karachi auf dem Luftweg über Teheran, Rom, Paris in London ein. Er war bereits während der Reise krank und wurde sofort im Krankenhaus isoliert. Zu Sekundärfällen kam es nicht.

2. Am 19. 12. 1961 traf ein 33jähriger, am 28. 11. 1961 zuletzt geimpfter Pakistani auf dem Luftweg von Karachi über Teheran, Beirut, Rom, Paris in London ein. Von dort reiste er mit der Eisenbahn am nächsten Tag nach West-Bromwich weiter. Er erkrankte am 21. 12., begab sich am 28. 12. in ärztliche Behandlung und wurde am gleichen Tag im Krankenhaus aufgenommen. Der Amtsarzt, der den Patienten am 30. 12. untersuchte, erkrankte am 11. 1. 1962 an Pocken.

3. Ein 9jähriges pakistanisches Mädchen, das zuletzt am 5. 12. 1961 geimpft worden war, traf auf dem Luftweg am 16. 12. 1961 von Karachi über Beirut, Frankfurt in London ein und reiste nach Bradford weiter. Es wurde am 23. 12. in ein Kinderkrankenhaus unter der Diagnose Malaria eingewiesen und starb am 30. 12. Die Obduktion ergab die Diagnose Staphylokokkensepsis. Es kam (vgl. Abb. 2) zu 10 Sekundär- und 3 Tertiärfällen, wobei sich nicht aufklären ließ, welcher der Tertiärfälle sich nun bei welchem Sekundärfall angesteckt hatte. Von den Sekundärfällen starben 5, unter ihnen der Pathologe, der das

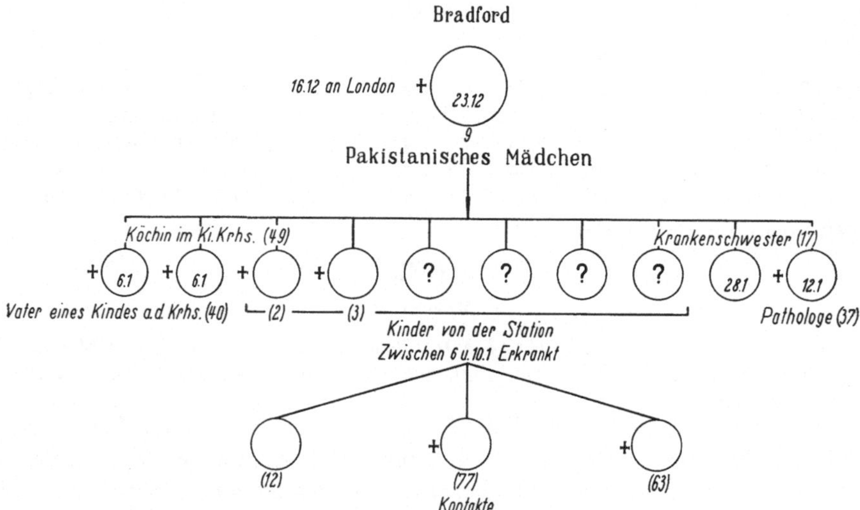

Abb. 2. Pockenausbruch in Bradford 1961/62 (Zeichenerklärung in Abb. 1)

erkrankte Kind obduziert hatte, und die Köchin im Kinderkrankenhaus. Von den Tertiär-fällen starben 2. Es handelte sich dabei um Patienten anderer Krankenabteilungen, die bereits vor der Pockenansteckung schwer krank waren. Der Tod dürfte damit nur zu einem sehr geringen Teil den Pocken zur Last gelegt werden können.

Die vorliegenden Berichte geben kein ganz klares Bild darüber, auf welchem Wege die Verschleppung der Pocken aus dem Kinderkrankenhaus in das Allge-meine Krankenhaus, in dem 2 der Tertiärfälle als Patienten lagen, möglich gewesen ist. Es wird lediglich gesagt, daß sie Kontakt mit den Sekundärfällen hatten. Es ist noch zu bemerken, daß die Köchin im Kinderkrankenhaus und auch der Patho-loge, die beide verstarben, ungeimpft waren.

4. Am 4. 1. 1962 traf ein 35jähriger, zuletzt am 16. 12. 1961 geimpfter Pakistani von Karachi kommend über Beirut, Frankfurt in London ein. Er reiste nach Birmingham mit dem Zug weiter. Die Erkrankung begann am 8. 1. Er wurde am 15. 1. isoliert. Sekundär-fälle traten nicht auf.

5. Ein zuletzt am 27. 12. 1961 geimpfter Pakistani kam am 11. 1. 1962 von Karachi über Beirut, Rom nach London. Nach 2 Tagen Aufenthalt reiste er weiter nach Cardiff. Dort erkrankte er am Tage der Ankunft. Er wurde am 16. 1. im Penrhys Smallpox Hospital, Ystrad, Wales, aufgenommen. Dieses Krankenhaus wird noch eine besondere Rolle spielen.

6. Ein 36jähriger Engländer erkrankte in Woolwich (London) am 13. 1. 1962 an Pocken. Die Infektionsquelle blieb unbekannt. Der Patient hatte lediglich Dartford besucht, jenen Vorort Londons, wo der Erkrankungsfall 1 im Krankenhaus gelegen hatte.

7. Am 22. 1. 1962 erkrankte in Hornchurch ein 49jähriger Engländer an Pocken. Die Infektionsquelle blieb unbekannt. Es konnte nur festgestellt werden, daß er auf seinem Arbeitsplatz mit Pakistanis zusammengekommen war.

8. In Rhondda Valley (Glamorgan, Wales) erkrankte am 6. 2. 1962 eine ungeimpfte, 23jährige walisische Hausfrau. Am 9. 2. kam es bei ihr in einem Entbindungsheim unter dem Beistand einer befreundeten Nachbarin zu einer Totgeburt. Wegen der Verschlimme-rung des Allgemeinzustandes und wegen einer Plazenta-Retention mußte sie einige Stunden nach der Totgeburt in einem Krankenhaus aufgenommen werden. Dort wurde im Anästhe-sieraum des Operationstraktes die Plazenta manuell gelöst. Dort starb auch die Frau noch am gleichen Tage. Bei der Sektion wurden ein Herzfehler, eine Blutvergiftung und eine Blutgerinnungsstörung festgestellt. Die Leiche der Frau wurde in das Haus ihrer Mutter gebracht, die in dem gleichen Ort wohnte, in dem sich das Entbindungsheim befand. Dort

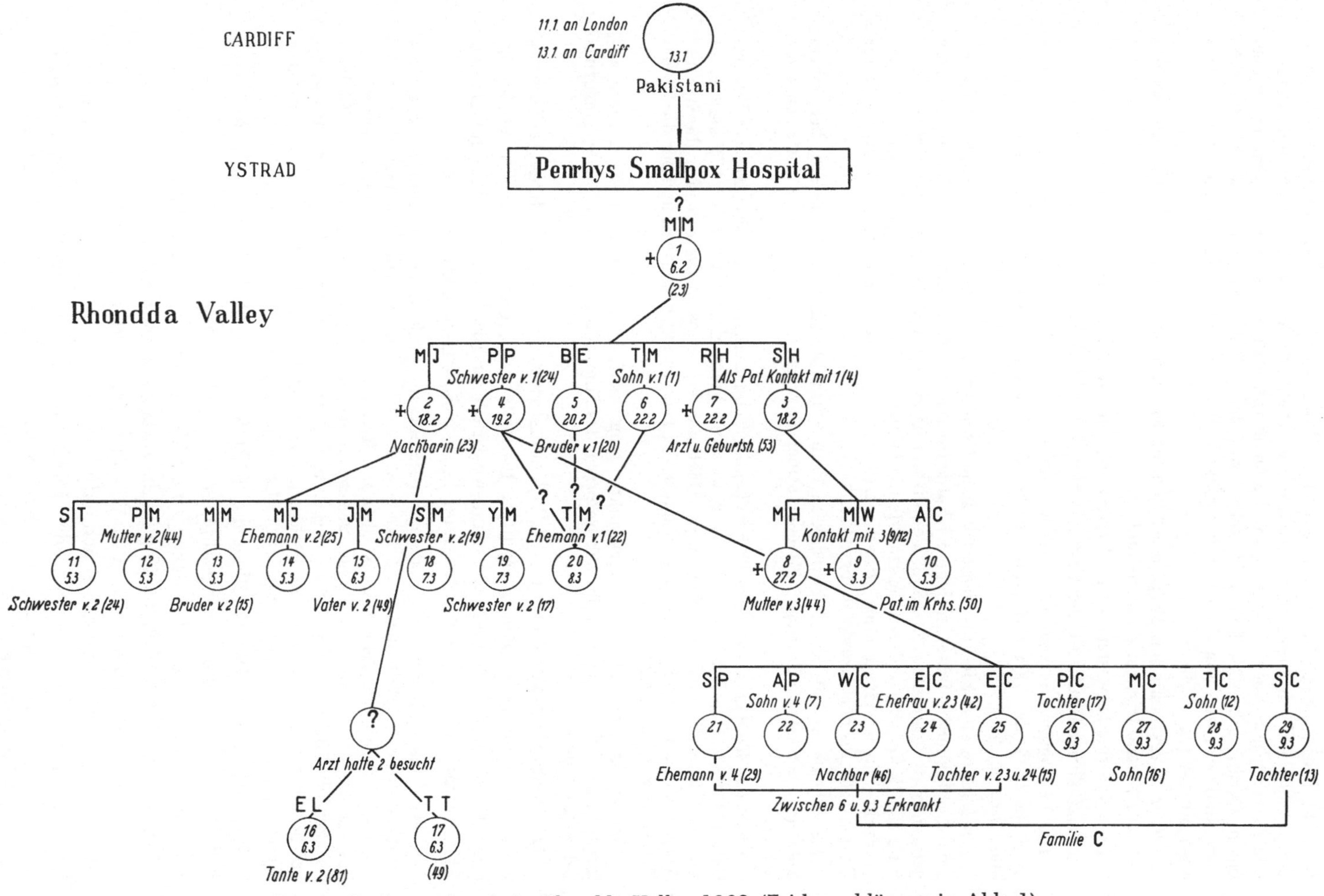

Abb. 3. Pockenausbruch in Rhondda Valley 1962 (Zeichenerklärung in Abb. 1)

blieb die Leiche bis zur Beerdigung am 14. 2. Wie spätere Untersuchungen ergaben, hatte die Frau keinerlei Kontakt zu Pockenkranken gehabt. Es konnte nur festgestellt werden, daß sie innerhalb eines Umkreises von $1/2$ Meile vom Penrhys Smallpox Hospital, in dem der in Cardiff erkrankte Pakistani isoliert war, lebte. Ein direkter Kontakt konnte nicht festgestellt werden. Von dieser ersterkrankten Frau (1) ging nun ein größerer Pockenausbruch aus (vgl. Abb. 3):

Als erste erkrankte am 18. 2. die 23jährige Freundin und Nachbarin (2), die bei der Geburt Beistand leistete; sie starb am 6. 3.

Die 24jährige Schwester (4) der Ersterkrankten erkrankte am 19. 2. und starb am 6. 3.

Der 20jährige Bruder (5) der Ersterkrankten erkrankte am 20. 2.

Der 12 Monate alte Sohn (6) von Nr. 1 erkrankte am 22. 2., und schließlich erkrankte auch am 22. 2. der 53jährige Arzt, der bei der Sektion der Ersterkrankten zugegen war, und starb am 6. 3. (7).

Ein 4 Jahre altes Kind (3), das am 9. 2. im Krankenhaus operiert wurde, wobei man den Anästhesieraum benutzte, in dem die Patientin Nr. 1 einige Stunden bis zu ihrem Tode gelegen hatte, erkrankte am 18. 2. Von diesem Kind gingen 3 weitere sekundäre Kontaktfälle aus (8 bis 10), und zwar erkrankte die Mutter am 27. 2. und starb am 20. 3., ferner erkrankte ein 9 Monate alter Mitpatient (9) am 3. 3. und starb am 11. 3. Ein weiterer Patient (10) aus dem Krankenhaus erkrankte am 5. 3.

Der Ehemann (20) der ersterkrankten Frau erkrankte am 8. 3. Ob er sich bei seinem Sohn (6), bei seinem Schwager (5) oder seiner Schwägerin (4) angesteckt hatte, ist nicht geklärt.

Unter den Kontakten der Frau (2), die bei der Geburt mitgeholfen hatte, traten 7 Pockenfälle (11 bis 15 und 18/19) auf. Zu 2 weiteren Erkrankungsfällen (16/17) kam es in direktem Kontakt zu dieser Nachbarin. Möglicherweise wurden diese beiden durch einen Arzt infiziert, der die Frau untersucht hatte, der selbst nicht krank wurde, aber die beiden Erkrankten besucht hatte.

Von der Schwester (4) der Ersterkrankten ging ebenfalls eine Reihe von Kontakterkrankungen aus. 5 davon konnten im Laboratorium bestätigt werden (21 bis 25). Der Ausbruch betraf 2 Familien.

Das Bemerkenswerte an diesem Pockenausbruch ist, daß kein direkter Kontakt zu einem eingeschleppten Pockenfall festgestellt werden konnte. Es ist ferner bedeutsam, daß auch hier wie beim Ausbruch in Bradford der Arzt neben den Familienangehörigen zu den in erster Linie gefährdeten Personen gehörte.

9. Im Glanrhyd Hospital, Bridgend (Glamorgan, Wales), einem Teil einer großen psychiatrischen Anstalt, der $3/4$ Meilen von dem Krankenhaus entfernt liegt, in dem im März eine Reihe von Erkrankungsfällen aus Rhondda Valley isoliert worden waren, erkrankte am 17. 3. ohne irgendeinen nachweisbaren vorausgehenden Kontakt mit Pockenkranken ein 75jähriger Patient an Pocken und starb. Die Diagnose konnte erst nachträglich bestätigt werden. Von diesem Patienten angesteckt, erkrankten 20 Patienten der insgesamt 44 Insassen der Station, auf der der Ersterkrankte lag. 12 von ihnen starben.

Von 9 primären Pockenfällen, die 1961/62 in Großbritannien auftraten (vgl. Tab. 1), waren 5 sicher eingeschleppt. Das große Fragezeichen bleibt über den 4 weiteren Ausbrüchen, bei denen eine nicht unerhebliche Anzahl von Menschen erkrankte und starb. Zahlenmäßig ist die Bilanz erschreckend. Nach 9 Primärfällen traten 71 weitere Pockenfälle auf. Von den insgesamt 71 Erkrankten verstarben 28 = rd. 40 %, ein sicheres Zeichen dafür, daß es keine Variola-minor-Fälle waren. Die englischen Gesundheitsbehörden wurden durch diesen großen, nicht aufzuhellenden Unsicherheitsfaktor vor wesentlich ernstere Probleme gestellt als die deutschen Gesundheitsbehörden, bei denen die Infektketten und Übertragungsmöglichkeiten noch immer übersehbar blieben und dementsprechend die Ausbrüche auch rascher unter Kontrolle gebracht werden konnten.

Tabelle 1. *Pockenausbrüche 1961/62 in England und Wales*

Nr.	Ort	Datum der ersten Erkrankung	Nationalität des Erkrankten	Sekundärfälle	Insgesamt	Davon verstorben
1	St. Pancras (London)	27. 12. 1961	Pakistani geimpft 7. 11. 1961	keine	1	1
2	West Bromwich (Staffordsh.)	21. 12. 1961	Pakistani geimpft 28. 11. 1961	1	2	—
3	Bradford (Yorkshire)	23. 12. 1961	Pakistani geimpft 5. 12. 1961	13	14	8
4	Birmingham (Warwick)	8. 1. 1962	Pakistani geimpft 16. 12. 1961	keine	1	—
5	Cardiff (Glamorgan., Wales)	13. 1. 1962	Pakistani geimpft 27. 12. 1961	keine	1	—
6	Woolwich (London)	13. 1. 1962	Engländer Impfnarben	keine	1	—
7	Hornchurch (Essex)	22. 1. 1962	Engländer ?	keine	1	—
8	Rhondda-Valley (Glamorgan., Wales)	6. 2. 1962	Waliserin ungeimpft	28	29	6
9	Bridgend (Glamorgan., Wales)	17. 3. 1962	Waliser (Patient) ungeimpft	20	21	13
				62	71	28

Während die Pockeneinschleppungen nach Europa 1961 ausschließlich auf dem Luftweg stattfanden, geschahen sie im Jahre 1962 ausschließlich auf dem Seeweg.

Der Dampfer „Indian Resolve", der am 19. 2. von Kalkutta aus in See stach, reiste über Aden, Suez durch den Nordostsee-Kanal und erreichte am 19. 3. Kiel. Am 21. 3. legte er in Danzig an. Dort wurde bei einem indischen Kadetten ein Pockenverdacht festgestellt. Mit dem Erkrankten wurden 3 weitere Verdachtsfälle an Land gebracht. Die ersten Symptome bei dem Ersterkrankten waren am 3. 3. aufgetreten. Das Krankheitsbild wurde sowohl in Aden als auch in Suez und in Kiel als Windpocken gedeutet. Während der Reise hatte der kranke Kadett eine Reihe weiterer Kadetten angesteckt. Im ganzen erkrankten 33 Mitglieder der Besatzung, sämtlich leicht. In Danzig erkrankten ferner der Hafenquarantäneoffizier und 3 polnische Wachsoldaten.

Der Dampfer „Oronsay", der von Bombay kam und auf seiner Reise Aden, Port Said, Neapel und Gibraltar angelaufen hatte, legte am 15. 8. in London an. An Bord befand sich ein 3 Jahre altes Kind, das während der Reise am 9. 8. erkrankt war. Es war im Besitz eines gültigen Impfzertifikats. Die Verdachtsdiagnose wurde bestätigt. Unterwegs waren zwei Geschwister angesteckt worden, deren Erkrankung erst in London manifest wurde, und zwar am 24. 8. London galt nicht als örtliches Infektionsgebiet, da sich die beiden Geschwister an Bord infiziert hatten und keine „nicht eingeschleppten Fälle" im Sinne des Art. 1 der Internationalen Gesundheitsvorschriften darstellten. Zu Sekundärerkrankungen kam es nicht. Auf dem Schiff waren die Familie und das erkrankte Kind streng abgesondert von den übrigen Passagieren gehalten worden. Sorge machte eine Gruppe von Passagieren, die von diesem Schiff in einem Hafen an der englischen Südküste auf einen anderen Dampffer umgestiegen war, der über Lissabon nach Panama reiste. Glücklicherweise kam es auch hier zu keinen Sekundärerkrankungen.

Der Dampfer „Africa" verließ Kapstadt am 22. 9. und reiste über Port Elizabeth, East-London, Beira, Daressalam, Mombasa, Mogadiscio, Aden, Suez, Port Said, Brindisi nach Venedig mit Bestimmungsort Triest. Am 6. 10. erkrankte während der Reise eine Frau unter dem klinischen Bild der Pocken. Sie starb am 11. 10. Ihr Leichnam wurde am folgenden Tag in Suez an Land gebracht. Auf der weiteren Reise waren in Brindisi am 15. 10. 35 Passagiere an Land gegangen. Am folgenden Tag wollten in Venedig 234 Passagiere das Schiff verlassen, um auf dem Landweg in fast sämtliche Länder Europas weiterzureisen. Sie hätten nach den Internationalen Gesundheitsvorschriften unter Beobachtung gestellt werden müssen. Da dies aber angesichts der unterschiedlichen Reiseziele der Passagiere — ein Großteil der Reisenden wollte als Touristen Rundreisen durch die europäischen Länder unternehmen — entweder unwirksam geblieben wäre oder aber zu einer Alarmstimmung in den Zielländern geführt haben würde, entschloß sich die italienische Regierung, entgegen den Internationalen Gesundheitsvorschriften zu handeln und das ganze Schiff in Quarantäne zu legen. Dafür müssen die übrigen Länder Europas Italien dankbar sein.

Bei den dargestellten Einschleppungen sowohl auf dem Luft- als auch auf dem Seeweg ergibt sich eine ausgesprochene Monotonie in der Aufzählung der immer wieder angelaufenen Häfen bzw. angeflogenen Flughäfen, ferner in der Tatsache, daß praktisch sämtliche Personen gegen Pocken schutzgeimpft und im Besitz eines gültigen Impfzertifikats waren, daß weiterhin, sofern es sich um Rückkehrer handelte, die Familie zuerst erkrankte, daß ein Reisender nur gelegentlich schon während der Reise selbst erkrankt war, in der Regel aber symptomlos nach Europa einreiste. Trotz dieser Monotonie hat aber jede Pockeneinschleppung einen besonderen Akzent.

Aus der Sicht der Epidemiologie heraus wäre auf Grund der Erfahrungen der letzten 2 Jahre zu fordern, daß sich jeder Rückkehrer einer Art *Selbstquarantäne* unterzieht. Wie weit eine solche Bewegungseinschränkung, auf die es im wesentlichen ankommt, auch bei Ausländern, die in Ländern zu Hause sind, wo die Pocken endemisch vorkommen, durchgeführt werden kann, ist zweifelhaft. Denn ein Inder oder ein Pakistani wird wohl kaum 14 Tage Zeit erübrigen und sich während dieser Zeit aller geschäftlichen und persönlichen Kontakte enthalten können.

In zweiter Linie wäre zu fordern, daß die *Angehörigen von Rückkehrern* vor dem Zeitpunkt der Rückkehr einen vollgültigen Pockenschutz erhalten, indem sie bei kurzen Reisen zugleich mit dem Reisenden geimpft werden oder sich bei längerem Fernsein eines Familienangehörigen so rechtzeitig impfen lassen, daß sie zum Zeitpunkt der Rückkehr ihren vollen Impfschutz entwickelt haben.

Als dritte Forderung aus den Einschleppungen der letzten Jahre ergibt sich der dringende Appell an die *Ärzte, sich selbst impfen* zu lassen. Weder der Amtsarzt noch der praktizierende Arzt noch der Pathologe sind sicher vor der Möglichkeit, mit einem Pockenkranken in Berührung zu kommen. Dieses besondere Maß der Gefährdung, das den Arzt betrifft, gilt in abgeschwächtem Maße auch für andere Personen im öffentlichen Dienst wie die Angehörigen des Zolls, des Paßkontrolldienstes, der Gesundheitsämter und ähnlicher Einrichtungen.

Die Kenntnis der Epidemiographie einiger — fast könnte „typischer" gesagt werden — Pockeneinschleppungen der letzten Jahre kann dem Arzt, der zuerst zu einem Patienten gerufen wird, der soeben aus warmen Ländern eingereist ist, die ersten wichtigen Fingerzeige zur Diagnose geben. Diese Diagnose kann mit Sicherheit nur im Zusammenspiel und im Zusammenwirken von Epidemiologie, Klinik und Laboratoriumsdiagnostik gestellt werden.

Die dargelegten Tatsachen lassen den Schluß zu, daß die Impflanzette nicht die einzige Waffe gegen Einschleppung und Ausbreitung der Pocken in unseren Breiten sein kann, sondern daß darüber hinaus sehr viele andere Umstände, die zum Teil in dem Strukturwandel unserer Gesellschaft liegen, berücksichtigt werden müssen.

II. Klinik und Diagnostik

1. Zur Klinik und Diagnose der Pocken

Von A. Herrlich

Das Auftreten der Pocken in Deutschland und die dadurch angeregten Publikationen haben wohl die Mehrzahl der deutschen Ärzte mit dem Wesen der Infektion wieder vertraut gemacht. Andererseits bestehen vielfach noch Unklarheiten über Zusammenhänge und Eigentümlichkeiten der Pathogenese, so daß es zweckmäßig ist, zum Verständnis der Klinik hierauf nochmals kurz einzugehen, selbst auf die Gefahr hin, Bekanntes zu wiederholen.

Für die Entwicklung des klinischen Bildes einer Variola vera ist die Aufnahme des Erregers über die Atemwege Voraussetzung. Den initialen Vorgängen im Respirationsorgan kommt also eine entscheidende Bedeutung zu. Jeder andere Infektionsweg, z. B. die Aufnahme des Erregers über das Hautorgan bei der Variolation, würde einen anderen Krankheitsablauf zur Folge haben.

Die übliche Übertragung von Mensch zu Mensch erfolgt bei der Variola durch Tröpfchen in der Atemluft. In der Zeit des Schleimhautbefalls werden mit jedem Hustenstoß die Erreger massenhaft ausgeschleudert und können von Personen der Umgebung eingeatmet werden. Es mag von äußeren Bedingungen abhängen, auf welche Entfernung die Übertragung möglich ist und welche Bedeutung der Luftbewegung, dem Luftzug usw. zukommt. Eine gleich große, wenn nicht größere Rolle spielt aber die Übertragung des Erregers durch Staub. Das Variolavirus hält sich, angetrocknet auf Wäsche und Kleidungsstücken, sehr lange und bewahrt seine Infektiosität. Die Schleimhautaffektionen bestehen bei der Variola verhältnismäßig kurze Zeit; die Übertragung durch Tröpfchen ist daher vorwiegend in den ersten Tagen der Infektion von Bedeutung. Im angetrockneten Pusteleiter und in den abgefallenen Krusten bleibt das Virus aber monatelang am Leben und kann beim Aufschütteln der Wäsche und beim Reinigen des Krankenzimmers eingeatmet werden.

Über die Vorgänge nach Aufnahme des Erregers in die Schleimhäute der Atemwege wissen wir nichts, denn es fehlen Befunde aus dieser Phase der Infektion. Eine Virusvermehrung in den Zellen der Eintrittspforte ist anzunehmen. Wir müssen unterstellen, daß von dieser Eintrittspforte aus der Erreger auch sofort wieder ausgehustet und weitergegeben werden kann. Da man die Möglichkeit einer Übertragung durch infizierten Staub selten ausschließen kann, müssen wir Berichte über solche Vorkommnisse mit Vorsicht bewerten. Nach herrschender Ansicht ist der Patient während der Inkubationszeit praktisch nicht infektiös.

Von der Eintrittspforte gelangt der Erreger in einer ersten Virämie in die Zellen des retikuloendothelialen Systems. Dort vermehrt er sich und erscheint am Ende der Inkubationszeit nach Zerstörung und Bersten dieser Zellen in einem zweiten

Schub im Blut. Dieses Ereignis tritt kurz vor Beginn der initialen Krankheitserscheinungen auf. Abb. 1* zeigt ein Schema dieses Ablaufs. Mit dem Blut kommt das Virus in alle Organe; es wurde dort verschiedentlich nachgewiesen. So fanden wir es in eigenen Untersuchungen in der Leber und in der Lunge. Seine zerstörende Wirkung entfaltet der Erreger entsprechend seiner Organotropie aber erst in den Körperbezügen, nämlich in der Haut und in den Schleimhäuten.

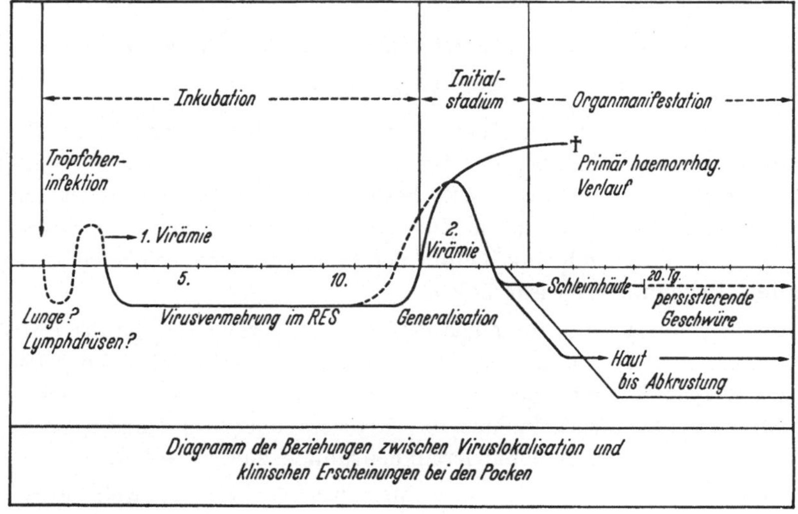

Abb. 1

In der initialen Phase der Krankheit entscheidet sich das Schicksal des Patienten. Bei der schwersten Form der Pocken, der *Purpura variolosa,* sehen wir nur das Bild einer Intoxikation. Schwere Allgemeinerscheinungen, Kopfschmerzen, Rückenschmerzen und extreme Abgeschlagenheit gehören zu den *Initialsymptomen.* Im Hautorgan finden wir eine Hyperämie; eine Scharlachröte überzieht den ganzen Körper. Subkonjunktivale Blutungen zeigen den Beginn einer allgemeinen hämorrhagischen Diathese an. Die Patienten bluten bald aus allen Körperöffnungen und aus den Injektionsstellen. Es kommt zu Petechien und Ekchymosen, und bevor noch weitere organische Veränderungen sich zeigen, erfüllt sich das Schicksal der Kranken. Das Blut hat bei Purpura variolosa einen hohen Virustiter, der Erreger ist hier bis zum Tode nachweisbar.

Bei der zweiten malignen Verlaufsform, auch *sekundär-hämorrhagische Variola* genannt, treten die Haut- und Schleimhauterscheinungen mehr in den Vordergrund. Die Initialsymptome sind so schwer wie bei der primär hämorrhagischen Form. Ein pleomorpher Rash findet sich regelmäßig. Er geht in einen papulösen und vesikulösen Ausschlag über. Dieser zeigt sich diffus am ganzen Körper. Die Bläschen sind weich, asthenisch, als seien sie in der Entwicklung steckengeblieben, die dazwischenliegende Haut ist hyperämisch. Der Erreger findet sich nicht nur in den Effloreszenzen, sondern überall im Hautorgan. Auch die Schleimhäute sind hyperämisch, von einzelnen spärlichen Plaques bedeckt. Frühzeitig entwickeln sich

---

* Abb. 1, 2 und 3 aus A. Herrlich: Die Pocken. Stuttgart: Georg Thieme Verlag, 1960.

die Blutungen. Sie treten zuerst in den Bläschen auf, bis dann die allgemeine Hämorrhagie einsetzt. Die Purpura variolosa führt in wenigen Tagen zum Tode. Bei der sekundär-hämorrhagischen Form beträgt die Krankheitsdauer bis zum letalen Ende im Durchschnitt 10 bis 12 Tage.

Scharf zu trennen von diesen malignen Verläufen sind die gutartigeren diskreten oder konfluierenden Formen der Variola. Sie zeigen die lehrbuchmäßig bekannte

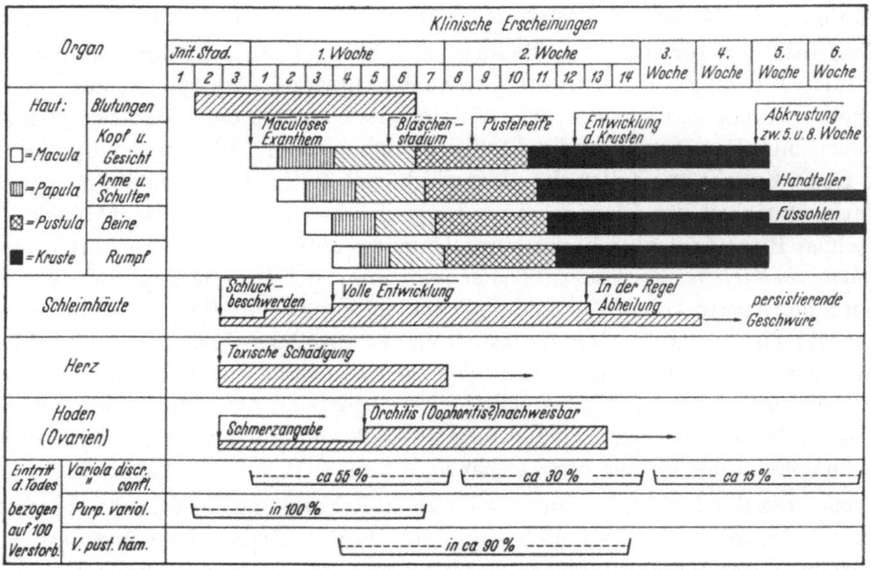

Abb. 2

Entwicklung des Hautbildes. Am 3. oder 4. Tag nach Beginn der Erkrankung fällt das Fieber ab und es entwickeln sich die typischen Papeln, die rasch zu Bläschen werden. Der Ausschlag entwickelt sich in drei bis vier deutlich erkennbaren Schüben. Nach etwa 1 Woche ist bei allen Effloreszenzen die volle Pustelreife erreicht. Parallel laufen die Schleimhauterscheinungen. Sie setzen schon am 2. Tag des Initialstadiums ein, klingen aber in der Regel noch vor der Reife der Hautpusteln ab. Abbildung 2 zeigt eine schematische Darstellung des zeitlichen Ablaufs. Auch Symptome von seiten anderer Organe können auftreten. So kann eine toxische Herzschädigung sich frühzeitig bemerkbar machen, auch Orchitis oder Oophoritis können in dieser Krankheitsphase auftreten. Von den sonstigen klinischen Befunden sind der nochmalige Fieberanstieg, die anfängliche Leukopenie und spätere Leukozytose sowie die relative und absolute Lymphozytose erwähnenswert.

Die zentrifugale Ausbreitung des Pockenausschlages ist bekannt. Er beginnt im Gesicht, auf der Stirn, der Nase und der Oberlippe, breitet sich dann über die übrigen Teile des Körpers aus, wobei auch die Ohrmuscheln nie freibleiben. Frühzeitig zeigt sich das Exanthem auch an den distalen Enden der Extremitäten, an Handflächen und Fußsohlen. Schließlich erfaßt es den Schultergürtel, die Brust, den Rücken, auch das äußere Genitale ist befallen.

Man hat für die Eigentümlichkeiten der Lokalisation die unterschiedliche Blutzirkulation der verschiedenen Körperbezirke verantwortlich gemacht. So soll eine

Stase oder Verlangsamung der Zirkulation die Ansiedlung des Erregers begünstigen. Diese Hypothese würde die Tatsache erklären, warum irritierte Hautstellen einen bevorzugten Befall aufweisen. So mag die Sonnenbestrahlung eine Rolle spielen. Man sieht an der Pustellokalisation auch deutlich die Bevorzugung einer Narbe oder einer Druckstelle. An den Extremitäten sind die Streckseiten stärker befallen als die Beugeseiten. Nie fehlt die Beteiligung der Handinnenflächen und der Fußsohlen, wobei erstere stärker befallen sind als letztere, ausgenommen Barfußgänger, die oft sehr dichtstehende Infiltrate an der Planta pedis entwickeln.

Das Bild der Variolapustel, die aus der Tiefe kommende Effloreszenz mit der zentralen Eindellung, ist bekannt, Die Pustel entwickelt sich typisch nur bei der Variola discreta und semiconfluens. Histologisch unterscheidet man verschiedene Bauelemente. Der Pustelgrund reicht bis zu den unteren Schichten der Epidermis. Die Decke besteht aus Zellen der Hornschicht mit Teilen der Keimschicht. Auf die Mehrkammrigkeit der Blase wird oft hingewiesen, doch ist die Morphologie der einzelnen Blase kein sehr brauchbares Unterscheidungsmerkmal. Der oft betonte *Pockennabel ist bei der jungen Pustel noch nicht sichtbar;* er zeigt sich erst bei Beginn der Austrocknung. Die Pockenpustel hat eine gewisse Härte, die umgebende Haut ist meist ödematös. Dem Reifestadium des Pustelausschlages folgt die Abheilung. Sie vollzieht sich in der Reihenfolge der Entstehung, beginnt also im Gesicht. Die Verkrustung setzt am Pockennabel ein und schreitet rasch zur Peripherie fort. Zwischen der 3. und 4. Krankheitswoche ist das Stadium der Verkrustung beendet, die Abstoßung der Borken nimmt aber noch weitere Wochen in Anspruch.

Neben der durch Variola maior verursachten Erkrankung mit den eben beschriebenen Abläufen kennen wir noch eine milde Form, nämlich *Variola minor* oder *Alastrim.* Diese Krankheit wird in Afrika und Südamerika beobachtet und ist auch unter verschiedenen lokalen Bezeichnungen, wie White-pox, Kaffir-pox, Milkpox u. a., bekannt. Die Variola minor hat eine extrem niedrige Todesrate. Es werden im Durchschnitt 1,5 % angegeben, doch sind Epidemien mit vielen Tausenden von Kranken bekannt, wo nicht ein einziger Fall tödlich verlaufen ist. Inkubationszeit und klinisches Bild entsprechen den gutartigeren Verläufen bei Variola maior. Die Pusteln sollen oberflächlicher sitzen, die Allgemeinerscheinungen sind äußerst gering.

Bei sporadischen Fällen ist es nicht möglich, zu entscheiden, ob es sich um Variola maior oder minor handelt. Man kann den milden Verlauf einer Variola maior-Erkrankung nicht von der Symptomatologie einer Erkrankung an Variola minor trennen. Nur die epidemiologischen Daten geben einen Hinweis, wenn man sich nicht auf die Laboratoriumsbefunde verlassen will. Die Absterbequoten der infizierten Hühnerembryonen als auch das Wachstum bei unterschiedlicher Bebrütungstemperatur erlauben eine Unterscheidung. Allerdings ist das letztgenannte Merkmal nach eigenen Erfahrungen nicht konstant und zuverlässig.

Wesentlich wichtiger als das klinische Bild von Variola maior und Variola minor ist die Kenntnis der Symptomatologie einer dritten Modifikation der Pocken, nämlich der sog. *„Variolois".* Wir verstehen darunter die Erkrankung eines Organismus, der bereits früher mit dem Variola- oder Vakzinevirus Kontakt bekommen hatte. In der Praxis handelt es sich also um die *Erkrankung eines Geimpften,* dessen Impfschutz von Anfang an ungenügend war oder im Verlaufe der Jahre verlorengegangen ist. Bei allen Pockenerkrankungen der letzten Jahre in Deutsch-

land erfolgte die Einschleppung durch eine geimpfte Person. Ich möchte aus diesem
Grunde etwas ausführlicher auf die Symptomatologie der Variolois eingehen.
Kommt ein Geimpfter mit dem Variolavirus in Kontakt, so bestimmen die
Wechselwirkungen zwischen Menge und Virulenz des Erregers und dem noch vorhandenen Grad der Immunität den individuellen Ablauf der Infektion. Zum Verständnis der möglichen Varianten sei in Abb. 3 ein Spektrum der Abwehr
wiedergegeben. Eine derartige Konstruktion ist immer hypothetisch, aber ein Hilfsmittel, um diese sehr komplizierten Vorgänge der humoralen und geweblichen
Immunität etwas anschaulicher zu machen.

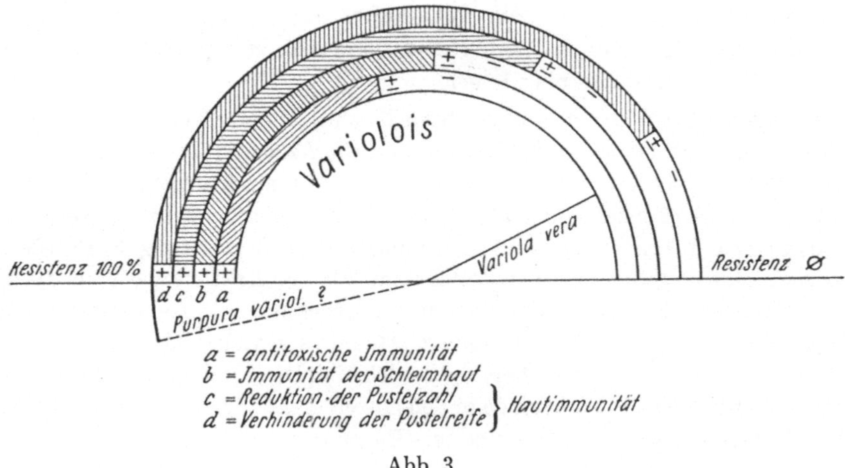

Abb. 3

Wir müssen einen durch die Vakzination erzielten Schutz in verschiedene
Faktoren aufgliedern. So richtet sich die humorale Abwehr gegen die Virusaussaat
im Blut und gegen die vielleicht dadurch bedingte Intoxikation. Die gewebliche
Abwehr wendet sich gegen die Manifestation des Erregers im Hautorgan und gegen
seine Aktivität in der einzelnen Pustel. Wir dürfen annehmen, daß die humorale
Immunität zuerst verlorengeht und daß erst nach mehr oder weniger langer Zeit
auch die gewebliche Immunität verschwindet.

Nimmt ein vor längerer Zeit Geimpfter das Variolavirus auf, so wird seine anti-
toxische Immunität in der Regel bereits erloschen sein. Er zeigt darum in der
Initialphase alle Symptome, die auch der Variola eigen sind. Hohes Fieber, Kopfschmerzen und die diagnostisch so wichtigen Kreuzschmerzen, bei Männern auch
Hodenschmerzen, fehlen darum selten. Ist die gewebliche Abwehr noch intakt, so
kann das Exanthem ausbleiben. Wir haben dann eine *Variola sine exanthemate*.
Da an Haut und Schleimhäuten in diesen Fällen kein Befund erhoben werden kann,
ist die Diagnose schwierig. Es dürfte selten gelingen, während der kurzen Phase
der Virämie den Virusnachweis zu führen. Bei jeder Epidemie wurden Fälle fieber-
hafter Erkrankungen ohne nachfolgenden Ausschlag beschrieben; es ist nicht daran
zu zweifeln, daß bei einem Teil dieser Kranken eine solche Form der Variola vor-
gelegen hat. Hat auch die gewebliche Abwehr des Patienten gelitten, so kommt es
zum Ausschlag, der aber dann ein sehr buntes Bild aufweist und sich keineswegs
an die Regeln der klassischen Variola hält. Allerdings ist das Prinzip der Lokalisation meist erkennbar, also die Bevorzugung von Kopf und distalen Enden der

Extremitäten. Die Morphologie der Pustel ist aber verändert. Wir sehen Bläschen verschiedenster Reifestadien, reife Pusteln gleichzeitig neben Papeln. Oft sind die Effloreszenzen sehr klein, manchmal haben sie einen roten Hof, wie ein Insektenstich. Auch eine größere Rötung, ähnlich der Area des Wiederimpflings, kann vorkommen. Nur ein Teil der Pusteln zeigt die volle Ausbildung. Die später aufschießenden Papeln entwickeln sich nicht weiter, bleiben als trockene Knötchen längere Zeit bestehen und verschwinden schließlich. Schwierig bis unmöglich wird die klinische Diagnose bei ungewöhnlich spärlicher Pustelaussaat. Finden sich nur 5 bis 6 Pusteln am ganzen Körper, so ist eine Lokalisationstendenz kaum mehr feststellbar.

Die Variolois zeigt immer ein fieberhaftes Initialstadium. Dessen Schwere sagt nichts über den weiteren Verlauf. Auf eine sehr heftige Anfangsphase kann ein sehr milder Pustelausschlag folgen.

Die *Diagnose der Variola* in allen ihren Erscheinungsformen stützt sich auf die *Epidemiologie,* auf das *klinische Bild* und auf die *Laboratoriumsbefunde.* Bei eingeschleppter Variola kann die Ersterkrankung, wenn sie überhaupt erkannt wird, nur durch die Berücksichtigung aller dieser Faktoren diagnostiziert werden. Die epidemiologischen Erhebungen klären den möglichen Infektionsweg. Der Aufenthalt in einem Epidemiegebiet und der Zeitabstand bis zur Erkrankung sind die wichtigsten Kriterien. Eine möglichst lückenlose Erhebung der Anamnese und eine kritische Würdigung der Zusammenhänge erlaubt es in vielen Fällen, den Verdacht zu erhärten oder ihn von vornherein abzulehnen. Die Wochenberichte der WHO geben Auskunft über die Pockenlage in den einzelnen Ländern. Es gibt viele Gebiete in den Tropen, die so pockenfrei sind wie Europa*.

Dem Kliniker ist auferlegt, bei gegebenen epidemiologischen Daten die klinische Diagnose zu sichern. Er wird gegebenenfalls Fachkollegen heranziehen, um differentialdiagnostisch in Frage kommende andere Krankheiten auszuschließen oder zu bestätigen. Den Schwerpunkt setzt schließlich das Ergebnis der Laboratoriumsuntersuchungen, deren Technik hier nicht zu behandeln ist.

Die Vielfalt der Erscheinungen, insbesondere bei Variolois, der Erkrankung des Geimpften, erschwert die Entscheidung am Krankenbett außerordentlich. Differentialdiagnostisch kommen einige exanthematische Krankheiten in Frage, wie zum Beispiel das Erythema multiforme, das Stevens-Johnsonsche Syndrom, die generalisierte Vakzine und vor allem die Varizellen. Es soll hier nicht auf die Symptomatik im einzelnen eingegangen, sondern nur auf gewisse Gesetzmäßigkeiten hingewiesen werden, die gegebenenfalls eine Abgrenzung erlauben und die Diagnose stützen. Diese Gesetzmäßigkeiten gelten zwar keineswegs ohne Ausnahme, sie zeigen sich aber so häufig, daß man sie als Leitsymptome werten kann. Nachfolgend sind sie in kurzer Zusammenfassung aufgeführt:

1. Das *fieberhafte Initialstadium,* meist mit schweren Kopfschmerzen und ungewöhnlich starken Kreuzschmerzen, fehlt bei keiner Verlaufsform der Variola. Auch leichteste Variolois-Fälle beginnen mit einem oft sehr hohen Fieber. Der Fieberabfall am Ende dieses Stadiums ist die Regel, im Gegensatz zu den Varizellen. Bei den schweren Pocken bleibt der Fieberabfall aus. *Die Schwere des Fieberzustandes allein kann den Pockenverdacht nicht stützen.*

---

* vgl. S. 1 ff.

2. Die *Schleimhäute* sind am Krankheitsprozeß regelmäßig beteiligt, doch treten die Symptome nicht immer in den Vordergrund. Beschwerden können bei leichten Verläufen fehlen.

3. *Die einzelne voll ausgebildete Pockenpustel kommt aus der Tiefe.* Sie ist hart und elastisch, rund und selten unregelmäßig begrenzt. Bei dichterem Sitz ist die umgebende Haut ödematös und druckschmerzhaft. Die Größe der Variolapustel ist unterschiedlich. Bei milden Fällen, insbesondere bei Variolois, ist sie oft sehr klein. Die Varizellenpustel behält *immer* ihre normale Größe. *Die Morphologie der Pockenpustel hat nur für den Erfahrenen diagnostische Bedeutung.* Die Feststellung eines in der Oberfläche sitzenden Bläschens auf unveränderter Haut kann jedoch die Diagnose Varizellen stützen.

4. *Das Pockenexanthem entwickelt sich langsam und schubweise.* Auch bei dem etwas beschleunigten Verlauf bei Variolois folgt das Exanthem dieser Gesetzmäßigkeit. Es kommt nicht vor, daß ein Pockenexanthem, wie zum Beispiel bei den Varizellen, in 1 bis 2 Tagen aufschießt und zur vollen Reife gelangt.

5. Es handelt sich bei den Pocken immer um ein *generalisiertes Exanthem.* Örtliche Häufungen finden sich an Narben, Druckstellen und anderen irritierten Hautflächen.

6. Ein mäßiges bis mittelstarkes Pockenexanthem zeigt immer die *typisch zentrifugale Ausbreitung:* Stärkerer Befall von Gesicht und behaartem Kopf sowie den distalen Enden der Extremitäten. Ein mäßiges bis mittelstarkes Varizellenexanthem lokalisiert sich vorzügsweise am Stamm. Bei sehr starkem Ausschlag mit dichter Pustelaussaat wie auch extrem schwachem Befall kann bei beiden Infektionen die charakteristische Lokalisation nicht mehr erkennbar sein.

7. *Das Pockenexanthem verschont nie das Gesicht.* Seine Intensität ist am stärksten an der oberen Körperhälfte. Stirn und Kopf sind stärker befallen als die untere Gesichtspartie, der Kopf wieder stärker als die Arme, die Unterarme wieder stärker als die Oberarme. Der Ausschlag an den Beinen ist schwächer ausgebildet, bei bettlägerigen Patienten können diese ganz frei bleiben.

8. Pockeninfiltrate finden sich fast regelmäßig an den Handflächen und etwas spärlicher an den Fußsohlen. Nur bei Barfußgängern sind auch die Fußsohlen stark befallen. Varizellen erfassen Handflächen und Fußsohlen nur bei sehr starker Aussaat.

9. Das Pockenexanthem findet sich auch bei dichtester Aussaat nie im Leistendreieck*. Verschont oder spärlich besetzt sind ferner die Achselhöhlen im Gegensatz zu Varizellen, spärlicher befallen sind auch die Innenseiten der Extremitäten sowie die Hautpartien am Hals.

10. *Punkte der Wahl:* Ihre Kenntnis ist wichtig bei sehr spärlicher Pustelaussaat. Bevorzugter Sitz der Pockenpusteln sind die den Knochen dicht aufliegenden Hautanteile, z.B. Stirn, Jochbogen, Nasenrücken, Unterkieferwinkel, das Kinn, die Schlüsselbeine, der Handrücken, die Fingergelenke an den Streckseiten und die Knöchelgegend an den Beinen. Ferner zeigt der Sitz der Pusteln an den Füßen regelmäßig die Druckpunkte der Schuhe an.

---

* vgl. S. 27.

2. Zur dermatologischen Differentialdiagnose der Pocken

Von G. Stüttgen

Wie groß die Zahl der Hauterkrankungen ist, die gegen Variola und insbesondere gegen die Variola beim Geimpften abgegrenzt werden muß, ist erst dann zu ersehen, wenn im Zuge einer Pockenepidemie dem Sachverständigen das in dieser Hinsicht zu diskutierende gesamte Krankengut vorgestellt wird. Es handelt sich also dann um differentialdiagnostische Erwägungen bei der mitteleuropäischen weißen Bevölkerung. In Deutschland befindet sich aber besonders in den Industriebezirken eine in die Tausende gehende Zahl von Gastarbeitern aus Italien, Griechenland, Algerien usw. Deshalb handelt es sich nicht allein darum, die Pocken auf der weißen Haut von anderen bläschenbildenden Erkrankungen abzugrenzen, sondern auch auf dunkel pigmentierter Haut. Exanthematische Veränderungen vom Typ morbilliformer oder skarlatiniformer Erytheme sind auf dunkler Haut schwerer zu erkennen; weiterhin treten bei der asiatischen und auch bei der orientalischen Bevölkerung die Varizellen in späterem Lebensalter gehäuft auf. All dies sind Faktoren, die die Unsicherheit im Pockenverdachtsfall vergrößern.

Eine Unterscheidung in Variola und „Variolois" ist bei differentialdiagnostischen Erwägungen notwendig, und damit gehört die Erhebung des Impfstatus mit zu den ersten Maßnahmen*.

Der Begriff „ohne Erfolg geimpft" ist zunächst ein impftechnischer, ohne daß wir belegen können, daß bei einem derartig Geimpften nicht doch eine immunbiologische Schutzreaktion eingetreten ist. Wir haben bei einigen „ohne Erfolg" geimpften Kindern einen relativ blanden Verlauf der Variola beobachten können. Im allgemeinen ist aber bei diesem Patientenkollektiv zu erwarten, daß eine generalisierte Aussaat in mehr oder weniger klassischer Form entsteht, d. h. nach entsprechender Inkubationszeit und den Prodromi schießt unter Abfall der Temperatur im Bereich des Gesichts, des Halses, der Hände und der Unterarme, der Füße und der Unterschenkel ein zunächst papulöses Exanthem auf, welches sich innerhalb von einigen bis 24 Stunden zu einem bläschenförmigen Exanthem umformt. Diese primären Effloreszenzen können spitzkegelig-hirsekorngroß oder breitbasig und linsengroß sein. Beim Skarifizieren dieser Effloreszenzen mit der Impflanzette lassen sich Sekrettröpfchen gewinnen, ohne daß man die Technik der Gewinnung von Reizserum anwenden muß. Im Verlaufe der nächsten Tage entwickelt sich das klassische Bild der Pustel mit zunächst milchig-trübem Inhalt. Eine Eindellung kann frühzeitig auftreten oder im Stadium der Exsikkation. Die Eindellung kann ihre Ursache in Verbindungssträngen zwischen Blasengrund und Blasendach haben. Auffällig ist auch bei voll entwickelten transparenten Bläschen das Durchscheinen des dunklen Blasengrundes, so daß lichtoptisch das Bläschen im Zentrum einen lividroten Farbton und somit die ganze Effloreszenz einen kokardenartigen Charakter erhält. Palpatorisch steht der derb-elastische Charakter des Bläschens und der voll entwickelten Pustel im Vordergrund; beim Einstich mit der Impflanzette verläuft der Bläscheninhalt nicht sofort; das Bläschen wie auch die Pustel kollabieren auch nicht auf ein Ausstreichen mit einer Lanzette. Die Mehrkammerigkeit der mit Flüssigkeit gefüllten Hohlräume verhindert ein Zusammenfallen auf einen isolierten Einstich.

---

* vgl. S. 30 f., 69.

Das Exanthem bildet erst um den 2. Tag ein monotones Bild; bis dahin können neue exanthematische Schübe mit verschiedenen Entwicklungsformen der Papeln und Bläschen ein polymorphes Bild hervorrufen.

Die exanthematische Aussaat kann sich bei Geimpften im Einklang mit den Beobachtungen von HERRLICH auf einige Pusteln beschränken, doch kann ein typisches Prodromalstadium dieser spärlichen Pusteleruption vorausgehen. Die Transformation der exanthematischen Veränderungen zu Bläschen braucht nicht so monoton zu sein wie bei der Variola des Ungeimpften. Das gesamte Bild bleibt stärker polymorph, obwohl die Faustregel der Exanthemverteilung gültig bleibt, daß zuerst im Bereiche des Gesichts die den Knochen eng aufliegenden Hautanteile, dann die oberen und die unteren Extremitäten und schließlich der Stamm vom Pockenexanthem ergriffen werden. Das Freibleiben des Schenkeldreiecks ist ein Phänomen, das in Zusammenhang mit der Dichte des gesamten Exanthems gesehen werden muß, d. h. das Schenkeldreieck bleibt *relativ* frei; je dichter die Aussaat an der gesamten Haut, um so größer die Wahrscheinlichkeit, daß auch das Schenkeldreieck von dem Exanthem erreicht wird.

Wir haben elektronenmikroskopisch und kulturell gesicherte Fälle beobachten können, in denen im Bereiche des Gesichtes keine Veränderungen sichtbar waren, aber an den Händen 2 bis 3 Pusteln bestanden. Bei der „Variolois" ist mit einer Transformation der Einzeleffloreszenz zur eigentlichen Variolapustel zu rechnen; die besprochenen Charakteristika, wie Inkubationszeit, Prodromi usw., bleiben erhalten, die Verteilung der exanthematischen Aussaat kann aber im Einzelfall gelegentlich in differentialdiagnostischer Hinsicht im Stich lassen.

Die Schleimhautveränderungen können frühzeitig auftreten oder den exanthematischen Veränderungen an der Haut nachfolgen und gegebenenfalls der einfachen Inspektion verborgen bleiben.

Bei den Pockenfällen in Düsseldorf und in der Eifel standen die *Varizellen* differentialdiagnostisch im Vordergrund. Diese Fälle wurden als Pockenverdacht gemeldet, der Rat des Sachverständigen aber weniger in differentialdiagnostischer Hinsicht als zur Bestätigung der bereits gestellten Diagnose gesucht. Zur Zeit der Pockenfälle in Düsseldorf wie in der Eifel wurden etwa insgesamt 100 Fälle von Varizellen bei Erwachsenen vorgestellt oder telefonisch gemeldet und beschrieben. Auch heute ist die Beratung bei Varizellenerkrankungen vornehmlich im Erwachsenenalter so häufig, daß etwa alle 8 Tage ein solcher Fall, insbesondere bei Ausländern, vorgestellt wird.

Der Schwerpunkt des Varizellenexanthems liegt im Gesicht und am Stamm. Die Extremitäten einschließlich Handflächen und Fußsohlen können ebenfalls befallen sein, doch eben in relativ geringerer Form. Auf die Entwicklung der Erytheme um die Varizellen möchte ich nicht so viel Gewicht legen, weil auch bei der „Variolois" derartige Hautveränderungen nicht selten sind. Eindeutig im Vordergrund steht bei der differentialdiagnostischen Abklärung neben der Exanthem*verteilung* die *Konsistenz* der Bläschen oder Pusteln, das Aufschießen der Effloreszenzen mit dem Fieber und die schnelle Transformation der Bläschen oder Pusteln zur punktförmigen hämorrhagischen Nekrose und zur Eintrocknung. Die Schleimhäute sind bei Varizellen in Form von Bläschen und Erosionen oder einer Rachenrötung immer befallen. Die primären Pusteln können klassische Nabelung aufweisen und optisch den echten Pocken ähneln. Varizellen bei Erwachsenen, insbesondere bei Asiaten und Patienten aus dem Mittelmeerraum, können im Beginn ein schweres Krankheitsbild bieten.

Echte *differentialdiagnostische Schwierigkeiten* machte offenbar eine Häufung der *Dermatostomatitis* BAADER *oder der Ektodermosis pluriorificialis,* die von PROPPE unter dem FUCHSSchen Syndrom zusammengefaßt wurden. Derartige Veränderungen können im Gesicht, an den Handtellern und Fußsohlen intensiviert erscheinen und im Beginn feste, etwa linsengroße Bläschen zeigen. Während sich aber bei den Pocken die Effloreszenzen zur Bläschenbildung bzw. Pustelentwicklung konzentrieren, fließen bei der Dermatostomatitis die Hautveränderungen auseinander und zeigen somit eine periphere Progredienz mit Neigung zur flächigen Konfluenz. Der Krankheitsverlauf kann schwer sein, die Hautveränderungen treten *im* Fieberschub auf. Bei dem geschilderten gehäuften Auftreten hielt das Fieber über 12 Tage an. Wir beobachteten 12 Kinder und 4 Erwachsene mit diesem Krankheitsbild von Januar bis Februar 1962.

Der *Herpes zoster* macht dem Dermatologen keine Schwierigkeiten, es sei denn, er tritt in generalisierter Form auf; eine solche Generalisation wird oft bei die Abwehrkraft belastenden chronischen Erkrankungen aufgefunden. Die Anhäufungen der Herpeseruptionen im Bereiche eines Segments deuten auf den Herpes zoster hin. Die *Dermatitis herpetiformis Duhring* geht ohne Fieber einher, ist meistens ein rezidivierendes und chronisches Leiden, und die Patienten sind bei Dermatologen in langfristiger Behandlung. Die Einzelherde entsprechen nicht denen einer varioliformen Effloreszenz, und die Verteilung des Exanthems ist verschieden. Diese Erkrankung ist auf Grund des polymorphen Bildes wie Bläschenbildung, makulopapulöse Effloreszenzen, teilweise ekzematöse Herde mit Bevorzugung der Schulter-Brust-Region leicht zu erkennen.

Bei *Pemphigus vulgaris* neigt die intraepidermale Blasenbildung zu flächenhafter Abhebung des dünnen Blasendaches; außerdem handelt es sich nicht um Pusteln oder Bläschen, sondern um Blasen.

Die *Parapsoriasis lichenoides varioliformis acuta* gehört in die Gruppe der Vaskulitiden und zeichnet sich durch ein hämorrhagisches Exanthem aus, welches Bläschen aufweisen kann und sehr häufig nach einer „Grippe" auftritt, die dann fälschlicherweise als Prodromalstadium der Pocken aufgefaßt werden kann. Doch beträgt der Abstand von der vorausgehenden Influenza meistens über 1 Woche, und die Verteilung des Exanthems sowie das polymorphe Bild frischer kleiner Papeln mit zarter Schuppung, hämorrhagischen Bläschen auf papulösem Grund und zur Nekrotisierung neigenden Effloreszenzen sind recht typisch.

Mit der Erwähnung der Grippe kommen wir auf Hauterkrankungen zu sprechen, welche in exanthematischer Sicht als *Grippeexanthem* aufgefaßt werden können, aber doch oft den *Arzneimittelexanthemen* zuzuordnen sind, da diese Hautveränderungen im Zuge der Grippetherapie auftreten. Derartige Exantheme sind im Bereiche der Stirn, des Halses und der Extremitäten lokalisiert; es fehlen auch nicht makulöse Veränderungen an Handtellern und Fußsohlen. Verwechslungsmöglichkeiten sind zu Beginn bei entsprechenden epidemiologischen Anhalten gegeben. Der weitere Verlauf während der nächsten 24 Stunden entscheidet über die Diagnose. Im übrigen kann vom rein klinischen Standpunkt — und unter diesen Gesichtspunkten sind meine Ausführungen zu bewerten — das Frühexanthem bei einer „Variolois" in diagnostischer Hinsicht auch dem Erfahrenen Schwierigkeiten bereiten.

Hier sei kurz auf einen Fall hingewiesen, den wir 48 Stunden isolieren mußten und in dem uns auch das negative elektronenmikroskopische Ergebnis nicht von dieser Vorsichtsmaßnahme entbinden konnte. Es handelte sich dabei um einen Ansteckungsverdächtigen. 12 Tage nach dem Kontakt traten Fieber, Kreuzschmerzen, am 14. Tag linsengroße Pusteln im Bereiche des Halses und der Ohrregion auf. Im Verlauf des nächsten Tages kam es zu einer disseminierten Aussaat papulo-pustulöser Veränderungen von teils hämorrhagischem Aussehen in Linsengröße an Stamm, Extremitäten und gleichzeitig linsengroßen Maculae an Handinnenflächen und Fußsohlen. Die Temperatur fiel aber nicht ab; eine Entwicklung der Maculae und Papeln zu Pusteln, über die bereits im Anfang beobachteten, trat nicht ein. Mit dem Auseinanderfließen der Exantheme an Handflächen und Fußsohlen sowie Unterschenkeln entwickelte sich dann am 3. Tag das Bild eines Erythema exsudativa multiforme bei einer Streptokokkensepsis.

Schließlich kann das *Ekzema herpeticatum,* also die Entwicklung varioliformer und herpetiformer Aussaaten auf dem Boden eines Ekzems als Ausdruck einer Infektion der Haut mit einem Herpesvirus zur Zeit einer Pockenepidemie zur Annahme einer Variola führen.

Schwierigkeiten in der Beurteilung können auch durch *direkte oder indirekte Impffolgen* entstehen. Unter einer Vakzination tritt eine Resistenzminderung gegen bakterielle Infektionen ein, die zur Exazerbation bisher latenter bakterieller Erkrankungen wie Zystitis, Zystopyelitis, Bronchitis und schließlich auch zur Verschlimmerung pyogener Hauterkrankungen führen kann. Follikuläre Pyodermien können unter einer Impfung zum „Erblühen" kommen. Auch eine Akne vulgaris zeigt unter Umständen nach einer Impfung einen ausgesprochen eitrigen Charakter. Ein Pockenverdachtsfall betraf einen Schiffskoch, der an der westafrikanischen Küste bei einer Pyodermie (roter Hund) geimpft wurde und bei seiner Ankunft in einer westdeutschen Großstadt als Pockenverdachtsfall erschien. Einige Fälle einer varioliformen Impetigo bei entsprechenden Kontaktmöglichkeiten während einer Pockenepidemie führten ebenfalls zu Unsicherheiten der Diagnose.

Direkte Impffolge ist die Vaccinia generalisata beim Erstimpfling. Im Zuge der Impfung einer erwachsenen Kontaktperson, die als Erstimpfling gelten muß, kann 12 bis 14 Tage nach der Impfung eine generalisierte Vakzine auftreten, und man wird dann vor die klinisch fast unlösbare Frage gestellt, ob es sich bei dem vorliegenden Exanthem in Form spärlicher Bläschen und Pusteln um eine Variola oder eine Vaccinia generalisata handelt. Es ist denkbar, daß bei einer frühzeitigen Impfung der Ausbruch einer Pockeninfektion durch die sich entwickelnde immunbiologische Situation modifiziert wird. Mehrfache elektronenmikroskopische Überprüfungen und kulturelle Untersuchungen sind dann notwendig.

Die Differentialdiagnose der Variola kann sehr weit gefaßt werden; unser letzter Verdachtsfall betraf eine *Lues II* mit papulösen Veränderungen an Handtellern und Fußsohlen. Zum Schluß möchte ich hervorheben, daß im Zweifelsfall Variola oder „Variolois" erst ausgeschlossen werden sollen, wenn der Verdachtsdiagnose eine gesicherte andere dermatologische Diagnose gegenübergestellt werden kann. Der Sicherung im Rahmen der Frühdiagnostik dient die Laboratoriumsdiagnostik (Elektronenmikroskop, Kultur); die Hilfestellung dieser Art, die uns von vielen Seiten zuteil wurde, verhalf nicht nur dazu, die Variolafälle in Westdeutschland einzudämmen, sondern auch dem Dermatologen wesentliche Kenntnisse von dem Variationsreichtum des Erkrankungsbildes der Pocken bei Geimpften zu vermitteln.

3. Entnahme von Untersuchungsmaterial zur Laboratoriumsdiagnose

Von K. H. Richter

Ich möchte aus unserer Erfahrung an den Düsseldorfer Fällen und denen in der Eifel etwas über die Deutung und Bedeutung der Laboratoriumsbefunde sagen und für die Entnahme von Material einige Hinweise geben. Gelegentlich vermag nur das Laboratoriumsergebnis — und das gilt vor allem für den ersten Fall — die diagnostische Entscheidung herbeizuführen.

Mit Hilfe der Laboratoriumsdiagnostik können wir das Virus selbst aus den Effloreszenzen nachweisen, ferner die Antikörper im Serum bestimmen sowie an Hand der Menge der gebildeten Antikörper, die im Titer ihren Ausdruck findet, feststellen, ob ein Pockenverdacht begründet ist.

Während das Variolavirus mit dem Aufschießen des Exanthems, also etwa ab 3./4. Tag nach Erkrankungsbeginn — u. U. im Rachenspülwasser auch schon früher — faßbar wird, können wir eine Aussage vom Antikörpertiter her erst später, etwa ab 6. Tag, erwarten. Etwa am 10. Tag erst ist aber der Antikörpertiter für die Diagnose verwertbar. Der Titer erreicht ein Maximum erst gegen Ende der 3. Woche nach Krankheitsbeginn. Diese hier allgemeingültig gehaltene Übersicht trifft auf den Titer der hämagglutinationshemmenden Antikörper ziemlich genau zu. Ein Laboratoriumsbefund — besonders ein serologischer — erhält Beweiskraft nur unter Abwägung der klinischen und epidemiologischen Situation des jeweiligen Einzelfalles. Stets ist auch der *Impfstatus* des Erkrankten zu erheben und in Rechnung zu stellen.

Unsere Einsendungen beschränkten sich auf Bläschen- und Pustelmaterial, gelegentlich auch Reizserum im Papelstadium. Rachenabstriche sandten wir nur einmal auf besonderen Wunsch ein. Blut entnahmen wir entsprechend den Möglichkeiten der serologischen Aussage.

Den Pustelinhalt gewinnt man mit Impflanzette, Skalpell oder einem ähnlichen Instrument, indem man die Effloreszenz aufsticht, die Blasendecke abhebt und das freiwerdende Sekret auf die Mitte von zwei Objektträgern auf einer Fäche von 1 cm² ausstreicht. Danach läßt man es an der Luft trocknen, kehrt die Objektträger mit der Schichtseite gegeneinander und fügt zwei Streichholzstückchen im unbeschickten Bereich dazwischen. Man umwickelt das Ganze mit Klebstreifen oder Heftpflaster und steckt es in ein bruchfestes, von einer zweiten Person gehaltenes Blechschächtelchen. Zuvor ist die beschickte Stelle *auf der Rückseite* des Objektträgers zu kennzeichnen (Fettstift!). Man kann zur Aufnahme der Objektträger auch entsprechende Holzköcher verwenden. Wegen des darin enthaltenen Holzstaubes sind diese vorher gut auszublasen.

Blut entnimmt man wie üblich mit Spritze oder auch Venüle (etwa 5 ml, besser etwas mehr). Das möglichst dickwandige Glasröhrchen oder die Venüle mit Blut werden in eine Blechhülse und dann in einen Holzköcher gesteckt. Am Krankenbett hält dabei eine Hilfsperson die Köcher bzw. Blechhülsen offen dem Entnehmenden hin. Die Hilfsperson schließt die Gefäße und läßt das verpackte Material außerhalb des Zimmers bzw. der Station in einem von einer weiteren „sterilen" Person gehaltenen Zellophanbeutel fallen, der von letzterer zugerollt wird. Damit bleibt

die Außenseite einer Verpackung frei von Vieren. In dieser Form sind Pustelmaterial und Blut versandbereit.

Die in einer Zellophanhülle geborgenen Kästchen oder Köcher sind in einen
Karton, der mit Zellstoff ausgelegt ist, zu verpacken. Der Karton erhält genaue
Anschrift, Absender und die Aufschrift: „Infektiöses Material". Er ist zu ver-
schnüren oder ringsum zu verkleben. Dieser Karton muß noch einmal in Packpapier
verpackt werden, erneut die gleichen Aufschriften erhalten und verschnürt werden.
Das ist wegen der Verletzlichkeit des Päckchens notwendig, das „eingeschrieben"
und „per Eilboten" oder durch „Luftpost" oder durch Kurier zu versenden ist.
Die Sendung ist dem Laboratorium fernmündlich oder telegrafisch anzukündigen.
Außerdem ist dem Päckchen ein ausführlich gehaltener Begleitzettel mitzugeben,
der die notwendigen epidemiologischen Angaben (Krankheitsbeginn, Verlauf der
Erkrankung, genauen Impfstatus) enthalten muß.

Das entnommene Pustelmaterial kann, wenn man von dem nicht so schnell zum
Ziele führenden PAULschen Versuch absieht, auf zweierlei Weise untersucht werden: elektronenoptisch und auf der Eihaut. Die Elektronenoptik liefert allerdings
nur eine Aussage darüber, ob das Virus zur Pockengruppe gehört oder nicht. Im
Zusammenhang mit den epidemiologischen Fakten und klinischen Befunden kann
hier aber bereits der endgültige Entscheid fallen. Herr Dr. PETERS, der die Untersuchungen unseres Materials durchführte, konnte eine ausgezeichnete Konkordanz
zwischen elektronenoptischen und Eihautbefunden erreichen*. Den Beweis für das
Vorliegen von Pocken liefert das Ergebnis des Eihautversuchs. Er steht heute im
Mittelpunkt der Pockenvirusdiagnostik. In dem folgenden Fall war nur mittels der
Eihautkultur eine diagnostische Klärung möglich:

Ein etwa 20jähriges Mädchen wurde wegen Ansteckungsverdachts sofort geimpft und
erkrankte bei gleichzeitig bestehender voller Pustelreaktion 11 Tage später mit einer mäßi-
gen Aussaat. Es erhob sich die Frage, ob es sich um Pocken oder um eine generalisierte
Vakzine handelte. Elektronenoptisch war das nicht zu entscheiden. Einige Effloreszenzen
auf der Eihaut waren anfangs nicht eindeutig zu beurteilen. Erst nach mehreren Eihaut-
passagen klärte sich die Diagnose: generalisierte Vakzine. Von Heidelberg berichtet
HERRLICH, daß die Untersuchung in einem ähnlich gelagerten Fall das Ergebnis „Variola-
Virus *und* Vakzine-Virus" erbrachte.

Es hat keinen Zweck, vor dem 8., besser 10. Tag nach Krankheitsbeginn Blut
einzusenden, es sei denn, man wünscht auf Grund besonderer Verhältnisse, z. B.
eines besonderen Impfstatus, ein Frühresultat. Das sollte aber Ausnahme bleiben,
weil solche Untersuchungen zusätzliche Belastungen für die in solchen Zeiten ohne-
hin überlasteten Laboratorien schaffen.

Als wir erkennen mußten, daß einige der nach der Einweisung der Waltraud B.
aus dem Simmerather Krankenhaus entlassenen Patienten angesteckt worden waren,
mußten wir alle Entlassenen überprüfen. Es wäre sehr schwierig gewesen, von Ort
zu Ort zu fahren und die ehemaligen Patienten zu untersuchen. Da bei ihnen die
Erkrankung nur sehr leicht gewesen sein konnte, hätten wir keinen Anhaltspunkt
gehabt, ob von diesen Entlassenen weitere Streuungen ausgegangen sein könnten.
In 2 Fällen hatten wir das bereits erlebt. Wir veranlaßten daher bei den bei Einweisung der Waltraud B. aus dem Krankenhaus Simmerath entlassenen 37 Patienten eine sofortige Blutentnahme durch das Gesundheitsamt und Einsendung an die
Münchener Impfanstalt zur Bestimmung des HAH-Titers. Dank der raschen Arbeit

---

* vgl. S. 42.

dieses Instituts konnten wir schon am übernächsten Tag alle ehemaligen Patienten mit verdächtigem HAH-Titer in den verschiedenen Eifelorten aufsuchen. Wir mußten uns dabei auch auf eine Titerhöhe festlegen, von der ab der Untersuchte als krankheitsverdächtig gelten sollte. Nach den bisherigen Erfahrungen ist dies bei einem HAH-Titer von 1 : 128 der Fall. Wir gingen aber eine Stufe tiefer (auf 1 : 64) und suchten alle Patienten auf, die einen über 1 : 32 liegenden Titer aufzuweisen hatten. Wir fanden 2 Entlassene, die 12 Tage nach Entlassung erkrankt waren und noch geringe Krustenreste aufwiesen. Eine solche Entdeckung löste immer neue Fahndungen aus, denn der Erkrankte hatte während seiner Erkrankung Besuch vom Enkelkind, von der Tochter, dem Freund usw. empfangen. Es blieb glücklicherweise bei diesen beiden Patienten. Neue Infektionen hatten sie nicht verursacht. Spätere bis zur am 22. Februar über das gesamte Krankenhaus verhängten Quarantäne aus diesem Entlassene wurden ebenfalls zum Teil mittels HAH-Test erfaßt und überprüft, insgesamt noch etwa weitere 80 ehemalige Patienten.

An Antikörpern können wir beim Geimpften und beim Pockenkranken nachweisen:

1. Hämagglutinationshemmende Antikörper im sog. HAH-Test,
2. neutralisierende Antikörper,
3. komplementbindende und
4. präzipitierende Antikörper.

Im Ernstfall benötigt man eine schnelle und sicher verwertbare Aussage. Beide Forderungen erfüllt der HAH-Test. In letzter Zeit ist der diagnostische Wert dieses Testes verschiedentlich bezweifelt worden. Wir können dem aus der Praxis heraus nicht zustimmen. Der Wert eines serologischen Resultats liegt in seiner Deutung *im Zusammenhang* mit Klinik und Epidemiologie. Das gilt wie für jedes andere serologische Ergebnis auch für den HAH-Test. Ich möchte nochmals betonen, daß der Impfstatus des Betroffenen bei der Bewertung der serologischen Aussage in Rechnung gestellt werden muß.

Für uns hatten bei beiden Pockenausbrüchen die ersten serologischen Befunde praktisch beweisende, für die Maßnahmen des Gesundheitsamtes sogar entscheidende Bedeutung. Der Vater des jeweils erkrankten Kindes in Düsseldorf und in der Eifel hatte als Varizellenfall gegolten; seit Erkrankungsbeginn waren etwa 3 Wochen verstrichen. Der Vater des Düsseldorfer Kindes hatte einen HAH-Titer von 1 : 1280, der Vater des Lammersdorfer Kindes einen solchen von 1 : 320. Im Zusammenhang mit Epidemiologie, Klinik und Impfstatus waren diese Titer als beweisend anzusehen. Wie bedeutungsvoll die Laboratoriumsdiagnose zu sein vermag — hier also der HAH-Test —, wenn man ihre Aussage richtig beurteilt, darf man diesen Begebenheiten wohl entnehmen.

Eine andere Frage ist immer wieder, wie man sich am Krankenbett eines Pockenkranken schützt, wie man vermeidet, sich selbst zu infizieren oder selbst ansteckungsverdächtig zu werden. Welche Schutzmaßnahmen sind für den Krankenkraftwagenfahrer, den Amtsarzt und andere Personen, die notwendigerweise Kontakt mit den Pockenkranken bekommen, erforderlich? Erste Voraussetzung ist ein guter Impfschutz.

Zunächst *muß* der Patient jeweils *vor* Betreten des Krankenzimmers durch den Arzt aufgedeckt sein, damit dieser nicht in die Staubwolke der aufzuschlagenden

Bettdecke gerät. Dem Patienten ist ein Mundschutz aufzulegen, damit man nicht direkt angehustet oder angeatmet wird. Sein Kopf soll zur Seite gedreht sein. Untersuchender Arzt und Hilfspersonal müssen vor Betreten der Station ihre Kleidung gegen eine Anstaltskleidung austauschen und einen Mund-Nasen-Schutz so anlegen, daß bei der Atmung seitlich keine Luft einströmt. Kopfschutz, Arztkittel usw. vervollständigen die Schutzkleidung. Diese Schutzhüllen sind vor Verlassen der Station oder im Zuge der Ausschleusung abzulegen; anschließend Brause. Was ich hier schildere, sollte zwar immer geschehen, ist aber häufig zumindest bei den ersten Fällen nicht durchzuführen. Man muß sich so verhalten, daß die eigene Kleidung von Virus freibleibt und man selbst nicht unnötig Viren über die Atemwege aufnimmt.

Um diesen beiden Forderungen gerecht zu werden, ist manches bedacht worden, und manche Diskussion hat stattgefunden. Die Vorschläge reichen bis hinüber zur Gasmaske bzw. zum Atemschutzgerät einschließlich Gummi-Motorradfahrerkombination. Solche Ausrüstungen kann man für einen Desinfektor bei der Schlußdesinfektion akzeptieren, nicht aber für die Personen, die mit dem Kranken Kontakt aufnehmen müssen, schon gar nicht für das auf der Pockenstation tätige Personal. Auch für den Krankenkraftwagenfahrer ist ein solcher Schutzanzug unpraktisch. Er trägt in diesem Anzug den Erkrankten auf der Trage, seine Schutzkleidung wird dabei mit ziemlicher Sicherheit infiziert. Außerdem bekäme der Erkrankte einen Schreck, wenn er solchen „Raumfahrern" begegnet. Es ist nicht leicht, eine praktische *und* sichere Lösung zu finden.

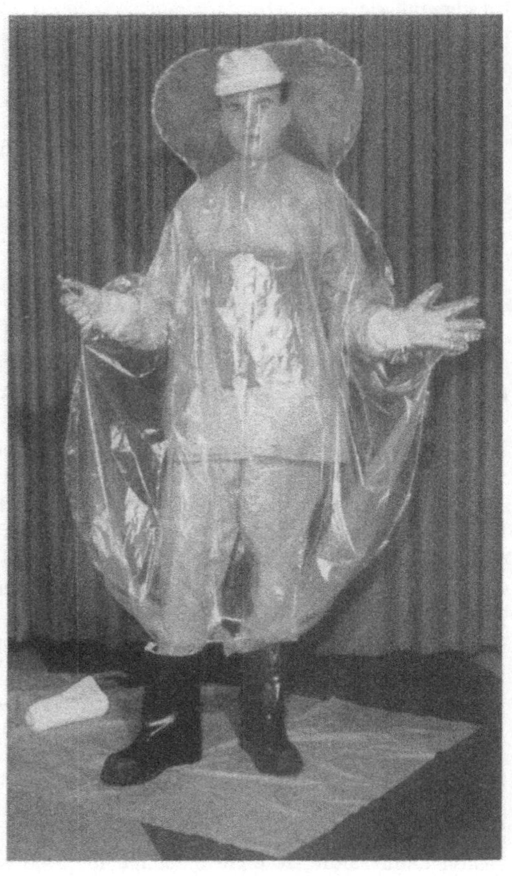

Wir haben einen Schutz*anzug* aus festem Leinen mit angesetztem Schuhwerk entwickelt. Für die Außentätigkeit stehen zusätzlich Überschuhe zur Verfügung. Den Schutz für eine relativ kurzfristige Tätigkeit am Patienten bringt eine überzuziehende, leichte, durchsichtige Schutz*glocke* aus Zellglas (Abb. 1), die nach Gebrauch von innen her in Ballform über den Kopf eng zusammengerollt wird, so daß die ursprüngliche, nunmehr mit Wahrscheinlichkeit virusbehaftete Außenseite nach innen kommt. Die so zusammengerollte Zellglasschutzglocke* wird in einen zugehörigen roten Zellglasbeutel gesteckt, dieser zugerollt, verklebt

---

* Kosten der Schutzglocke DM 3,50, Hersteller: Saeger, Essen, Postfach 175.

Abb. 1

und das ganze in die Verbrennung gegeben. Auch unter der Schutzglocke, in der man sich gut 10 Minuten und mehr bewegen kann, muß ein Mundschutz getragen werden. Es ist nach den bisherigen Versuchen allerdings nicht sehr wahrscheinlich, daß Pockenviren in Staubform durch die untere Öffnung bis an den Mundbereich und an die Augen gelangen. Wir glauben, daß diese Schutzkleidung viele Probleme klärt, vor allem die dicken Fahrerkombinationen unnötig macht. Der Fahrer muß natürlich mehrere Schutzglocken zur Verfügung haben, so daß er nach dem Einbringen des Erkrankten in den Wagen die Schutz*glocke* abrollt und beim Ausladen eine zweite verwendet. In dem eigentlichen *Leinen-Schutzanzug* kann er dann alles andere, auch das Fahren, erledigen. Die Überschuhe sind auf einem mit Formalin getränkten Abtreter abzutreten oder mit Formalin abzuwischen. Nicht gedacht ist diese Schutzkleidung, besonders die Schutzglocke, für das Personal auf Stationen, wenn es auch hier für besondere Situationen gelegentlich gute Dienste zu leisten vermag.

Diskussion

HARTUNG (zu HERRLICH und STÜTTGEN):

1. Es sind folgende, dermatologische Morphen zeigende Krankheitsbegriffe bekannt, die in unseren Breiten bei den „echten" Pocken differentialdiagnostisch ernsthaft erwogen werden müssen:
   a) Windpocken
   b) FUCHS-Syndrom (Synonyma: Dermatostomatitis BAADER, FIESSINGER-RENDU-Syndrom, STEVENS-JOHNSON-Syndrom)
   c) Erythema exsudativum multiforme
   d) Arzneiexantheme, vor allem wenn der oberflächliche und tiefe kutanvaskuläre Apparat zu gleicher Zeit befallen ist
   e) Herpes zoster generalisatus als Ausdrucksform einer lymphatischen Leukämie
   f) Ekzema herpeticatum (als Ausdruck einer Erstinfektion mit Herpes-simplex-Virus bei einem konstitutionellen Ekzematiker)
   g) Vaccina inoculata generalisata (vorwiegend beim konstitutionellen Ekzematiker)
   h) Pityriasis lichenoides et varioliformis acuta
   i) Prurigo nodularis.

Unabhängig davon kann man natürlich bei jeder Dermatose, vor allem bei der Lues II, gewissen Formen der Akne, ja sogar bei Insektenstichen an echte Pocken denken.

2. Das „Sehenlernen" in der Dermatologie dauert im Mittel 1 bis 2 Jahre. Deshalb soll bei jedem Pockenverdachtsfall, d. h. also bei einem beliebigen Pockenalarm, möglichst ein Arzt, der morphologisch sehen kann, hinzugezogen werden.

3. Obwohl aus einem „hinterher" nicht gerechtfertigten Pockenalarm dem meldenden Arzt derzeit ein Schadensersatzprozeß entstehen kann, darf man ärztlich den Mut vor Verdachtsmeldungen nicht verlieren! Wenn Verdachtsfälle nicht mehr gemeldet werden, weil der Meldende bei Nichtbestätigung seiner Verdachtsdiagnose einen materiellen Schaden befürchten muß, so dürften bei der derzeitigen klinisch-diagnostischen Unsicherheit die wirklich wichtigen, d. h. die echten Pockenfälle zu spät zur Kenntnis gelangen.

An dieser Stelle möchte ich nur kurz die Ausmaße solcher Regreßmöglichkeiten streifen:
   a) Ein Flugzeug muß u. U. für 1 oder 2 Tage aus dem interkontinentalen Verkehr herausgezogen und desinfiziert werden, ohne daß ein Ersatzflugzeug sofort zur Verfügung steht.
   b) Eine Tanzgruppe aus einem Entwicklungsland wird an der Weiterführung ihrer vorher terminlich genau abgestimmten Tournee gehindert. 4 Aufführungen mit je 2000 bis 3000 Menschen als Zuschauer fallen aus.

Man kann solche Bespiele in beliebiger Zahl aufzählen (man denke z. B. an das Ausfallen einer großen Brauerei, eines großen Überseedampfers usw.).

4. Bei Verkennung echter Pocken würde ein viel höherer Schaden entstehen als unter 3. angeführt. Die Quarantänemaßnahmen würden nämlich viel umfangreicher sein müssen. Je frühzeitiger bei einem Pockenverdacht Alarm gegeben wird, desto frühzeitiger können die Kontaktpersonen erfaßt werden.

5. Stellen wir rein materiell die unter 3. und 4. genannten Momente gegenüber, so ist der Kaufmann sehr wohl in der Lage, bei einer juristischen Auseinandersetzung seinen materiellen Schaden genau zu beschreiben. Ein Arzt wird dagegen nur selten den vermiedenen größeren Schaden in Geldwert ausdrücken können.

4. Laboratoriumsdiagnostik der Pocken

Von H.-Ph. Pöhn

Im Vordergrund der Betrachtung in den nachfolgenden Ausführungen stehen die Belange des öffentlichen Gesundheitsdienstes. Es soll gezeigt werden, mit welchen Verfahren das Laboratorium in der Lage ist, dem Amtsarzt bei der Sicherung der Diagnose „Variola" zu helfen. Dabei wird darzulegen sein, welche Voraussetzungen das zur Untersuchung eingesandte Material erfüllen muß und was die einzelnen Untersuchungsmethoden zu leisten imstande sind. Auf laboratoriumstechnische Einzelheiten sowie deren wissenschaftliche Untermauerung kann hier jedoch nicht eingegangen werden.

Der in der Seuchenbekämpfung tätige Amtsarzt erwartet möglichst rasch eine Aussage, die er für seine weiteren Maßnahmen verwerten kann, nämlich auf die Frage: Liegen Pocken vor oder nicht? Eine besondere Bedeutung spielt hierbei der „Erste Fall", da hiervon das Auslösen bzw. das Aufrechterhalten des „Pockenalarms" weitgehend abhängig ist. Ein negativer Laboratoriumsbefund bei weiter bestehendem klinischem und epidemiologischem Pockenverdacht erfordert die erneute Einsendung von Untersuchungsmaterial.

Wenn bei einem Pockenausbruch unverzüglich mit einer umfassenden Impfaktion begonnen wird, ist in der Folgezeit auch mit dem Auftreten von Vakzinevirus im Untersuchungsmaterial zu rechnen. Hieraus ergibt sich für die Laboratoriumsdiagnose von weiteren Erkrankungsfällen ein neues Problem: die Differentialdiagnose zwischen Variola- und Vakzinevirus. Diese beiden Virusarten sind morphologisch und mit den zur Zeit gebräuchlichen serologischen Verfahren nicht zu unterscheiden*; bei biologischen Methoden treten Unterschiede zwischen Variola- und Vakzinevirus auf, die jedoch vorwiegend quantitativer Natur sind und eine sichere Aussage nicht immer zulassen.

Für die Laboratoriumsdiagnostik übertragbarer Krankheiten stehen grundsätzlich zwei Verfahren zur Verfügung:

1. Der Nachweis des Krankheitserregers selbst und

2. der Nachweis spezifischer Antikörper im Blut des Kranken mit serologischen Methoden.

Wie die Abb. 1 zeigt, kann das Pockenvirus in den ersten Fiebertagen (1. bis 5. Krankheitstag) im *Blut* nachgewiesen werden; d. h. vor Auftreten der ersten Hauteruptionen, also zu einer Zeit, in der meistens noch nicht an Pocken gedacht wird. Im *Rachenabstrich* kann das Virus vom 3. bis 12. Krankheitstag nachgewiesen werden; es ist also kurz vor dem Erscheinen des Exanthems nach-

---

* vgl. S. 41.

weisbar, was unter Umständen für die Frühdiagnose der Variola bedeutungsvoll
ist. Auch bei Pocken ohne Exanthem kann gelegentlich im Rachenabstrich Variolavirus gefunden werden (Pharyngitis variolosa). Von entscheidender Bedeutung ist
hierbei allerdings, daß das Material auf geeignete Weise entnommen und versandt
wird, worauf später noch einzugehen ist. Die Gewinnung und Einsendung von
Rachenspülwasser ist auf jeden Fall ungeeignet. In den *Hauteruptionen* tritt das
Virus während der ganzen Zeit ihres Bestehens auf, also zwischen dem 4. und

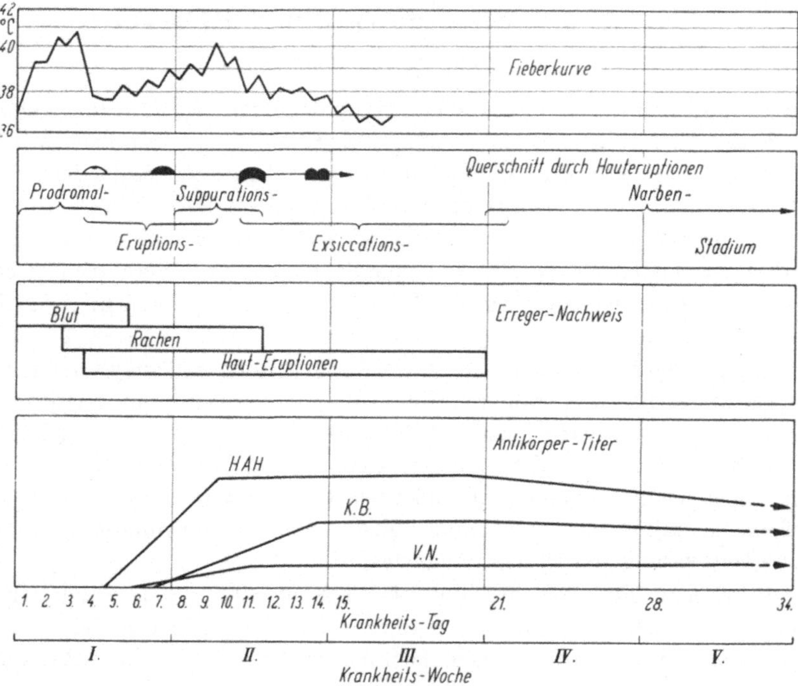

Abb. 1. Verlauf der Pockenerkrankung, Erregernachweis und Antikörpertiter.

20. Krankheitstag. Für die Laboratoriumsdiagnose eignet sich am besten der Inhalt
einiger ungetrübter Bläschen, der zwischen dem 4. und 6. Krankheitstag entnommen
wird; aber auch in Pustel- oder Krustenmaterial ist das Virus noch nachweisbar.

Voraussetzung für den Erregernachweis sind richtige *Materialentnahme* und
Einsendung an das Laboratorium. Wir empfehlen, den Bläscheninhalt oder mit
einem Spatel von den Tonsillen abgeschabtes Material auf einem sterilen Objektträger auf ein ungefähr pfenniggroßes Feld auszustreichen und an der Luft trocknen
zu lassen. Zwei derartig vorbereitete Objektträger des gleichen Patienten werden
unter Zwischenlage eines Fließpapierstreifens oder von Streichholzstückchen Schicht
auf Schicht gelegt, mit einem Klebestreifen umrandet und unter Beachtung der
Versandvorschriften für infektiöses Material verpackt und eingesandt. Da das
Variolavirus im angetrockneten Zustand lange Zeit vermehrungsfähig bleibt, ist
dies der geeignetste Weg. In flüssigem Material wird das Variolavirus innerhalb
kurzer Zeit inaktiviert. Die Einsendung von an Wattetupfern angetrocknetem
Material ist ebenfalls unzweckmäßig, da für die im Laboratorium erforderliche
Aufschwemmung des Materials zuviel Flüssigkeit benötigt wird und infolgedessen

das Virus unnötig stark verdünnt werden muß. Blut ist unmittelbar nach der Entnahme in einer mit Kohlensäureschnee gefüllten Thermosflasche dem Laboratorium zu übersenden. Für die serologischen Reaktionen genügt die Einsendung von 5 ml Nativblut in geeigneten Versandgefäßen (am besten Venülen). Es ist unbedingt erforderlich, das Laboratorium zuvor davon zu unterrichten, daß Material zur Untersuchung auf Pocken zu erwarten ist, damit die notwendigen Vorbereitungen getroffen werden können.

Der *Erregernachweis* kann aus pockenverdächtigem Material sowohl morphologisch als auch mit biologischen Verfahren geführt werden. Die morphologischen Methoden haben den Vorteil, schon frühzeitig zu einem Ergebnis zu führen; sie sollen jedoch stets durch die biologischen Verfahren ergänzt werden. An morphologischen Methoden stehen zur Verfügung:

1. Die Untersuchung mit Hilfe des Elektronenmikroskops

Hier kann das Ergebnis bereits 2 Stunden nach Eingang des bereits vorher angekündigten Materials vorliegen*.

2. Nachweis von Elementarkörperchen im Lichtmikroskop

Hierzu eignet sich die Viktoriablaufärbung nach HERZBERG**. Die Anfertigung und Färbung der Präparate ist einfach, jedoch setzt die Beurteilung schon einige Erfahrung des Untersuchers voraus.

3. Nachweis des Pockenerregers im Ausstrich mittels fluoreszierender Antikörper

Hierzu werden die antikörpertragenden Eiweißfraktionen im Serum pocken- oder vakzineimmuner Versuchstiere mit fluoreszierenden Stoffen gekoppelt. Behandelt man nun einen Objektträgerausstrich von pockenverdächtigem Material mit einem derartig präparierten Serum, so bindet vorhandenes Pockenvirus die Antikörper, so daß sich der Fluoreszenzfarbstoff nicht mehr auswaschen läßt. Das Pocken-(oder Vakzine-)virus ist dann im Lichtmikroskop bei ultravioletter Beleuchtung am Aufleuchten der mit den Antikörpern gekoppelten fluoreszierenden Substanzen zu erkennen. Da diese Methode auf der Spezifität der Antigen-Antikörper-Reaktion beruht, ist von ihr eine hohe Aussagesicherheit zu erwarten; die bisherigen Versuche, vor allem in England, verliefen sehr erfolgversprechend.

An *biologischen* Methoden zum Nachweis des Pockenerregers sind zu empfehlen:

1. Die Beimpfung der Chlorioallantoismembran des 10 bis 11 Tage alten Hühner-
   embryos

Nach 48, besser nach 72 Stunden sind auf den Membranen typische Herde zu erkennen, die das Virus enthalten. Bei Variolainfektion finden sich kleine knötchenförmige weiße Herde ohne zentrale Nekrose und ohne Hämorrhagien, während die größeren flachen Vakzineherde eine zentrale Nekrose erkennen lassen. Allerdings sind frisch entwickelte Vakzinevirusherde kaum von solchen durch Variolavirus zu unterscheiden. Trotzdem ist die Beimpfung der Chlorioallantoismembran eine sehr empfindliche Methode zum Nachweis des Pockenerregers, wenn eine Vakzineinfektion nach der Vorgeschichte des Falles auszuschließen ist. Unter Umständen ist hierbei auch eine Differenzierung zwischen dem Erreger der Variola maior und dem der Variola minor (Alastrim) möglich, da sich das Variola-maior-Virus auch

---

* vgl. S. 39.
** Zbl. Bakt. I Orig. **177**, 145 (1960).

bei höherer Bebrütungstemperatur noch vermehren kann, was dem Alastrimvirus nicht möglich ist.

2. Beimpfung von Zellkulturen

Es ist möglich, Zellen menschlicher oder tierischer Herkunft in Kulturen zu züchten und weiter zu verimpfen. Zu nennen wäre hier der HeLa-Stamm, der ursprünglich von einem Uteruskarzinom stammt, und der FL-Stamm aus menschlichen Amnionzellen. Aber auch Primärkulturen aus tierischen Organen (z. B. Affennierenzellen) oder Hühnerembryonen können verwendet werden. Nach Infektion einer Zellkultur mit dem Variolavirus kommt es bereits nach kurzer Zeit zu Veränderungen in der Zellschicht und innerhalb 4 bis 5 Tagen zur vollständigen Zerstörung der Kultur (zytopathischer Effekt). Die Entwicklung des Vakzinevirus in der Zellkultur geht schneller vonstatten als die des Variolavirus, was man durch Spezialmethoden (Plaque-Test) sinnfällig sichtbar machen kann.

3. Der PAULsche Versuch

Dieses von PAUL bereits 1915 beschriebene Verfahren war einstmals die klassische Methode zur Pockendiagnose. Trotz der zuvor geschilderten modernen Verfahren wird sie wegen ihrer Empfindlichkeit und Spezifität auch heute noch angewendet. Im Schrifttum geschilderte Versager dürften wohl hauptsächlich auf Mängel in der Technik zurückzuführen sein. Die anästhesierte Hornhaut eines *Kaninchen*auges wird mittels einer feinen Präpariernadel gitterförmig geritzt. Anschließend wird das zu untersuchende Material mit einem Spatel in die Skarifikationen eingerieben. Nach 36 bis 48 Stunden kann man auf der Cornea des herauspräparierten und in Sublimatalkohol fixierten Auges mit der Lupe kleine weiße Herdnekrosen auf klarem oder nur wenig getrübtem Untergrund wahrnehmen. Histologisch können in den Corneazellen Einschlußkörperchen, sog. Guarnieri-Körperchen, nachgewiesen werden. Bei Infektion mit Vakzinevirus treten größere, schon mit dem bloßen Auge wahrnehmbare Herde auf, bei kräftiger Infektion kann es zu einer diffusen Entzündung der gesamten Hornhaut kommen. Die Hornhaut des *Meerschweinchen*auges reagiert nur bei Infektionen mit Vakzinevirus (GINSscher Versuch).

Außer diesen die Vermehrungsfähigkeit des nachzuweisenden Pockenvirus voraussetzenden Verfahren kann man den Pockenerreger als spezifisches Antigen in *serologischen Reaktionen*, z. B. in der Komplementbindungs- oder einer Präzipitationsreaktion, nachweisen. Der *Hauttest* nach TIÈCHE beruht auf der Vakzineallergie bei wiederholt geimpften Personen. Hierbei wird das zuvor auf 60° C erhitzte Material wie bei der Pockenschutzimpfung in die Haut wiederholt geimpfter Personen (praktisch eignen sich hierfür alle in der Pockendiagnostik Tätigen) eingebracht. Bereits nach 4 bis 6 Stunden kommt es, falls das Material tatsächlich Pockenerreger enthielt, zu einer beginnenden Rötung, die weiterhin wie eine Sofortreaktion der Schutzimpfung verläuft. Diese Reaktion ist naturgemäß spezifisch für alle Viren der Pockenvakzinegruppe.

Zum Nachweis von *spezifischen Antikörpern* im Serum des Patienten stehen uns ebenfalls verschiedene serologische Arbeitsverfahren zur Verfügung.

1. Der Virusneutralisationstest

Hierzu wird das Patientenserum mit dem Virus zusammengebracht und das Gemisch nach einer gewissen Einwirkungszeit auf Bruteiern oder in Zellkulturen auf aktives, d. h. nicht neutralisiertes Virus getestet. Patientenseren mit neutralisierenden Antikörpern verhindern auch noch in einer gewissen Verdünnung die Vermehrung des Virus. Da sich das Variola- und das Vakzinevirus serologisch nicht unterscheiden, kann für alle diese Teste auch Vakzinevirus verwendet werden, was die technische Durchführung wesentlich erleichtert.

2. Der Hämagglutinationshemmtest

Bei dieser Sonderform des Virusneutralisationstestes wird das durch die Einwirkung des Patientenserums nicht neutralisierte Virus durch sein Vermögen, Hühnererythrozyten zu agglutinieren, nachgewiesen. Die Agglutination von Hühnererythrozyten, zu der das Virus allein fähig ist, wird also durch den Zusatz von Patientenserum gehemmt. Diese Methode hat den großen Vorzug, verhältnismäßig einfach und rasch durchführbar zu sein.

3. Die Komplementbindungsreaktion

4. Die Agar-Gel-Diffusions-Präzipitation nach dem Prinzip des Ouchterlony-Tests

Die mit diesen Testen nachweisbaren Antikörper entwickeln sich im Blut des Patienten allerdings erst im Laufe der Erkrankung. Wie Abb. 1 zeigt, treten hämagglutinationshemmende Antikörper erstmals am 5. Tage nach Beginn des Fiebers auf und steigen auf Titerhöhen von durchschnittlich 1 : 256 bis 1 : 512 an. Die höchsten Titer werden vom 12. bis 20. Krankheitstag beobachtet. Die nach einer Vakzination auftretenden hämagglutinationshemmenden Antikörper erreichen zumeist nur Titer bis 1 : 64, wenn auch vereinzelt höhere Titerwerte beobachtet werden, was dann zu differentialdiagnostischen Schwierigkeiten führen kann. Neutralisierende Antikörper treten ab 6. Krankheitstag auf und erreichen aber selten hohe Titerwerte; komplementbindende Antikörper sind ab 7. Krankheitstag nachweisbar.

Zusammenfassend läßt sich sagen, daß das virologische Laboratorium dem in der Pockenbekämpfung tätigen Amtsarzt auf verschiedene Weise helfen kann, einmal durch den Nachweis des Erregers zu Beginn der Erkrankung, der durch die morphologischen Methoden rasch möglich ist, aber durch biologische Verfahren noch ergänzt werden sollte, zum anderen durch die serologischen Verfahren im weiteren Verlauf der Erkrankung, die auch einen uncharakteristischen, exanthemfreien Verlauf anzeigen und durch ständig negativen Ausfall eine Pockenerkrankung auch ausschließen können. Bei morphologischem und biologischem Erregernachweis ist dagegen nur der positive Befund beweisend, während ein negativer Befund zu einer Neueinsendung von Material Veranlassung geben sollte.

5. Elektronenmikroskopische Pockendiagnose

Von D. PETERS

Die klinische Diagnose des Initialstadiums der Variola vera ist ebenso wie die der sog. „Variolois" problematisch; besonders die Abgrenzung von Varizellen bereitet erfahrungsgemäß erhebliche Schwierigkeiten. Wegen der Dringlichkeit und der Konsequenzen seiner Entscheidung wird der Kliniker in der Regel die Mitarbeit des Laboratoriums benötigen. In der ersten Phase eines Pockenverdachts sind nur diejenigen Laboratoriumsmethoden von Wert, die schnell und verläßlich Aussagen gestatten.

Der serologische Nachweis spezifischer Antikörper versagt im frühen Erkrankungsstadium, denn die Titer erfahren erst etwa vom 6. bis 7. Krankheitstag an eine auswertbare Steigerung. Große Bedeutung hat der Antikörpernachweis allerdings bei der retrospektiven Erkennung der „Variolois", die wegen des abortiven klinischen Verlaufs zunächst unerkannt blieb. Die serologische Erkennung von Virusantigen benötigt unter günstigen Umständen 4 bis 6 Stunden und ist erfahrungsgemäß an relativ große Materialmengen gebunden. Der Nachweis in der Eikultur ist außerordentlich verläßlich und erlaubt eine Differenzierung zwischen Variola- und Vakzinevirus, unter Anwendung besonderer Bedingungen sogar die Unterscheidung von Variola maior und Variola minor; er benötigt bis zur Ablesung aber mindestens 2 Tage. Der mikroskopische Nachweis dagegen ist sehr schnell zu führen, nämlich innerhalb von 1 bis 2 Stunden, und kann sich erwiesenermaßen auf Spuren von Material stützen. Daher kommt diesem Vorgehen im Rahmen der Sofortdiagnostik erhebliche Bedeutung zu. Mit den serologischen Methoden kann man allerdings ebensowenig wie mit den morphologischen zwischen Variola- und Vakzinevirus unterscheiden.

Die *lichtmikroskopische Darstellung* gefärbter Viruspartikel, jahrzehntelang die einzige schnell durchführbare Methode des morphologischen Nachweises, hat wiederholt in der Hand Geübter, insbesondere wenn reichlich Viruspartikel vorhanden waren, gute Ergebnisse erbracht. Wegen der an der Grenze der Sichtbarkeit liegenden Größe der Pockenviren von etwa 300 mμ werden die lichtoptischen Aussagen aber unsicher, wenn, wie zum Beispiel im Frühstadium, nur wenige Partikel im Gesichtsfeld erscheinen oder wenn Zelldetritus, zum Beispiel im Pustelstadium, die Erkennbarkeit behindert.

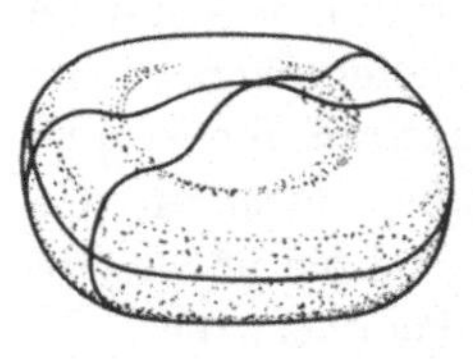

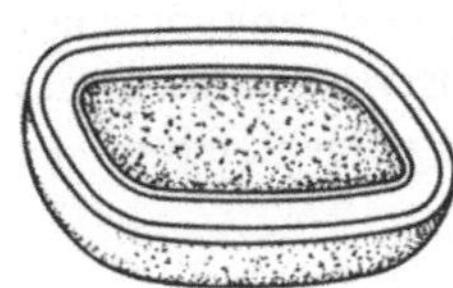

Das wesentlich höhere Auflösungsvermögen des *Elektronenmikroskops* erlaubt die Erkennung der äußeren Gestalt der Elementarkörper und, bei geeigneter Technik, auch die Darstellung ihrer Innenstrukturen. Unter den menschen- und tierpathogenen Viren nehmen die Erreger der Pockengruppe hinsichtlich der morphologischen Erfassung eine Sonderstellung ein. Die reifen Elementarkörper sind nicht nur relativ groß, sondern haben die sehr charakteristische Gestalt eines Quaders und besitzen typische Innenstrukturen. Abb. 1 gibt in einer schematischen Darstellung einen Eindruck von der Anatomie der Partikel, die sich aus langjährigen Untersuchungen, die sich besonders auf

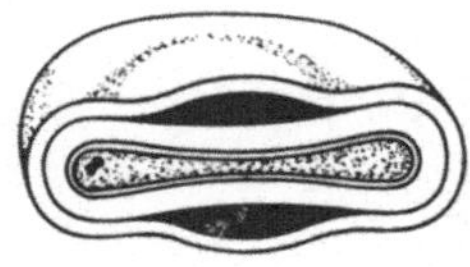

Abb. 1. Schema vom Aufbau reifer Pockenviren; oben: Gesamtansicht mit Einzeichnung von Schnittebenen; Mitte: Vertikalschnitt; unten: Horizontalschnitt. Etwa 100 000fach vergrößert (nach D. PETERS, 1956).

das Vakzinevirus stützten, ergeben hat (Übersichten s. PETERS, 1959 u. 1960): Ein scheibenförmig-bikonkaver desoxyribonukleinsäurehaltiger Innenkörper ist von einer peripheren Proteinschicht und diese von einer umhüllenden Membran umgeben; zwischen diese beiden eingelagert befindet sich im zentralen Teil des

Partikels ein sehr charakteristisches Doppelelement. Soweit bisher bekannt, ist diese Strukturanordnung allen Pockenviren gemeinsam. Elektronenmikroskopisch ist daher eine Unterscheidung der einzelnen Pockenviren, z. B. von Vakzine-, Variola- und Molluscum-contagiosum-Virus, nicht möglich.

Im günstigen Fall, d. h. wenn Quadergestalt und typische Innenstruktur erkennbar sind, genügt ein einziger Elementarkörper, um auf das Vorhandensein von Viren der Pockengruppe zu schließen. In der Praxis genügen jedenfalls sehr wenige charakteristische Partikel für einen positiven Befund. In der Regel finden sich in den Proben aber in jedem elektronenoptischen Gesichtsfeld mehrere Elementarkörper (Abb. 2), so daß Resultate im Normalfall schon nach kurzem Durchmustern der Präparate vorliegen. Bis vor kurzem hatte sich allerdings nur wenig Gelegenheit geboten, den elektronenmikroskopischen Nachweis in der Praxis auf seine Verläßlichkeit hin zu erproben.

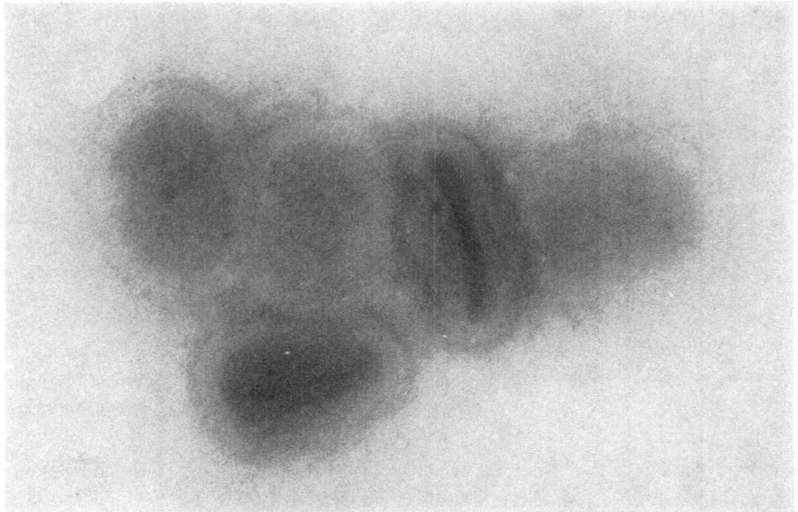

Abb. 2. Variola maior-Virus, Stamm Düsseldorf, Direktpräparat von eingesandtem Material (Patient T. J., OsO_4-fixiert, UO_2^{++}-kontrastiert). Drei liegende, ein schräg und ein senkrecht stehender Elementarkörper mit typischen Innenstrukturen; etwa 100 000fach vergrößert. (Nach D. Peters, G. Nielsen u. M. E. Bayer, 1962).

Nachdem in unserem Laboratorium bei dem Hamburger Fall (Andres u. a., 1958) erstmals eine Verdachtsdiagnose innerhalb von 2 Stunden elektronenmikroskopisch und anschließend durch den Eiversuch gesichert werden konnte, untersuchten Bingel und Kruse (1959) im Rahmen der Heidelberger Epidemie natives Patientenmaterial (Rachenspülwasser und Pustelinhalt) von 20 Pockenfällen vergleichend elektronenmikroskopisch und in Ei- bzw. Gewebekulturen. Zum Teil gelang ihnen der morphologische Nachweis einige Stunden nach der Entnahme, z. T. wurde er nachgeholt. In 16 Fällen fanden sie gute Übereinstimmung zwischen morphologischem und Kulturergebnis.

Ein Anlaß, *die Verläßlichkeit der elektronenmikroskopischen Methode* eingehender zu testen, bot sich unserem Laboratorium durch die beiden Pockenausbrüche des Jahres 1962 in Düsseldorf und Lammersdorf-Simmerath. Die Untersuchungen stützten sich ausschließlich auf Hautmaterial, das jeweils vom behandelnden Arzt nach selbstgewählter Methode entnommen und auf schnellstem Wege eingesandt worden war. Sie erstreckten sich auf einen Vergleich der Aussagen von

Tabelle 1. *Ergebnisse diagnostischer Untersuchungen an Material von Variola-Patienten*

Probe-Nr.	Patient	Exanthem-Tag[1] (Beginn der Eruptions-phase)	Krank-heits-tap[1]	Material aus der Haut		Blut, Hämagglutinations-hemmungstest[2] gleichzeitig, vorher oder nachher (d=Tage)	Bemerkungen
				Elektronen-mikro-skopie	Eikultur (1. Passage)		
1	M. Hü.	—	5.	+	+	1 : 8	„rash" ein Tag vorher
2	G. G.	1.	5.	+	+	—	
3	M. He.	1.	5.	+	+	10 d vorher negativ 6 d nachher 1 : 80	„rash" ein Tag vorher
4	J. O.	1.	6.	+	+	2 d vorher negativ 10 d nachher 1 : 320	„rash" zwei Tage vorher
5	C. A.	2.	4.	(+)[3]	Ø	1 : 16	siehe auch Nr. 19
6	A. G.	2.	4.	+	+	11 d vorher 1 : 10 5 d nachher 1 : 1280	
7	T. G.	2.	5.	+	+	negativ	
8	A. S.	2.	5.	+	+	1 : 128	siehe auch Nr. 22
9	H. F.	2.	6.	+	+	1 : 4	
10	K. P.	2.	7.	+	+	3 d nachher 1 : 80	
11	K. S.	2.	10.	(+)[4]	? +	1 d vorher 1 : 4	siehe auch Nr. 25
12	T. J.	3.	4.	+	+	1 d vorher 1 : 8	
13	H. J. S.	3.	5.	+	+	1 : 20	
14	M. J.	3.	6.	+	+	1 : 32	
15	L. P.	3.	6.	+	+	1 d vorher 1 : 8	
16	U. S.	3.	6.	+	+	1 : 40	
17	R. J.	3.	7.	+	+	1 : 80	
18	G. N.	3.	7.	+	+	7 d nachher 1 : 320	
19	C. A.	4.	6.	+	+	2 d vorher 1 : 16	Wiederholung; siehe Nr. 5,
20	R. B.[5]	4.	6.	+	+	—	siehe auch Nr. 23
21	K. M.	4.	8.	Ø	Ø	3 d vorher 1 : 16 6 d nachher 1 : 128	
22	A. S.	5.	8.	+	+	1 : 320	Wiederholung; siehe Nr. 8
23	R. B.[5]	5.	9.	+	+	—	Wiederholung; siehe Nr. 20
24	E. S.	6.	9.	+	+	negativ	
25	K. S.	6.	14.	+	+	1 : 640	Wiederholung; siehe Nr. 11
26	J. G.	9.	13.	Ø	Ø	3 d vorher 1 : 64 6 d nachher 1 : 64	
27	W. B.	10.	13.	+	+	kein Blut zu gewinnen	
28	J. S.	15.	18.	Ø	Ø	1 : 160	siehe auch Nr. 29
29	J. S.	17.	20.	Ø	Ø	2 d vorher 1 : 160	Wiederholung; siehe Nr. 28

[1] Nach Angaben der behandelnden Ärzte.
[2] Ergebnisse der Impfanstalt Hamburg und der Bayerischen Landesimpfanstalt, München. (Wegen unterschiedlicher Berechnungsweise keine absolute Übereinstimmung der Titer-Skala).
[3] Nur zwei Elementarkörper gefunden.
[4] Nur sieben Elementarkörper gefunden.
[5] Fall Hamburg 1957.

Elektronenmikroskopie und Eiversuch. Die überraschend guten Ergebnisse sowie Details der technischen Durchführung sind an anderem Ort ausführlich dargelegt worden (PETERS, NIELSEN u. BAYER, 1962), so daß die gegenwärtige Darstellung sich auf das Wesentliche beschränken kann. Nähere Angaben zur Methodik finden sich auch bei NIELSEN (1961).

Tabelle 1 gibt eine Übersicht über diese Ergebnisse zusammen mit denen des Hamburger Falles 1957, die mit gleicher Methodik gewonnen wurden. Aufgenom-

men wurden nur die 29 Einsendungen von Fällen, die vom Kliniker als Variola
oder „Variolois" angesprochen worden sind. Positive Resultate ergaben sich in
keinem anderen Fall, weder elektronenmikroskopisch noch im Eiversuch. Zum Vergleich wurden auch die serologischen Ergebnisse der Impfanstalt Hamburg und
der Bayerischen Landesimpfanstalt, München, mit herangezogen, soweit sie etwa
dem Zeitpunkt der Entnahme des Hautmaterials entsprachen. Die Daten wurden
so angeordnet, daß die Beziehungen zwischen Krankheitstag, Exanthemtag und
Untersuchungsergebnis deutlich abgelesen werden können. Da der Beginn der
Eruptionsphase eindeutiger festzulegen ist als der erste Krankheitstag und da
nur Hautmaterial Verwendung fand, wurde der „Exanthemtag" in den Vordergrund gestellt.

Die Übersicht zeigt, daß *die Resultate der Elektronenmikroskopie mit denen der
Eikultur tadellos übereinstimmen*. In allen 23 Fällen, in denen der Eiversuch eindeutig positiv ausfiel, waren die Elementarkörper 2 Tage zuvor bereits elektronenmikroskopisch nachgewiesen worden. In 2 Fällen (Nr. 5 u. 11) blieb sogar das
Resultat der Kultur negativ bzw. fraglich, nachdem zuvor im Elektronenmikroskop
einzelne typische Elementarkörper erkannt worden waren. Neues Material von den
gleichen Personen, 2 bzw. 4 Tage später entnommen, führte erwartungsgemäß mit
beiden Methoden zu positiven Resultaten (Nr. 19 u. 25). Bei vier Proben führten
beide Verfahren übereinstimmend zu negativen
Ergebnissen (Nr. 21, 26, 28 u. 29). Es dürfte
sich dabei um ungeeignetes oder unspezifisches
Material gehandelt haben; die Proben Nr. 28
und 29 stammten zum Beispiel aus dem späten
Krankheitsstadium eines Mannes mit chronischem
Ekzem.

Daß sich das Virus im Bläschenstadium leicht
nachweisen läßt, steht in guter Übereinstimmung
mit den Beobachtungen am Lichtmikroskop.
Tabelle 1 zeigt aber, daß auch Material aus dem
diagnostisch besonders schwierigen frühen Stadium der Hautveränderungen (Reizserum aus
dem makulo-papulösen Stadium) regelmäßig zu
positiven Resultaten führte, zu einem Zeitpunkt
also, in dem in der Regel ein Antikörperanstieg
mit Hilfe des Hämagglutinationstestes noch nicht
gesichert werden kann. Es erhebt sich sogar die Frage, ob nicht Material aus noch
früheren Phasen ebenfalls positive Ergebnisse erbracht hätte, wäre solches nur
eingesandt worden.

Etwas schwieriger als im Bläschenstadium ist der morphologische Virusnachweis
im Pustelstadium, da das Gesichtsfeld von Leukozytenfragmenten beherrscht wird,
die bei oberflächlicher Betrachtung für Elementarkörper gehalten werden können;
sie unterscheiden sich jedoch vom Virus durch ihre Polymorphie und sind bei
einiger Übung unschwer abzugrenzen.

Tabelle 2 gibt einen Überblick über *negative Verdachtsfälle,* die in zeitlichem
Zusammenhang mit den Pockenausbrüchen des Jahres 1962 untersucht wurden.
Auffallend und zugleich charakteristisch für die diagnostischen Schwierigkeiten,

Tabelle 2.

Negatives Verdachtsmaterial 1962

Krankheitsbild	Zahl der Fälle
Varizellen	15
Akne	5
Pyodermie	5
Arzneimittelexanthem	2
General. Vaccine	1
Molluscum contagiosum	1
General. Herpes simplex	1
Septicaemie	1
Dermatostomatitis	1
Erythema exsud. multif.	1
Purpura Seidlmeyer	1
Prurigo Besnier	1
Stevens-Johnson-Syndron	1
Diagnose unbekannt	8

denen sich der Kliniker gegenübersieht, ist die hohe Zahl von Windpockenfällen. Dieses Virus läßt sich erfahrungsgemäß morphologisch nicht regelmäßig, sondern nur in etwa 50 % der Fälle nachweisen. Mit einer Größe von etwa 180 mμ und runder Gestalt ist es wesentlich weniger charakteristisch als die Viren der Pockengruppe; zudem scheint seine Konzentration in den entnommenen Proben vergleichsweise niedrig zu sein.

Wesentliche Voraussetzung für eine erfolgreiche Laboratoriumsdiagnostik ist die *Qualität der eingesandten Probe.* Der behandelnde Arzt kann selbst das Material entnehmen. Lufttrockenes Hautmaterial hat vor Rachenspülwasser mehrere Vorteile: es läßt sich leichter versenden, das Virus bleibt in trockenem Zustand länger aktiv als in flüsigem, und Anreicherungsverfahren für den morphologischen Nachweis sind nicht vonnöten. Möglichst blutfrei gewonnene Reizseren, Bläschen- bzw. Pustelinhalte aus mehreren Effloreszenzen, mit feiner Kapillare oder Skalpell entnommen, sind unter Kennzeichnung der Schichtseite ohne besonderes Ausstreichen auf einen entfetteten Glasobjektträger zu übertragen und an der Luft zu trocknen. Hitzebehandlung ist zu vermeiden, Kühlung nicht erforderlich. Sind Eruptionen unterschiedlichen Stadiums vorhanden, wie zum Beispiel bei „Variolois" und Varizellen, so soll aus möglichst allen Stadien entnommen werden. Mit der Materialmenge steigen naturgemäß die Chancen des Nachweises; aber auch schon Spuren können zu positiven Resultaten führen.

Bei positivem Befund kann das Resultat schon nach 1 bis 2 Stunden telephonisch durchgegeben werden. Ein negativer Befund erfordert naturgemäß ein längeres Durchmustern; nach 2 bis 3 Stunden dürfte aber auch dieses Ergebnis in der Regel vorliegen.

Die Erfahrung zeigt, daß die morphologische Methode in ihrer Verläßlichkeit hinter dem Eiversuch nicht zurücksteht. Angesichts der Tatsache, daß die Züchtung im Brutei bisher als die sicherste Methode galt, ist das ein ganz hervorragendes Ergebnis. Hinsichtlich der Schnelligkeit der Aussage ist die Elektronenmikroskopie dem Eiversuch aber entschieden überlegen. Für eine rasche Entscheidung im akuten Stadium ist sie daher die Methode der Wahl.

Literatur

Andres, K. H., H. Lieske, H. Lippelt, E. Mannweiler, G. Nielsen, D. Peters u. K. Seelemann: Dtsch. med. Wschr. **83** (1958), 12.
Bingel, K. F., u. F. Kruse: Medizinische **20** (1959), 961.
Nielsen, G.: Ärztl. Labor. **7**, 176 (1961).
Peters, D.: Zbl. Bakt. I. Abt. Orig. **176**, 259 (1959).
Peters, D.: IV. Int. Kongr. für Elektronenmikroskopie, Berlin, 1958 Bd. II., 552 (1960).
Peters, D., G. Nielsen u. M. E. Bayer: Dtsch. med. Wschr. **87**, 2240 (1962).

III. Verhütung und Bekämpfung

A. Rechtsgrundlagen

Von F. Höffken

Die „Internationalen Gesundheitsvorschriften" (IGV) wurden am 25. Mai 1951 von der Weltgesundheitsorganisation (WHO) zur „Bekämpfung der quarantänepflichtigen übertragbaren Krankheiten" erlassen. Dadurch wurden 12 internationale Sanitätskonventionen oder ähnliche Vereinbarungen außer Kraft gesetzt. Den Vorschriften ist die Bundesrepublik mit Gesetz vom 21. Dezember 1955 (Bundesgesetzbl. II, S. 1060) beigetreten. Das Hauptziel der internationalen Zusammenarbeit auf dem Gebiet des öffentlichen Gesundheitswesens ist, wie es in der Präambel heißt, die Ausrottung von Krankheiten. Die Internationalen Gesundheitsvorschriften seien besser als die bisherigen Bestimmungen „auf die verschiedenen internationalen Verkehrsmittel", wie Schiffe, Luftfahrzeuge usw., abgestimmt und würden die „höchstmögliche Sicherheit gegen die internationale Verbreitung von Krankheiten mit dem geringsten Ausmaß an Eingriffen in den Weltverkehr" gewährleisten. Von den quarantänepflichtigen Krankheiten Pest, Cholera, Gelbfieber, Pocken, Fleckfieber und Rückfallfieber interessieren uns heute aus Anlaß der vorjährigen Erkrankungen an Pocken in Ansbach, Düsseldorf, Aachen und im Kreis Monschau die internationalen *Vorschriften zur Bekämpfung der Pocken* Die meisten Staaten sind der IGV beigetreten; fast alle Staaten haben die Vorschriften hinsichtlich der Pocken ohne Vorbehalt angenommen und damit als verbindlich anerkannt.

In Artikel 1 sind die *Begriffsbestimmungen* im einzelnen festgelegt und erläutert. Die Begriffe, die in den Vorschriften fortwährend verwandt werden, sind durch diese Art der Festlegung normiert. Zum besseren Verständnis sei auf einige Begriffsbestimmungen hingewiesen. Ein „Luftfahrzeug" im Sinne der IGV ist „ein Luftfahrzeug, das eine internationale Reise" durchführt. — Die „Health administration" ist die in einem Hoheitsgebiet verantwortliche *staatliche* Behörde, die „Health authority" dagegen ist die Behörde, welche für die Anwendung der nach den IGV zugelassenen oder vorgeschriebenen gesundheitlichen Maßnahmen in einem örtlichen Gebiet *unmittelbar verantwortlich* ist, z. B. der Hafen- oder Flughafenarzt, das Gesundheitsamt oder die „zuständige Behörde" im Sinne des § 34 des Bundes-Seuchengesetzes (BSeuchG). — Der „erste Fall" ist der erste *nicht* durch ein Luftfahrzeug oder Schiff oder sonstwie auf dem Landwege eingeschleppte Fall, also der erste örtlich aufgetretene Fall einer quarantänepflichtigen Krankheit. — „Örtliches Infektionsgebiet" ist ein abgegrenztes Gebiet, in dem ein „erster Fall" einer quarantänepflichtigen Krankheit aufgetreten ist. Keineswegs kann aber das Gebiet eines Landes oder gar das der Bundesrepublik als „örtliches Infektionsgebiet" angesehen werden, wenn die Pocken lediglich in *einer* Stadt oder *einem*

Kreis auftreten. — Die „infizierte Person" ist eine Person, die an einer quarantänepflichtigen Krankheit leidet oder von der angenommen wird, daß sie infiziert ist. Die Bezeichnung „infizierte Person" der IGV umfaßt in etwa die Begriffe „krank" und „krankheitsverdächtig" des BSeuchG; danach ist „krank" eine Person, die an einer übertragbaren Krankheit erkrankt ist, „krankheitsverdächtig" eine Person, die unter Erscheinungen erkrankt ist, welche das Vorliegen einer bestimmten übertragbaren Krankheit vermuten lassen. — Als „ansteckungsverdächtig" im Sinne der IGV gilt eine Person, von der anzunehmen ist, daß sie der Infektion durch eine quarantänepflichtige Krankheit ausgesetzt war und in der Lage ist, diese Krankheit zu verbreiten; „ansteckungsverdächtig" im Sinne des BSeuchG ist eine Person, von der anzunehmen ist, daß sie Erreger einer übertragbaren Krankheit aufgenommen hat, ohne krank, krankheitsverdächtig oder Ausscheider zu sein. — Als „örtliches Gebiet" wird das kleinste abgrenzbare Gebiet innerhalb eines Hoheitsgebietes bezeichnet, z. B. ein Hafen oder Flughafen, der über eine eigene Gesundheitsorganisation verfügt. — „Unmittelbares Durchgangsgebiet" ist ein in unmittelbarer Verbindung mit einem Flughafen errichtetes besonderes Gebiet, das von der beteiligten Gesundheitsbehörde genehmigt ist, ihrer unmittelbaren Aufsicht untersteht und der Erleichterung des unmittelbaren Durchgangs-(Transit-)verkehrs, insbesondere der abgesonderten Aufnahme der Fluggäste und Besatzungsmitglieder bei einer Unterbrechung der Luftreise dient, ohne daß der Flughafen verlassen werden muß. — Unter „ärztlicher Untersuchung" wird der Besuch und die Besichtigung eines Schiffes, Luftfahrzeuges, Eisenbahnzuges oder Straßenfahrzeuges und die vorläufige Untersuchung der Personen an Bord bzw. auf dem Fahrzeug verstanden.

Die „*VO zur Ausführung der Internationalen Gesundheitsvorschriften im Luftverkehr*" vom 26. Juli 1960 (Bundesgesetzbl. I S. 594) hat sich darauf beschränkt, die Ausführung der Internationalen Gesundheitsvorschriften in einigen Fällen zu regeln, in denen der zuständigen Behörde ein Ermessensspielraum eingeräumt war. Außerdem werden gewisse Meldeverpflichtungen des Bundes und der Länder auf Grund der IGV näher bestimmt. So hat zum Beispiel der Flughafenarzt, wenn die ärztliche Untersuchung ergibt, daß sich eine infizierte Person an Bord eines Luftfahrzeuges befindet oder das Luftfahrzeug als seuchenverdächtig anzusehen ist, unverzüglich das zuständige Gesundheitsamt zu unterrichten, welches umgehend die obersten Landesgesundheitsbehörden und das Bundesgesundheitsamt (BGA) in Kenntnis zu setzen hat. Nach der „*VO zur Ausführung der Internationalen Gesundheitsvorschriften in Häfen und auf dem Nord-Ostsee-Kanal*" vom 28. April 1961 (Bundesgesetzbl. I S. 502) hat die Gesundheitsbehörde des Hafens unverzüglich die oberste Landesgesundheitsbehörde und das BGA zu unterrichten, falls eine infizierte oder seuchenverdächtige Person an Bord ist.

Treten dagegen Pocken oder Pockenverdachtsfälle *außerhalb* der in den beiden Verordnungen genannten „örtlichen Gebiete" wie Hafen bzw. Lufthafen oder Grenzstellen auf, dann gelten die Vorschriften des § 31 Abs. 4 BSeuchG. In diesem Falle haben die obersten zuständigen Landesbehörden das BGA zu benachrichtigen. Das BGA unterrichtet seinerseits innerhalb von 24 Stunden die WHO. Diese verbreitet in den täglichen Sendungen über Radio Genf, Alexandria, Singapur den epidemiologischen Lagebericht. Dieser Bericht wird täglich vom BGA empfangen und ausgewertet. Das BGA benachrichtigt, soweit es aus epidemiologischen Gründen notwendig ist, die Hafen- bzw. Flughafenärzte, den Paßkontrolldienst, die obersten Landesgesundheitsbehörden, das Bundesministerium für Gesundheitswesen und das Bundesministerium für Verteidigung über wichtige epidemiologische Gegebenheiten, z. B. Auftreten und Erlöschen eines örtlichen Infektionsgebietes in Europa und über gehäuftes Auftreten von quarantänepflichtigen Krankheiten in außereuropäischen Ländern.

Die Gesundheitsverwaltung hat gemäß Art. 8 Abs. 1 und 2 IGV jede Änderung ihrer Vorschriften hinsichtlich der Impfung für internationale Reisende der WHO möglichst vor Änderung, Einführung oder Aufhebung einer solchen Maßnahme zu melden. Die gemeldete Änderung wird von der WHO in ihrer wöchentlich erscheinenden *Relévé Épidemiologique Hebdomadaire / Weekly Epidemiological Record* und in besonderen Fällen auch im Radiobulletin veröffentlicht. Eine zusammenfassende Übersicht erscheint alljährlich unter dem Titel *„Certificats de vaccination exigés dans les voyages internationaux / Vaccination certificate requirements for international travel"*. Die letzte Ausgabe zeigt den Stand vom 1. Dezember 1961; dazu sind bis Mitte dieses Jahres fünf Nachträge erschienen. Allein diese Veröffentlichungen der WHO sind als verbindlich anzusehen.

Ein „örtliches Infektionsgebiet" gilt nach Art. 6 Abs. 2 IGV als infektionsfrei, wenn bei Pocken nach dem Zeitpunkt, in dem „der letzte festgestellte Fall mit dem Tode, der Genesung oder der Absonderung beendet wurde, eine Frist der doppelten Inkubationszeit im Sinne der IGV* verstrichen ist". Bei Pocken sind dies 28 Tage. Anläßlich der Erkrankungen an Pocken in Heidelberg und Ansbach wurden Inkubationszeiten bis zu 18 Tagen beobachtet. Der Ausschuß für internationale Quarantäne der WHO hat nach Einholen eines Sachverständigengutachtens die Beobachtung bestätigt. In 3 % aller Erkrankungen kann die Inkubationszeit bis zu 18 Tagen verlängert sein. Ob die WHO die „amtliche" Inkubationszeit heraufsetzen wird, ist fraglich. Ein solcher Antrag ist deutscherseits zwar gestellt und in dem erwähnten Quarantäneausschuß behandelt, aber noch nicht endgültig entschieden worden.

Die „Gesundheitsverwaltung" hat dafür zu sorgen, daß in ihrem Hoheitsgebiet eine ausreichende *Gesundheitsorganisation* zur Verfügung steht. Nach Art. 15 IGV ist in möglichst vielen Häfen ein „organisierter ärztlicher Bereitschaftsdienst mit dem nötigen Personal und Material" einzurichten. In Art. 19 Abs. 2 IGV werden die Bedingungen für die Schaffung eines Sanitätsflughafens festgelegt. Aus mehreren Flughäfen soll ein „Sanitätsflughafen" ausgewählt werden. Dieser muß über einen „organisierten ärztlichen Bereitschaftsdienst mit dem erforderlichen Personal und Material sowie über Einrichtungen für die Beförderung, Isolierung und Pflege infizierter oder ansteckungsverdächtiger Personen und über solche für die Durchführung einer wirksamen Desinfektion, Entwesung und Entrattung" verfügen. Falls kein eigenes Laboratorium vorhanden ist, soll der Sanitätsflughafen mit einem solchen Laboratorium in Verbindung stehen, damit dort gegebenenfalls mikrobiologische Untersuchungen durchgeführt werden können. Darüber hinaus muß die Möglichkeit für Impfungen gegen Cholera, Gelbfieber und Pocken gegeben sein. — Auch an den Grenzstellen der Eisenbahnlinien, des Straßen- und Binnenschiffahrtsverkehrs können Maßnahmen des Gesundheitsschutzes vorgesehen wer-

---

* vgl. S. 9.

den, wenn der Umfang des internationalen Verkehrs und die epidemiologischen Bedingungen dies erfordern (Art. 22).

Die nach der IGV zugelassenen gesundheitlichen Maßnahmen stellen das Höchstmaß der auf den internationalen Verkehr anwendbaren Maßnahmem dar, die ein Staat zum Schutz seines seuchenfreien Gebietes vorschreiben kann (Art. 23). Eine unter *Beobachtung* stehende Person darf *nicht* isoliert werden. Es ist ihr zu gestatten, sich frei zu bewegen. Dagegen kann die Gesundheitsbehörde verlangen, daß sie sich erforderlichenfalls während der Dauer der Beobachtung in bestimmten Zeiträumen bei ihr meldet. Einer solchen Person kann eine Reise nach einem anderen Ort innerhalb des Hoheitsgebietes oder die Abreise in ein anderes Hoheitsgebiet *nicht* untersagt werden. Sowohl die für den bisherigen Aufenthalt zuständige Gesundheitsbehörde als auch der zu Beobachtende selbst haben die für den neuen Aufenthaltsort — sei es im In- oder Ausland — zuständige Gesundheitsbehörde von der Abreise bzw. Ankunft zu unterrichten (Art. 27). Außer im Falle eines Notstandes bei einer ernsten Gefahr für die öffentliche Gesundheit darf ein Schiff oder Luftfahrzeug nicht wegen irgendeiner anderen epidemischen Krankheit von der Gesundheitsbehörde gehindert werden, Ladung zu löschen, Brennstoff oder Wasser aufzunehmen (Art. 28).

Die Gesundheitsbehörde eines Hafens oder Flughafens oder eines örtlichen Gebietes, in dem eine Grenzstelle liegt, kann erforderlichenfalls jede Person *vor Antritt einer internationalen Reise* ärztlich untersuchen lassen. Dadurch soll die Abreise einer infizierten oder ansteckungsverdächtigen Person und das Verschleppen von Infektionserregern oder -trägern auf ein Schiff, ein Luftfahrzeug, einen Eisenbahnzug oder ein Straßenfahrzeug verhindert werden.

Nach Art. 33 kann auf einem Schiff, das von einem örtlichen Infektionsgebiet kommt oder das eine Person an Bord hat, die aus einem örtlichen Infektionsgebiet kommt, eine Gesundheitswache stationiert werden, um jeden unberechtigten Verkehr zwischen dem Schiff und dem Ufer zu verhindern und um entsprechend Art. 29 eine ordnungsgemäße Beseitigung der festen und flüssigen Abfallstoffe zu überwachen. Fahrgäste und Besatzungsmitglieder eines seuchenfreien Luftfahrzeuges haben sich auf der Durchreise durch ein Hoheitsgebiet im „unmittelbaren Durchgangsgebiet eines Flughafens" aufzuhalten; müssen sie den Flughafen verlassen, um ihre Reise von einem anderen Flughafen aus fortzusetzen, der in der Nähe des ersten Flughafens liegt, so sind keine gesundheitlichen Maßnahmen erforderlich (Art. 34).

Bei der *Ankunft* kann die Gesundheitsbehörde eines Hafens, Flughafens oder einer Grenzstelle jede Person einer ärztlichen Untersuchung unterwerfen (Art. 36). Jede infizierte Person kann bei der Ankunft eines Schiffes, eines Luftfahrzeuges, eines Eisenbahnzuges oder eines Straßenfahrzeuges aus dem Fahrzeug entfernt und abgesondert werden. Dies muß geschehen, wenn die Person, der das Verkehrsmittel untersteht, es verlangt (Art. 38)*.

Jede *ansteckungsverdächtige* (suspect) Person auf einer internationalen Reise, gleich mit welchem Verkehrsmittel sie aus einem örtlichen Infektionsgebiet ankommen mag, kann entsprechend der Inkubationszeit unter Beobachtung gestellt

---

* Nach § 37 (1) des Bundes-Seuchengesetzes muß in der Bundesrepublik jeder, der an einer quarantänepflichtigen Krankheit erkrankt ist (ebenso jeder Krankheitsverdächtige), in einem Krankenhaus abgesondert werden.

werden. Die *Beobachtung* dauert bei Pocken maximal 14 Tage, gerechnet vom Tag der letzten Infektionsmöglichkeit. Die *Absonderung* tritt nur dann an die Stelle der Beobachtung, wenn die Gesundheitsbehörde die Gefahr der Übertragung der Krankheit durch die ansteckungsverdächtige Person für außergewöhnlich groß hält (Art. 39).

Außer der ärztlichen Untersuchung darf eine gesundheitliche Maßnahme, die in einem vorhergehenden Hafen oder Flughafen angewandt wurde, in dem folgenden Hafen oder Flughafen nur dann wiederholt werden, wenn sich nach der Abreise ein epidemiologisch bedeutsamer Vorfall ereignet hat oder wenn die Gesundheitsbehörde des folgenden Hafens oder Flughafens auf Grund eindeutiger Anzeichen festgestellt hat, daß die angewandten Einzelmaßnahmen nicht wirksam genug waren (Art. 40). Ein Luftfahrzeug wird nicht als von einem örtlichen Infektionsgebiet ankommend angesehen, wenn es auf seiner Reise durch infiziertes Gebiet nur auf einem „Sanitätsflughafen" gelandet ist, der selbst nicht örtliches Infektionsgebiet ist. So war zum Beispiel der Flughafen von Karatschi nicht „örtliches Infektionsgebiet", obwohl die Stadt im Winter letzten Jahres „örtliches Infektionsgebiet" war (Art. 42).

Jedem Schiff oder Luftfahrzeug, das nicht bereit ist, sich den von der Gesundheitsbehörde angeordneten Maßnahmen zu unterwerfen, ist die sofortige Abreise zu gestatten. Im Verlaufe der Reise darf aber nicht in einem anderen Hafen oder Flughafen desselben Hoheitsgebietes gelandet werden; Brennstoff, Wasser und Vorräte dürfen jedoch in Quarantäne an Bord genommen werden (Art. 44 Abs. 1).

Die in Art. 83 Abs. 1 der IGV festgelegte Kannvorschrift, von jeder Person auf einer internationalen Reise einen Pocken-Impfschein zu verlangen, ist für die Bundesrepublik in der bereits erwähnten *„VO zur Ausführung der IGV im Luftverkehr"* geregelt. Danach hat jede auf dem Luftwege einreisende Person, die sich innerhalb eines Zeitraums von *14 Tagen* vor ihrer Ankunft in Asien, Afrika oder Amerika, mit Ausnahme der Vereinigten Staaten von Amerika und Kanadas, aufgehalten hat, einen gültigen Pocken-Impfschein vorzuweisen, soweit sie nicht den ausreichenden Nachweis einer Immunität infolge früherer Pockenerkrankung führen kann. Übersehen wir dabei nicht, daß ein „gültiger" Pocken-Impfschein gelegentlich eine Impfung bescheinigen kann, die nur „pro forma" durchgeführt worden ist. Wird der Impfnachweis oder der Nachweis einer ausreichenden Immunität nicht erbracht, so hat die Gesundheitsbehörde (in den meisten Fällen der Flughafenarzt) die Person aufzufordern, sich der Impfung zu unterziehen. Verweigert sie die Impfung, so kann sie 14 Tage, gerechnet vom Tage ihrer Abreise von dem vor ihrer Ankunft zuletzt besuchten Hoheitsgebiet, unter Beobachtung gestellt werden. Eine einreisende Person darf *nicht* zur Impfung *gezwungen* werden; ihr darf die Einreise, falls sie sich nicht impfen läßt, nicht verwehrt werden. Muß ein Reisender aus ärztlichen Gründen, z. B. als Allergiker, von der Impfung zurückgestellt werden oder ist er aus anderen Gründen nicht impffähig, so muß ihm die Einreise erlaubt werden; er ist dann unter Beobachtung zu stellen. Die für die Paßkontrolle zuständige Stelle überprüft beim Verlassen des Flughafens den Pocken-Impfschein; der Nachweis der Immunität infolge früherer Pockenerkrankung ist dem Flughafenarzt gegenüber zu führen, der im übrigen auch die Impfung bei Einreisenden, die keinen gültigen Impfschein besitzen, vornimmt.

Wer innerhalb eines Zeitraumes von 14 Tagen aus einem *„örtlichen Infektionsgebiet"* kommt und den Nachweis einer Immunität infolge früherer Pockenerkrankung oder durch Vorlage eines gültigen Pocken-Impfscheins nicht führen kann, darf geimpft *oder* unter Beobachtung gestellt oder geimpft *und* unter Beobachtung gestellt werden. Falls die Impfung verweigert wird, kann die Person abgesondert werden. Eine Zurückweisung von Reisenden, die aus „örtlichen Infektionsgebieten" kommen, ist mit den IGV unvereinbar. Ein gültiger Pocken-Impfschein gilt als Nachweis einer ausreichenden Immunisierung.

Nach § 7 der *„VO zur Ausführung der IGV in Häfen und im Nord-Ostsee-Kanal"* sind bei der Ankunft eines Schiffes, das in den 14 Tagen vor seiner Ankunft einen Hafen in einem „örtlichen Infektionsgebiet" angelaufen hat, Personen ohne eine ausreichende Immunität nach früherer Pockenerkrankung oder ohne gültigen Pocken-Impfschein zu impfen oder unter Beobachtung zu stellen oder, falls die Impfung verweigert wird, abzusondern. Dem Flughafenarzt bzw. dem zuständigen Gesundheitsamt eines Sanitätsflughafens ist im Gegensatz zu den Möglichkeiten des Hafenarztes bzw. der Gesundheitsbehörde eines Hafens ein größerer Ermessensspielraum eingeräumt. Auch die „Dienstanweisung für Flughafenärzte" hält an dieser Regelung fest. Während also eine Person, die mit dem Schiff aus einem „örtlichen Infektionsgebiet" einreist, abgesondert werden *muß*, falls sie die Impfung verweigert, handelt es sich bei den Maßnahmen nach der „VO zur Ausführung der IGV im Luftverkehr" um eine *Kann*bestimmung, die sich eng an Art. 83 Abs. 2 IGV anlehnt.

Die *Gültigkeitsdauer* des Pocken-Impfscheins beträgt nach Anlage 4 zu Art. 98 IGV 3 Jahre, beginnend 8 Tage nach der ersten mit Erfolg durchgeführten Impfung oder im Falle der Wiederholungsimpfung mit dem Tage dieser Impfung. Bei der Wiederholungsimpfung ist im Gegensatz zu früher *keine* Nachschau mehr vorgeschrieben. Sie ist aber dringend zu empfehlen und sollte frühestens nach 72 Stunden vorgenommen werden, damit bei negativer Impfreaktion sofort erneut geimpft werden kann.

Ein Schiff oder ein Luftfahrzeug gilt als *pockenverseucht,* wenn es bei der Ankunft einen Pockenfall an Bord hat oder ein solcher Fall während der Reise vorgekommen ist (Art. 84 Abs. 1). Bei der Ankunft eines verseuchten Schiffes oder Luftfahrzeuges hat die Gesundheitsbehörde allen an Bord befindlichen Personen, die keine ausreichende Immunität gegen Pocken besitzen, die Pockenschutzimpfung anzubieten. Die Gesundheitsbehörde kann für die Dauer von höchstens 14 Tagen, von der letzten Infektionsmöglichkeit an gerechnet, jede von Bord gegangene Person absondern oder unter Beobachtung stellen. Dabei sollen die früheren Impfungen und die Infektionsmöglichkeiten berücksichtigt werden (Art. 85 Abs. 1 a und 1 b). Ein Schiff oder Luftfahrzeug gilt so lange als verseucht, bis jede infizierte Person entfernt, die übrigen Reisenden, die von Bord gegangen sind, abgesondert oder unter Beobachtung gestellt worden sind und die erforderliche Desinfektion des Gepäcks, des Bettzeuges und der Wäsche sowie der Teile des Schiffes oder des Luftfahrzeuges, die als verseucht gelten können, wirksam durchgeführt worden ist (Art. 85 Abs. 2).

Während für die Berechnung der Beobachtungs- und Isolierungszeit bei Luftfahrzeug- und Schiffsreisen der Beginn der möglichen Inkubationszeit bei einem Aufenthalt in einem örtlichen Infektionsgebiet zu berücksichtigen ist, ist bei einem Pockenfall, der bei der Ankunft eines Eisenbahnzuges oder eines Straßenfahrzeuges festgestellt wird, die Beobachtungs- und Isolierungszeit vom Tage der

Ankunft an zu berechnen. Die Desinfektion hat sich auf alle als verseucht geltenden Teile des Eisenbahnzuges und des Straßenfahrzeuges zu erstrecken (Art. 87).

Nach Art. 46 dürfen gegen *Waren* nur dann gesundheitliche Maßnahmen ergriffen werden, wenn die Gesundheitsbehörde Grund zu der Annahme hat, daß diese mit Pockenerregern behaftet sind oder diesen als Träger dienen können. Außer bei Cholera dürfen gegen *Güter* — mit Ausnahme lebender Tiere — im Transitverkehr ohne Umladung keine gesundheitlichen Maßnahmen ergriffen werden. Diese dürfen in einem Hafen, auf einem Flughafen oder an der Grenze nicht zurückgehalten werden. Nach Art. 47 darf außer bei einer infizierten oder ansteckungsverdächtigen Person das *Gepäck* — also persönliche Sachen eines Reisenden oder des Flug- oder Fahrpersonals — nur dann desinfiziert oder entwest werden, wenn der Reisende infiziertes Material mit sich führt oder bei ihm für die Übertragung einer quarantänepflichtigen Krankheit in Betracht kommendes Ungeziefer festgestellt wurde. Nach Art. 48 dürfen *Post, Zeitungen, Bücher* und anderes gedrucktes Material keinerlei gesundheitlichen Maßnahmen unterworfen werden. Postpakete dürfen desinfiziert oder entwest werden, wenn sie Wäsche, Kleidungsstücke oder Bettzeug, die gebraucht oder beschmutzt sind, enthalten.

Daß die Übertragung der Pocken durch Postgut grundsätzlich möglich ist, geht aus einer Mitteilung von KAISER hervor. Durch einen infizierten Brief wurde das Virus auf einen Arbeiter übertragen; er erkrankte und weitere 19 Personen nach ihm. Sonst sind in den letzten 100 Jahren keine Fälle von Pockeneinschleppungen durch Briefe oder Paketpost auf dem Seewege in europäische Länder bekannt geworden. Forderungen, wie sie von ausländischen Staaten anläßlich der letzten Pockenerkrankungen in Düsseldorf, Aachen und im Kreis Monschau erhoben worden sind, daß Waren aller Art von einer Bescheinigung des Gesundheitsamtes begleitet sein müssen, sind mit der IGV nicht vereinbar.

Gesundheitspässe mit oder ohne Konsulatssichtvermerk oder irgendwelche sonstigen Bescheinigungen über die gesundheitlichen Verhältnisse in einem Hafen oder auf einem Flughafen dürfen von einem Schiff oder Luftfahrzeug *nicht* gefordert werden (Art. 95). Der Kapitän eines Schiffes hat eine durch den Schiffsarzt, sofern ein solcher sich an Bord befindet, gegenzuzeichnende „Seegesundheitserklärung" abzufassen und der Gesundheitsbehörde eines Hafens zu übergeben (Art. 96). Der Luftfahrzeugführer oder sein Beauftragter haben nach der Landung den Teil der „Allgemeinen Luftfahrzeugerklärung", der über die gesundheitlichen Verhältnisse Auskunft gibt, auszufüllen und ein Exemplar der Gesundheitsbehörde des Flughafens zu übergeben (Art. 97). Im innereuropäischen Verkehr wird seit 1957 die „Allgemeine Luftfahrzeugerklärung" nicht mehr verlangt. Für die ärztliche Untersuchung sowie eine zusätzliche bakteriologische Untersuchung und für die Impfung einer Person bei der Ankunft und die Ausstellung eines Impfscheins darf die Gesundheitsbehörde keine Gebühren berechnen (Art. 101 Abs. 1). Besonders wichtig erscheint der Hinweis, daß nach Art. 100 im internationalen Verkehr *keine anderen* als die in den Vorschriften der IGV vorgesehenen *Gesundheitsdokumente* verlangt werden dürfen.

Wie bereits erwähnt, soll die Beachtung der Bestimmungen der IGV eine höchstmögliche Sicherheit gegen die internationale Verbreitung von quarantänepflichtigen Krankheiten gewährleisten. Eingriffe in den Weltverkehr sollen vermieden werden. Jedoch dürfte jedes Land, das bisher frei von quarantänepflichtigen Krankheiten war, größten Wert darauf legen, daß die Bekämpfungsmaßnahmen gegen Pocken auf internationaler Ebene in verstärktem Maße und in verläßlicher Weise durchgeführt werden. 200 000 bis 300 000 Deutsche sind im Ausland beruflich selbständig oder als Vertreter deutscher Firmen tätig. Viele Ausländer aus den Tropen kommen zur Berufsausbildung oder im Rahmen der Entwicklungshilfe zu uns. Die Gefahr des Einschleppens einer quarantänepflichtigen Krankheit, insbesondere der Pocken, ist daher immer gegeben. Das Bundesgesundheitsministerium und die obersten Landesgesundheitsbehörden haben sich bemüht, eine gesundheitliche Überwachung des internationalen Verkehrs durch den Nachweis der Immunität gegen Pocken bei der Einreise auf dem Luftwege oder im Seeverkehr einzuführen. Eine Kontrolle der Einreisenden im *Landverkehr* ist bei rund 470 Grenzübergängen kaum praktikabel. Wesentlich ist, daß der *Pockenimpfschutz durch ausreichende Durchimpfung der Bevölkerung* erhalten bleibt und in manchen Gebieten der Bundesrepublik wieder energisch aufgebaut werden sollte.

Während die *Internationalen Gesundheitsvorschriften* die Rechtsgrundlage für die Verhütung und Bekämpfung von quarantänepflichtigen Krankheiten auf internationaler Basis speziell im „internationalen Reiseverkehr" darstellen, ist für die Verhütung und Bekämpfung der Pocken auf nationaler Ebene das *Bundes-Seuchengesetz* zuständig. Grundlage des Schutzes der Bevölkerung gegen Einschleppung und Ausbreitung der Pocken ist nach wie vor die strikte Durchführung des Reichsimpfgesetzes vom 8. April 1874.

Im Bundes-Seuchengesetz sind neben den allgemeinen Vorschriften zur Verhütung und Bekämpfung übertragbarer Krankheiten folgende Sonderbestimmungen auf die Verhütung und Bekämpfung der Pocken anzuwenden:

1. *§ 15, Abs. 1 und 2,* betr. Schutzimpfung gegen Pocken
2. *§ 31, Ziff. 4,* betr. sofortige Benachrichtigung des Bundesgesundheitsamtes beim Auftreten oder beim Verdacht des Auftretens von Pocken
3. *§ 37, Abs. 1,* betr. Absonderung von Kranken, Krankheitsverdächtigen und Ansteckungsverdächtigen
4. *§ 37, Abs. 2,* betr. Zwangsabsonderung von Personen, die den nach § 37 Abs. 1 auferlegten Anordnungen bei der Absonderung nicht Folge leisten.

Über die genannten Rechtsverordnungen hinaus sind landesrechtliche Regelungen erlassen worden oder in Vorbereitung, die sich mit der Unterbringung von Pockenkranken, den Schutzimpfungen, der Impfstoffbevorratung usw. befassen.

Diskussion

ANDERS: Die Internationalen Gesundheitsvorschriften werden in englischer oder französischer Sprache herausgegeben und je nach den Beschlüssen der Weltgesundheitsversammlung ergänzt oder geändert. Für die Bundesrepublik gültig ist die Fassung, die als Anlage zum Bundesgesetzblatt 1955 erschienen ist. Inzwischen sind aber verschiedene Änderungen eingeführt worden. Deshalb wäre eine alsbaldige amtliche Verkündung des offiziellen neuesten Textes der Gesundheitsvorschriften dringend erwünscht.

Schon mehrfach ist die Notwendigkeit erörtert worden, Personen, die mit internationalen Reisenden in Berührung kommen, durch wiederholte Impfungen im Zustand einer guten Pockenimmunität zu halten. Das gilt besonders für Ärzte. In England erkrankte und starb ein Amtsarzt, der zu einem Konsilium gerufen wurde, an Pocken; auch ein Pathologe erkrankte und starb. Amtsärzte und Pathologen sollen daher ihre Immunität gegen Pocken besonders hoch erhalten, da die Pocken ein Berufsrisiko für diese Ärzte darstellen. Dies wird auch die WHO voraussichtlich offiziell empfehlen.

In Deutschland wird fast nur über die Unschädlichkeit des Impfstoffes gesprochen und kaum über Wirksamkeit. Es würde wesentlich den Absichten der WHO entsprechen, die Wirksamkeit der in den einzelnen Ländern verwendeten Pockenimpfstoffe mit der Wirksamkeit international geprüfter Impfstoffe zu vergleichen. Europäische Impfstoffe können u. U. in Europa ausreichend wirksam sein, ohne einen ausreichenden Schutz für eine Reise nach Afrika oder in Pockengebiete oder für die Tätigkeit auf Pockenstationen, d. h. bei hoher Exposition, zu bieten.

Die WHO will im übrigen den Werkärzten der großen Industrieunternehmen, die Kaufleute und Techniker in andere Länder entsenden, raten, diese Personen rechtzeitig, am besten laufend zu impfen, und zwar häufiger als im 3-Jahres-Turnus und mit einer gut wirksamen Vakzine.

Nach Art. 30 IGV (Gesundheitliche Maßnahmen bei der Abreise) ist ein örtliches Infektionsgebiet verpflichtet, Maßnahmen zu ergreifen, um die Abreise einer infizierten oder krankheits- oder ansteckungsverdächtigen Person zu verhindern. Dies ist vielleicht noch nicht hinreichend bekannt. Falls ein Gebiet zum örtlichen Infektionsgebiet erklärt wird, muß also dafür Sorge getragen werden, daß kein Krankheits- oder Ansteckungsverdächtiger oder gar Infizierter ausreist.

Internationale Impfzertifikate werden im Auftrag der Regierungen der Signatarstaaten der IGV ausgestellt; demzufolge sind die Regierungen dafür verantwortlich, daß wirksame Impfstoffe und einwandfreie Impfmethoden angewandt werden, so daß die Pockenschutzimpfung einen ausreichenden Schutz vermittelt. In den meisten Staaten erteilt die Regierung die Bestallung als Arzt; sie läßt die Pockenschutzimpfung durch approbierte Ärzte oder durch ihrer unmittelbaren Aufsicht unterstehende Personen durchführen. Die WHO weiß, daß dies in einem großen Land der Regierung eine ziemlich schwere Aufgabe stellt, glaubt aber, an diesem Grundsatz festhalten zu müssen. Deshalb ist an die Hochschullehrer der dringende Appell zu richten, im Interesse einer ordnungsgemäßen Durchführung der Schutzimpfung den Ärzten eine genügende Kenntnis der epidemiologischen und der Quarantänefragen zu vermitteln.

Einige Staaten händigen ankommenden Reisenden *Warnungskarten* aus, die diese — falls sie krank werden und ärztliche Hilfe aufsuchen — vorzeigen sollen. Die Bundesrepublik wird sich voraussichtlich diesem Vorgehen anschließen. Der Text der Karte würde etwa wie folgt lauten:

Wichtiger Hinweis für die Einreise in die Bundesrepublik

Während Ihres Aufenthaltes im Ausland können Sie Gebiete besucht haben, in denen die Pocken heimisch sind oder eingeschleppt wurden. Sie können sich infiziert haben, auch ohne daß sich bisher bei Ihnen Krankheitserscheinungen zeigten. Sollten Sie selbst in den nächsten 2 oder jemand aus Ihrer Umgebung in den nächsten 4 Wochen erkranken, z. B. an Windpocken oder Grippe mit Hautausschlag oder mit unklaren fieberhaften Erscheinungen, so machen Sie Ihren behandelnden Arzt auf Ihren Aufenthalt im Ausland aufmerksam. Bei Ihrer Krankheit kann es sich um eine leicht verlaufende Erkrankung an Pocken handeln. Sie schützen sich, Ihre Familie und Ihre Umgebung, wenn Sie Ihren Arzt auf den Auslandsaufenthalt hinweisen.

Der Paßkontrolldienst soll dann jedem Einreisenden aus außereuropäischen Ländern — mit Ausnahme von Kanada und den USA — eine solche Karte aushändigen.

Das zuständige Komitee der Weltgesundheitsversammlung hat Zusätze zu gewissen Punkten des Art. 1 IGV vorgeschlagen. So soll zu „*eingeschleppter Fall*" hinzugefügt werden: „eine infizierte Person, die auf einer internationalen Reise ankommt." Die Begriffe „infizierte Person" und „internationale Reise" sind in Art. 1 bereits definiert. Dies ist eine klarere Definition des Begriffes „eingeschleppter Fall", besonders da das Wort „Fall" nicht definiert ist. Dieser Begriff „eingeschleppter Fall" muß mit dem Zeitpunkt in Beziehung stehen, zu dem jemand während der Inkubationszeit die Krankheit einschleppt. Als Beispiel wäre zu nennen: Ein Kind erkrankte an Bord eines Schiffes an Pocken und wurde ausgeschifft. Es war ein „eingeschleppter Fall". Nach etwa einer Woche erkrankten zwei Geschwister dieses Kindes an Pocken. Diese wären, wenn wie bisher das Erkrankungsdatum zugrunde gelegt wird, 2 *nicht* eingeschleppte Fälle. Durch sie wäre London örtliches Infektionsgebiet geworden. Die neue Regelung sieht vor, daß sich das „eingeschleppt" auf den Zeitpunkt der Infektion und nicht den der Erkrankung bezieht.

Ferner soll nach dem Vorschlag des Generaldirektors der WHO in den Art. 1 IGV eine zusätzliche Definition aufgenommen werden, der „transferred case" (etwa *„transferierter Fall"*). Ein transferierter Fall ist eine infizierte Person, die sich in einem anderen örtlichen Infektionsgebiet unter der Jurisdiktion derselben Gesundheitsverwaltung ansteckte. Diese neue Definition erscheint notwendig, um den Schwierigkeiten zu begegnen, die bei dem Verdachtsfall in Baden-Württemberg auftraten, dessen Infektion auf Düsseldorf zurückgegangen wäre. Diese „transferred cases" werden in Zukunft auch zu melden sein, damit die WHO und die Mitgliedstaaten wissen, *wo* die Kranken untergebracht sind.

Wir haben die beiden Begriffe „örtliches Gebiet" und „örtliches Infektionsgebiet". Das örtliche Gebiet bestimmt die Regierung des Landes unter der Voraussetzung, daß in dem Bezirk eine Gesundheitsbehörde im Sinne der IGV vorhanden ist. Eine offizielle Erklärung des Landes gegenüber der WHO oder seitens der WHO ist nicht erforderlich. Die kleinste geographische Einheit kann benutzt werden, sofern sie nur eine Gesundheitsbehörde hat. Wenn dort ein Pockenfall vorkommt, kann diese kleinste Einheit „local infected area" werden. Daher werden jetzt fast überall die Flughäfen, die außerhalb der Städte liegen, ausgenommen. Karachi ist seit Jahren örtliches Infektionsgebiet für Pocken, der Flughafen Dumdum nicht.

Nach Auffassung der WHO kann man in dicht besiedelten Gebieten eines Staates die Begrenzung der örtlichen Gebiete nicht einfach nach Verwaltungsgrenzen vornehmen; die Bevölkerungsbewegung innerhalb der Verwaltungsbezirke ist in Betracht zu ziehen. Die Gesundheitsbehörden müssen dies mit Umsicht handhaben.

Für Appendix 6 IGV ist folgende Neufassung vorgeschlagen worden:

„Der Luftfahrzeugführer oder sein Bevollmächtigter hat nach der Landung auf einem Flughafen denjenigen Teil der allgemeinen Luftfahrzeugerklärung, der die im Anhang 6 angeführten gesundheitlichen Auskünfte enthält, auszufüllen, außer wenn es eine Gesundheitsbehörde *nicht* fordert."

Einige Staaten haben vor der Ankunft von Einreisenden schriftliche Angaben über ihre Reiseroute und die Anschrift am Bestimmungsort verlangt. Das Sachverständigen-Komitee der WHO stellte fest, daß die Gesundheitsverwaltungen kein Recht dazu haben, derartige schriftliche Erklärungen von Reisenden auf internationaler Reise zu fordern. Falls diese Auffassung des Komitees von der Weltgesundheitsversammlung akzeptiert wird, würde ein solches „Dokument" nach den IGV nicht zulässig sein. Mit der sog. *Landekarte* können wir unter diesen Umständen vorerst wohl nicht rechnen. Das Komitee erwog aber das Recht der Gesundheitsverwaltung, die Bestimmungsadresse von ankommenden Reisenden schriftlich zu verlangen. Art. 103 erlaubt dies bei bestimmten Personengruppen. Dieses Verlangen kann u. U. Verzögerungen im internationalen Verkehr nach sich ziehen. Es empfahl die Einfügung eines 3. Absatzes zu Art. 36 mit folgendem Wortlaut:

„Wo eine Gesundheitsverwaltung besondere Probleme zu lösen hat, die eine schwere Gefahr für die öffentliche Gesundheit darstellen, kann von einer Person auf internationaler Reise bei der Ankunft die schriftliche Angabe der Bestimmungsanschrift gefordert werden."

Somit besteht in bestimmten Fällen ein Recht, die „destination-address" zu fordern. Nicht alle Staaten sollen nach den Vorstellungen der WHO von diesem Recht Gebrauch machen. Es soll auch nur in besonderen Situationen angewandt werden. Nach einer Mitteilung aus Kanada haben allerdings mehr als ein Fünftel der Personen, die unter Überwachung gestellt wurden, eine fiktive Adresse angegeben!

Nach den IGV kann ein örtliches Infektionsgebiet wieder als pockenfrei erklärt werden, wenn die doppelte Inkubationszeit verstrichen ist. Es ist nun der Vorschlag gemacht worden, diese Frist nur als Minimum zu betrachten. In diesem Fall könnte ein Reisender mehr als 28 Tage unter Beobachtung gestellt werden, wenn es die Situation erfordert und wenn aus epidemiologischen oder klinischen Gründen die Einschleppung einer quarantänepflichtigen Krankheit noch nicht geklärt ist. Die zweifache Inkubationszeit soll in Zukunft von dem

Zeitpunkt an rechnen, an dem der Patient gestorben oder wiederhergestellt oder abgesondert worden ist. Das würde u. U. eine erhebliche Zeitverkürzung bedeuten.

Im übrigen halte ich es für erstrebenswert, daß die Nachbarländer bei Einschleppungen in Grenzgebieten *gemeinsame* Besprechungen abhalten. Schriftliche Unterrichtung, auch die per Draht oder durch Fernschreiben, reicht vielfach nicht aus.

Großbritannien befürwortet die Eintragung des Ergebnisses einer freiwilligen Wiederholungsimpfung bei Erwachsenen in das Impfzertifikat. Die Verzögerungen auf den Flughäfen sollen dadurch vermieden werden, daß dann nur Reisende aus Ländern kontrolliert werden, die ein örtliches Infektionsgebiet haben. Dann soll ein genauer Nachweis über die Art der Impfreaktion verlangt werden.

England impfte bei den letzten Pockenausbrüchen über 7 Mio Menschen. Dabei sind folgende Komplikationen aufgetreten: 3 Fälle von Vaccinia gangraenosa ohne Todesfall, 39 Fälle von Ekzema vaccinatum mit 10 Todesfällen, 40 Fälle mit postvakzinaler Enzephalomyelitis mit 4 Todesfällen, 51 Fälle von generalisierter Vakzine mit 3 Todesfällen; bei 5 weiteren Todesfällen ist der Zusammenhang mit der Impfung noch nicht klar. Das sind beachtliche Zahlen.

HÖFFKEN: Die Änderungen und Ergänzungen der Internationalen Gesundheitsvorschriften sind bei uns noch nicht durch ein Bundesgesetz eingeführt worden. Dies wurde zwar in der letzten Legislaturperiode vorbereitet, erreichte aber die zuständigen Bundestagsausschüsse nicht mehr und konnte daher nicht verabschiedet werden. Wir haben in der Zwischenzeit jede Änderung der Internationalen Gesundheitsvorschriften den Ländern bekanntgegeben und mit den Leitenden Medizinalbeamten vereinbart, daß vorläufig jede bekanntgegebene Änderung als für die ganze Bundesrepublik gültig zu betrachten ist. Ein Gesetz wird für das Bundesgesundheitsministerium eine Ermächtigung vorsehen, jede Änderung der IGV als Verordnung zu erlassen.

LUNDT: Sie wissen, daß die EWG-Staaten sich zu einer politischen Union, der sog. Westeuropäischen Union zusammengeschlossen haben; im Rahmen dieser Westeuropäischen Union ist ein Gesundheitsausschuß geschaffen worden, der später in das Public Health Committee des Europarates überging. Diese 7 Länder der EWG haben seinerzeit ein Abkommen geschlossen, das darauf abzielt, für die Verhütung der quarantänepflichtigen Krankheiten im internationalen Reiseverkehr das Gesamtgebiet ihrer Staaten als „Freizone" zu betrachten. Ein Mann, der aus einem örtlichen Infektionsgebiet über Rom nach Frankfurt einreist, soll den fälligen Kontrollen nicht mehr an jedem dieser Häfen unterzogen werden, sondern der erste Flughafen der Freizone, in diesem Fall Rom, wickelt alle Maßnahmen ab, die von den IGV vorgesehen sind. Das Abkommen ist auf der Grundlage der IGV geschlossen und unter dem Namen „Administrative Arrangements" veröffentlicht worden. 1956 wurde es von *Belgien, Frankreich, Italien, Luxemburg, den Niederlanden, der Bundesrepublik und dem Vereinigten Königreich* ratifiziert. In der Zwischenzeit haben sich weitere Staaten angeschlossen, so Irland und Griechenland; Dänemark, Schweden, Spanien und Portugal haben einen Antrag gestellt, sich dem Abkommen zu assoziieren.

Im Rahmen der Beratungen des Public Health Committee des Europarates sind die Fragen der quarantänepflichtigen Krankheiten im internationalen Reiseverkehr wiederholt sehr eingehend erörtert worden. Das Committee hat eine Sachverständigengruppe gebildet, um 1. Anwendbarkeit und Wirksamkeit der „Administrative Arrangements" zu überprüfen und 2. Vorschläge zu einer Verbesserung der darin vorgesehenen Maßnahmen auszuarbeiten. Die Verhandlungen dieser Sachverständigengruppe betrafen in den letzten beiden Sitzungen vorwiegend das Problem des Transit-Passagiers. Jeder, der mit diesen Fragen der quarantänepflichtigen Krankheiten im internationalen Reiseverkehr befaßt gewesen ist, weiß, wie schwierig es ist, Passagiere, die das Flugzeug verlassen haben, weiter zu verfolgen und — falls es notwendig ist — zu erfassen.

Die Maßnahmen, von denen Herr ANDERS eben gesprochen hat, nämlich die sog. *Landekarte* und die *gelbe Warnkarte*, sollen, wenn schon nicht Abhilfe schaffen, so doch die Gefahren mindern und das „follow up" erleichtern. Die deutsche Delegation hat sich von Anfang an sehr intensiv für die Einführung der Landekarte ausgesprochen, auf der vom Passagier während des Fluges Name, Wohnort, Aufenthaltsort während der letzten 14 Tage, voraussichtlicher Aufenthaltsort in den nächsten 14 Tagen eingetragen werden sollen. Die

Frage, ob das nach Art. 100 der IGV zulässig sei, ist sehr eingehend diskutiert worden. Eine ganze Reihe von Staaten hat den Standpunkt vertreten, daß es sich hier nicht um ein „sanitary document" im Sinne von Art. 100 IGV handle. Die WHO hat, wie Sie gehört haben, einen anderen Standpunkt eingenommen. Inzwischen hat der Ministerrat des Europarates die Empfehlung des Public Health Committee anerkannt und mit Zustimmung der damals dissentierenden Signatarmächte beschlossen, diese Landekarte einzuführen und sie im Gegensatz zur WHO nicht als sanitary document anzusehen. Wie es nun weitergeht, muß man abwarten. Hinsichtlich der gelben Warnkarte besteht bei allen Signatarmächten des Europarates die Absicht, diese, soweit sie nicht bereits eingeführt worden ist, in Kürze einzuführen.

Einen wesentlichen Teil der Verhandlungen dieser Gremien hat die Frage gebildet, wie und auf welchem Wege eine möglichst schnelle Information der Signatarstaaten und der zuständigen lokalen Gesundheitsbehörden über das Auftreten und die Entwicklung quarantänepflichtiger Krankheiten vor sich gehen soll. Wir glauben, daß einmal auf dem Wege über direktes Fernschreiben von einer Zentralstelle jedes Landes und vor allem auf dem Wege der unmittelbaren Aussprache von Bevollmächtigten der beteiligten Länder ein wesentlicher Fortschritt erzielt werden kann. Auf dem weiteren Programm sowohl des Sachverständigen-Komitees als auch des Public Health Committees wird die Frage der Wirksamkeit der Impfstoffe, die im internationalen Reiseverkehr anzuwenden sind, stehen müssen, während die innerhalb des einzelnen Landes verwendeten Impfstoffe natürlich derartigen Regelungen nicht zugänglich sind.

MAYSER: Die Anerkennung einer Inkubationszeit, die über 14 Tage hinausgeht, durch die WHO ist für uns so wichtig, weil in den deutschen Vorschriften nirgends eine Inkubationszeit für Pocken bestimmt ist. Deshalb wird vor Gericht auf die Internationalen Gesundheitsvorschriften zurückgegriffen werden, obwohl diese nur für den internationalen Verkehr gelten, und u. U. eine über 14 Tage hinausgehende Freiheitsentziehung als ungesetzlich erklärt werden. Wir haben aus diesem Grund für Baden-Württemberg „Vorläufige Richtlinien", also innerdienstliche Anweisungen, herausgegeben und darin die Auffassung vertreten, daß eine Inkubationszeit von *18 Tagen* nach den deutschen Erfahrungen den Schutzmaßnahmen zugrunde gelegt werden muß. Wir sind uns im klaren, daß wir damit kein Recht setzen, aber wir meinen, daß sich ein Amtsarzt, der sich vor Gericht verantworten muß, auf diese Anweisung der Obersten Landesgesundheitsbehörde stützen und ein Richter nicht ohne weiteres darüber hinweggehen kann.

Nun noch zu der Kontaktperson. *Gesetzlich gibt es keine Kontaktperson,* sondern nur *Ansteckungsverdächtige,* und es führt zu einer nicht praktikablen Lage, wenn man nicht Ansteckungsverdächtige 1. und 2. Grades unterscheidet. Da Sie gegen Ansteckungsverdächtige 2. Grades nach dem Bundesseuchengesetz tatsächlich weder eine Absonderung noch sogar eine Beobachtung aussprechen können, haben wir unsere Amtsärzte angewiesen, daß sie den Begriff der Kontaktpersonen 2. Grades ihren Maßnahmen nicht zugrunde legen sollen.

ANDERS (auf Anfrage): Ein Land will für mehrere Kreise gemeinsam eine Pockenstation einrichten. Wenn nun in dieser Pockenstation der erste Kontaktfall unter dem Pflegepersonal auftritt, wird dieser Kreis örtliches Infektionsgebiet und hat alle Konsequenzen zu tragen, während der Kreis, aus dem der ersterkrankte Patient stammt, keinerlei Mißhelligkeiten hat. Nach der geplanten Regelung würde dieser Kreis, aus dem der erste Patient stammt, doch örtliches Infektionsgebiet werden, denn „Abschieben" von Pockenfällen entbindet einen Kreis nicht davon, zum örtlichen Infektionsgebiet erklärt zu werden. Die Frage, ob ein isoliert liegendes Krankenhaus zum örtlichen Infektionsgebiet erklärt werden kann, ist grundsätzlich zu bejahen, wenn eine Gesundheitsbehörde in dem Areal vorhanden ist. Für den Fall einer Pockeneinlieferung muß ein beamteter Arzt zur Verfügung stehen, der für dieses umschriebene Gebiet verantwortlich ist.

POSCH: Diese Möglichkeit würde für uns außerordentlich viel bedeuten; wir würden unsere Pockenbehandlungsstellen gewissermaßen in besondere örtliche Gebiete stellen und sehr große politische Schwierigkeiten vermeiden können. Doch möchte ich geklärt wissen: *Was heißt Gesundheitsbehörde?* Der Amtsarzt selbst kann nach dem Bundesseuchengesetz zwar auch exekutiv tätig werden, wenn die Exekutivbehörde, nämlich die örtliche Ordnungsbehörde, nicht erreichbar ist oder nicht schnell genug funktionieren kann. Ein derartiges Gebiet müßte also, wenn ich das richtig verstehe, nicht nur einen beamteten Arzt, sondern auch eine Ordnungsbehörde haben.

LUNDT: Die IGV kennen nur den Ausdruck health authority = Gesundheitsbehörde. In der offiziellen deutschen Übersetzung des Art. 1 IGV heißt es: „Gesundheitsbehörde ist die für die Anwendung der nach diesen Vorschriften zugelassenen oder vorgeschriebenen geeigneten gesundheitlichen Maßnahmen in einem örtlichen Gebiet unmittelbar verantwortliche Behörde." Den Flughafenarzt kennen die IGV und die darauf beruhenden Vorschriften überhaupt nicht. Sie kennen nur eine Airport health authority. Ob diese nun im Flughafen selbst sitzt oder ob das das Gesundheitsamt ist, zu dem der Flughafen gehört, ist gleichgültig. Daß die Ortspolizeibehörde nach deutschen Recht die Exekutivbehörde darstellt und das Gesundheitsamt deren fachliche Beratungsstelle, ist für die IGV irrelevant. Die IGV bestimmt, daß und welche gesundheitlichen Maßnahmen getroffen werden müssen. Ob dies auf dem Umweg über eine Exekutivbehörde geschehen muß, ist dabei ohne Bedeutung.

POSCH: Herr HÖFFKEN erwähnte die VO zur Durchführung der IGV vom 21. 5. 1961, wonach die aus Afrika und Asien Einreisenden ein Impfzeugnis vorzuweisen haben. Und wenn sie das nicht können und sich nicht impfen lassen wollen, sind sie unter Beobachtung zu stellen. Wie ist das nun in der Praxis? Das Gesundheitsamt Düsseldorf bekommt an einem Vormittag einen Anruf aus Frankfurt, am Nachmittag des Vortages sei ein Ausländer gekommen, der keinen Impfausweis habe und sich nicht impfen ließe. Er gab an, nach Düsseldorf weiterzufliegen und dort im Park-Hotel zu übernachten. Er solle unter Beobachtung gestellt werden. Im Park-Hotel war er nicht gemeldet; die Paßkontrollstelle erklärte sich als nicht zuständig. Die Fluggesellschaft teilte mit, daß sie seit Jahren keine Passagierlisten mehr führe. Es war also nicht zu ermitteln, ob der Passagier überhaupt nach Düsseldorf gekommen war. Ich meine daher, daß eine offizielle Meldung nötig ist, damit die Leute auch zu finden sind.

BRUGGER: Bei dem von Herrn ANDERS erwähnten Schiff aus England mit indischen Passagieren wurde das Regierungspräsidium verständigt, daß auf dem Schiff eine Familie (Namensangabe) gewesen und nach Karlsruhe weitergereist sei. Die angegebene Straße war in Karlsruhe unbekannt. Wir haben also wegen genauerer Angaben zurückfragen müssen. Nach einigen Tagen — ich glaube 2 oder 3 Stunden bevor das Ehepaar das Hotel wieder verließ — bekam ich den Namen der Straße und des Hotels. Nur einem Zufall war es zu verdanken, daß wir gerade noch rechtzeitig die Mitteilung bekamen.

HÖFFKEN: Diese Schwierigkeiten sind bekannt. Der Prozentsatz derjenigen, die eine falsche Anschrift angeben, ist beachtlich groß. Eine generelle Regelung erscheint mir äußerst schwierig. Wir können die Paßkontrollstellen nicht überfordern. Deshalb soll in den westlichen Ländern Europas die Kontrolle im ersten Einflughafen vor sich gehen. In den meisten Fällen entstehen keine Schwierigkeiten. Anläßlich der Pockenerkrankung eines Kindes, das in Brüssel, aus dem Kongogebiet kommend, gelandet ist, erhielten wir eine Liste mit 5 oder 6 Namen und konnten durch die Weitergabe an die Länder dann ermitteln, daß eine Gruppe von kongolesischen Journalisten in der Bundesrepublik gelandet, über Hamburg, Lübeck und Berlin nach München gereist war. Sie konnte dort unter Beobachtung gestellt werden.

AYE: Seit Jahren verlangt die Volkspolizei an der Zonengrenze in Helmstedt, daß Inder — und nur diese —, die nach West-Berlin fahren wollen — nicht in die Ostzone —, einen gültigen Impfausweis vorlegen. Diese Inder haben meistens, weil sie das nicht wissen, keinen oder keinen gültigen Impfausweis, denn sie halten sich teilweise schon jahrelang in Deutschland und England auf.

LUNDT: Die SBZ ist nicht Mitglied der Weltgesundheitsorganisation und gehört nicht zu den Signatarstaaten der IGV oder der Administrative Arrangements; wir können nicht auf sie einwirken. Wie sollen wir unterbinden, daß die Volkspolizei internationale Regelungen, denen sie nicht beigetreten ist, mißachtet? Ich sehe keine Möglichkeit.

ANDERS: Punkt 11 der Anmerkungen zum Art. 96 der IGV sieht die Möglichkeit vor, daß ein Impfarzt, der der Meinung ist, gegen die Impfung bestehe eine Kontraindikation, ein schriftliches Zeugnis abgibt, das tunlichst in der Sprache des besuchten Landes auszustellen ist. Liegen darüber Erfahrungen vor, wie weit diese Impfbefreiungszeugnisse, die selbstverständlich sehr sorgfältig ausgefüllt sein müssen, irgendwie praktisch erprobt und anerkannt worden sind?

LUNDT: Ärzte, die häufig mit Impfungen im internationalen Reiseverkehr befaßt sind, haben wiederholt an echte Erstimpflinge, oder wenn der einwandfreie Nachweis der Erstimpfung nicht erbracht worden, infolgedessen aus ärztlichen Erwägungen von der Impfung abzusehen war, eine Bescheinigung ausgestellt, daß die betreffende Person wegen einer gesundheitlichen Gefahr für Leib und Leben, die durch die Impfung heraufbeschworen werden könnte, nicht geimpft worden ist*. Bis jetzt hat das in allen Fällen Erfolg gehabt. Aber es hat sich immer um Personen gehandelt, die nicht Auswanderer waren, sondern Reisende, die sich im allgemeinen nicht länger als 3 Monate in USA oder Kanada aufhielten.

B. Schutzimpfung

1. Pockenschutzimpfung

Von H. KUNERT

Als Leiter einer staatlichen Impfanstalt hat man aus den Gegebenheiten der Impfpraxis heraus besonders Gelegenheit festzustellen, daß in der Ärzteschaft manche Kentnisse in Vergessenheit geraten sind, zumal Probleme der Pockenschutzimpfung in den früheren Jahren durch die relative Ruhe dieser Seuche bei uns wenig Anlaß zu Rückfragen boten. Das Auf und Ab der Pockenepidemien in den Endemiegebieten der Erde, die erhöhte Einschleppungsgefahr durch den Luftverkehr sowie die wechselnde Immunitätslage einer Bevölkerung sind Faktoren, die den Ausbruch der Seuche begünstigen. Vor diesem Hintergrund spielt sich die Tätigkeit des Impfarztes ab.

Die Pockenschutzimpfung gehört neben Isolierung und Beobachtung zu den Hauptabwehrmaßnahmen der Pockenbekämpfung. Die VO zur Ausführung der internationalen Gesundheitsvorschriften (IGV) im Luftverkehr vom 26. 7. 1960 und die VO zur Ausführung der IGV in Häfen und auf dem Nord-Ostsee-Kanal vom 28. 4. 1961 behandeln einen besonderen Teil der Abwehrmaßnahmen. Daß trotzdem noch Lücken in der Abwehr offenbleiben, brauche ich nicht weiter auszuführen. Neben diesen *Verordnungen* bleibt aber als *wirksamste Maßnahme gegen* eine Einschleppung der Pocken und ihre Verbreitung *die umfassende Durchführung des Reichsimpfgesetzes vom 8. 4. 1874.* Sie allein gewährt einen genügend hohen Immunitätsgrad der Gesamtbevölkerung. Die früheren Ausführungsbestimmungen zum Reichsimpfgesetz wie auch der Runderlaß des ehemaligen RMdI zur Durchführung des Impfgesetzes vom 19. 4. 1940 wurden durch den Bundesminister des Innern am 1. 1. 1960 aufgehoben. Beide haben durch die Arbeiten der vom Präsidenten des BGA einberufenen Pockenkommission eine Überprüfung und Neugestaltung erfahren. Im Gutachten des BGA über die Durchführung des Impfgesetzes unter Berücksichtigung der bisherigen Erfahrungen und neuer wissenschaftlicher

---

* Exemption from Vaccination on Medical Grounds: Official Records of the WHO No. 56 (1954) S. 54.

Erkenntnisse von 1959* sind diese Bestimmungen neu gefaßt worden. Sie wurden im Laufe des Jahres 1960 von den Bundesländern mit nur geringen Abänderungen übernommen.

Das A und O der Pockenschutzimpfung ist neben einer einwandfreien Impftechnik ein ausreichend virulenter und gewebefreundlicher Impfstoff. Die Anforderungen, die an Herstellung, Prüfung und Aufbewahrung des Pockenimpfstoffes gestellt werden müssen, sind in den neuen Bestimmungen definiert. Auf Einzelheiten kann ich jetzt nicht eingehen. Ich möchte hier nur kurz über die Herstellung des Pockenschutzimpfstoffes und seine Prüfung sprechen.

Die *Gewinnung* erfolgt nach wie vor vom Kalb als Dermovakzine. Der Rohstoff wird unmittelbar nach seiner Abnahme auf Virulenz und auf das Vorhandensein pathogener Bakterien geprüft und dann bei $-20°$ C aufbewahrt. Zu dieser vorgeschriebenen ersten Prüfung wird in naher Zukunft noch die Untersuchung auf das Vorhandensein von Fremdviren hinzutreten, über die ich noch einiges sagen werde. Zur weiteren Verarbeitung wird der Rohstoff im Verhältnis von 1 Teil Rohstoff, 1 Teil 0,9⁰/₀ige NaCl-Lösung und 3 Teilen Glyzerin zu einer Feinverreibung verarbeitet: die Stammlymphe. Art und Menge keimtötender und -hemmender Zusätze bleiben dem Ermessen des Impfanstaltsleiters überlassen. In der Berliner Impfanstalt werden zu 1 ccm Stammlymphe 1000 E Penicillin und 1 mg Streptomycin gegeben. Diese frisch bereitete Stammlymphe wird erneut auf Bakterienfreiheit und Virulenz geprüft (2. Prüfung) und anschließend 6 bis 8 Monate bei $+4°$ C gelagert.

Frisch hergestellte Stammlymphen haben eine wesentlich höhere Pathogenität für das Versuchstier als Stammlymphen, die 6 bis 8 Monate gelagert haben. Auch der Berliner Vakzine-Virusstamm zeigt eine erhöhte Gewebepathogenität, die sich beim Impfling in der Neigung zu Nekrosen der Impfpusteln und der Bildung von Nebenpocken verrät. Nach entsprechender Lagerung bei $+4°$C vermindern sich deutlich diese durchaus nicht erwünschten Eigenschaften im Tierversuch wie auch am Impfling.

Eine 3. Prüfung des Impfstoffes erfolgt mit der gelagerten Stammlymphe unmittelbar vor ihrer Verdünnung zur Gebrauchslymphe, d. h. vor der Anwendung am Impfling.

Im Hinblick auf die Erfordernisse der Pockenbekämpfung muß jede Impfanstalt einen Mindestvorrat an Rohimpfstoff haben, der einer zweijährigen Produktion entspricht, bezogen auf das Versorgungsgebiet der betreffenden Anstalt. Außerdem ist ein entsprechender Vorrat an Versandgefäßen und Verpackungsmaterial bereitzuhalten.

Die *Prüfung* auf Virulenz oder Wirksamkeit des Pockenimpfstoffes wird nach mehreren Verfahren vorgenommen. Man erhält auf diese Weise einen Eindruck von der Virulenz des Pockenimpfstoffes, gemessen am Vakzinationstiter und an der Gewebepathogenität. Bei dem Berliner Vakzinevirusstamm liegen die Vakzinationstiter der Stammlymphe nach BURNET bei 1 : 1 000 000 bis 1 : 10 000 000, nach GINS bei 1 : 120 000, nach GROTH bei 1 : 100 000 und nach HERZBERG bei 1 : 100 000 bis 1 : 1 000 000. Überschreitet die Stammlymphe bei der 3. Prüfung diese Titer wesentlich, so muß dies bei der Verdünnung zur Gebrauchslymphe berücksichtigt werden. Die Gebrauchslymphe muß einen Vakzinationstiter von 1 : 10 000 erreichen.

---

* Abhandl. a. d. Bundesgesundheitsamt, Heft 2. Berlin/Göttingen/Heidelberg: Springer 1959.

Ein Urteil darüber, ob der Impfstoff gewebefreundlich ist oder nicht, geben die Prüfungsverfahren auf der Eihaut und am Kaninchen. Die gewebefreundlichen Pockenlymphen führen bei kutaner Impfung am Tier zu normaler Vakzinepustelbildung ohne stärkere Ödeme, Hämorrhagien und tiefe Nekrosen. Die Pusteln verschorfen schon vom 6. Tag ab, die Schorfe selbst lösen sich nach 10 bis 14 Tagen. Zeigt ein Vakzinevirusstamm im Tierversuch stärkere gewebeangreifende Eigenschaften, wie violettrot verfärbte Wallbildung der Pusteln, tiefe Dellungen mit starker zentraler Nekrose und Bildung schwarzblauer Schorfe, die 3 bis 4 Wochen anhaften, so wird man einen solchen Vakzinevirusstamm nicht zur Gewinnung von Pockenlymphe benutzen.

Die während der Impfstoffherstellung dreimal vorzunehmenden bakteriologischen Prüfungen richten sich nach den üblichen Verfahren, auf die ich hier nicht einzugehen brauche. Bei den Untersuchungen ist auf Staphylokokken, Streptokokken und Bakterien der Salmonella- und Escherichiagruppe zu achten; etwa auftretende anaerobe Keime (Gasbrand- und Tetanusbazillen) sind nach den üblichen bakteriologischen Methoden unter Heranziehung des Tierversuches zu bestimmen. Ein Impfstoff, in dem diese Anaerobier nachgewiesen werden, ist zu vernichten. Impfstoffe, die andere pathogene Keime enthalten, müssen zurückgehalten werden, bis sie sich bei drei in zehntägigen Abständen zu wiederholenden Untersuchungen als frei von solchen Keimen erwiesen haben. Bei der bakteriologischen Prüfung geht man von Verdünnungen von 1 : 10 und 1 : 100 der Stammlymphe aus. Es ist darauf zu achten, daß von diesen Verdünnungen je 2 Tropfen in etwa 200 ccm Bouillon eingetragen werden. Nur auf diese Weise gelingt es, die antibiotischen Zusätze unter ihre Wirksamkeitsgrenze (Hemmungsgrenze) zu verdünnen. Dies ist bei der ursprünglich vorgeschriebenen Bouillonmenge von 20 bis 25 ccm nicht der Fall. Manche Keime können so der Feststellung entgehen.

Schon lange hat man versucht, die Dermovakzine durch Gewebekulturimpfstoffe zu ersetzen. Der Eihautkulturimpfstoff, gewonnen aus der mit Vakzinevirus beimpften Chorioallantoismembran bebrüteter Hühnereier, wurde schon seit 1930 benutzt. Er hat sich bei Hunderttausenden von Impfungen bewährt (HERZBERG [1], LEHMANN [2]. Der Impfstoff ist bakterienfrei, die Ausbeute genügend groß, die Gewinnung in einer großen Impfanstalt einfach. Seiner praktischen Einführung stehen also keine Schwierigkeiten im Wege, doch kommt es bei der Fortzüchtung von Ei zu Ei, z. B. bei dem Berliner Vakzinevirusstamm, zur Virulenzabnahme, die die Zwischenschaltung eines Kaninchens erforderlich macht. Damit ist aber der wesentliche Vorzug des Eihautimpfstoffes, seine bakteriologische Sterilität, hinfällig.

Vakzineviruskulturen im Embryonalgewebe von Rinderzungen, in Rinder- und Schafembryonalhautzellen und in Nierenzellen von Rind und Schwein ergeben Ausbeuten, die für die Impfstoffherstellung vollständig ausreichen. Die mit solchen Vakzinekulturen erreichten Vakzinationstiter liegen zwischen $1 : 10^5$ und $1 : 10^6$. Ehe aber die Dermovakzinen von den Kulturvakzinen abgelöst werden, sind noch einige Probleme zu lösen. Über die Verträglichkeit am Impfling, die immunisierenden Eigenschaften, die mögliche Abschwächung dieser Vakzinen und ihre Haltbarkeit haben wir noch zu wenig Erfahrung. Die Stabilität der Kulturlymphen scheint geringer zu sein, auch unterliegen sie stärker den Temperatureinflüssen als Dermovakzine und sind daher nicht so transportfähig. Auf die Trockenvakzine, eine im Vakuum tiefgefrorene Dermovakzine, braucht hier nicht näher eingegangen zu werden; sie spielt nur für die Ausrüstung von Schiffen auf Tropenfahrt eine Rolle.

Die virologische Prüfung des Pockenimpfstoffes bedarf einer Erweiterung. Sie erstreckte sich bisher nur auf die Virulenz des Impfstoffes, d. h. Vakzinationstiter und Gewebepathogenität. Ganz übersehen wurde dabei die Frage nach dem Vorhandensein von Fremdviren. Nachdem bei der Herstellung anderer Lebend-Impfstoffe die Prüfung auf Fremdviren bis ins einzelne geregelt worden ist, war es zwingend geworden, diese Forderung auch auf die Pockenlymphe auszudehnen. Schon allein die Tatsache, daß der Pockenschutzimpfung auch heute noch Impfschäden anhaften, macht die erweiterte virologische Prüfung zur Pflicht.

Die Ursachen des folgenschwersten Impfschadens, der postvakzinalen Enzephalitis, sind zwar noch unbekannt, doch spielt vielleicht das Zusammentreffen von Vakzinevirus und einem im Körper des Impflings schon vorhandenen (latenten) Virus oder einem im Impfstoff vorhandenen Fremdvirus eine Rolle.

Über Fremdviren in der Pockenlymphe wird zur Zeit im Ausschuß für Pockenimpfstoffe der Pockenkommission gearbeitet. In Zusammenarbeit mit den staatlichen Impfanstalten München, Hamburg und Hannover, der Bundesforschungsanstalt für Viruskrankheiten der Tiere in Tübingen, der virologischen Abteilung des Hamburger Tropeninstituts und dem Robert-Koch-Institut des BGA werden die notwendigen Untersuchungen durchgeführt. Die Frage nach dem Vorhandensein von beim Rind vorkommenden sog. ECBO-Viren in der Pockenlymphe ergibt sich aus der Tatsache, daß man für die Anzüchtung der Dermo-Vakzine Jungrinder bzw. Kälber benutzt und daß gerade diese Altersgruppe bevorzugt ECBO-Virus ausscheidet. An eine Verunreinigung der Impffläche von außen her durch den Kot des ausscheidenden Rindes muß ebenso gedacht werden wie an eine Einwanderung der ECBO-Viren auf dem Blutwege in den geimpften Hautbezirk. Nach den bisherigen Ergebnissen scheint eine solche Verunreinigung durch ECBO-Virus praktisch nicht vorzukommen. Mayr [3] hat 61 Pockenlymphen des In- und Auslandes mit negativem Erfolg auf ECBO-Virus untersucht. Wenn kolostrumfrei aufgezogene Kälber und Jungrinder, die vorher mit ECBO-Virus infiziert worden waren und dieses Virus mehrere Tage hindurch mit dem Kot ausscheiden, zur Herstellung von Dermo-Vakzine benutzt werden, so tritt kein ECBO-Virus in die Haut während des Pustelstadiums über. Dies ist auch nicht der Fall, wenn — entgegen den Vorschriften — die Impffläche nicht durch einen Schutzverband abgedeckt wird, der virushaltige Kot also sehr leicht zur Verschmutzung der Impffläche führt.

Die Gefahr, daß auf dem Blutwege ECBO-Virus in die Dermovakzine gelangen kann, scheint ebenfalls nicht groß zu sein. Bei einem kolostrumfrei aufgezogenen Kalb kam es 48 Stunden nach einer künstlichen Infektion des Tieres zu einem signifikanten Temperaturanstieg. Zur gleichen Zeit wurde das Tier vakziniert. Der so gewonnene Rohimpfstoff war frei von ECBO-Virus. Mayr schließt aus dieser Beobachtung, daß sich das ECBO-Virus anscheinend nicht in der Haut des Rindes vermehren kann und daß es sich bei der Impfung am Menschen auch nicht in der menschlichen Haut vermehrt.

Die Untersuchungen über das Vorkommen von ECBO-Viren in Pockenschutzimpfstoffen sind jedoch noch nicht abgeschlossen. Die Impfanstalten, die sich an den Untersuchungen selbst nicht beteiligen, sind angehalten, laufend Proben ihrer Stammlymphen nach Tübingen einzusenden.

Einer weiteren Prüfung bedarf die Frage, inwieweit Viren, die vom Rind mit Kot, Speichel, Nasen- und Rachensekret ausgeschieden werden, Pockenimpfstoffe verunreinigen können. Besonders gefährlich sind die Virusinfektionen des Rindes, die zu latenten oder klinisch inapparenten Verlaufsformen neigen und die den Erreger über den Blutweg in den Impfstoff gelangen lassen, vor allem, wenn sich diese Tiere während der Impfstoffgewinnung in der Inkubationszeit befinden. In der Praxis ist aber äußerst selten mit MKS-Virus-infizierten Rindern zur Impfstoffherstellung zu rechnen. Die Tiere sollen aus Tbc- und MKS-freien Beständen stammen. Außerdem ist die Einstellung in die Beobachtungsställe vorgeschrieben, während welcher Zeit sie laufend amtstierärztlich untersucht werden.

Beim Rind vorkommende Adeno- und Parainfluenzaviren können beim Menschen Erkrankungen hervorrufen. Auch der Erreger der bovinen Enzephalomyelitis, der bei etwa 50 % der Rinder serologisch nachweisbar ist, gehört hierher. Es ist aber kaum damit zu rechnen, daß dieses Virus (Miyagavanella) in der fertigen Gebrauchslymphe vorkommt, da es bei $-20°$ C relativ instabil ist und infolge der Aufbewahrung bei dieser Temperatur stark geschädigt wird.

Die große Bedeutung, die dem Auftreten der pvE als folgenschwerstem Impfschaden bei der Pockenschutzimpfung zukommt, zwingt uns ferner, die von SINNECKER [4] aufgestellte Behauptung nachzuprüfen, nach welcher das Zeckenenzephalitisvirus maßgeblich am Zustandekommen der pvE beteiligt sein soll. Nach SINNECKER kommt die Zeckenenzephalitis (= Frühsommer-Meningo-Enzephalitis) außer in den östlichen Ländern Europas auch in Österreich, Schweden und Deutschland vor. SINNECKER nimmt an, daß etwa 10 % der Bevölkerung in der Nähe der Naturherde, d. h. dem Biotop der übertragenden Zecken der Ziegen, der Rinder und des Wildes, latent infiziert sind. Bei Fällen von Zeckenenzephalitis wurden in der Anamnese Zeckenbisse, aber auch der Genuß von roher Kuh- und Ziegenmilch angegeben. Es gelang auch, aus den Zecken (Ixodesarten) ZE-Virus zu isolieren.

Im Blut von Mäusen und Ziegen war der Neutralisationstest gegen den ZE-Stamm „Moskau" positiv. Auch bei Fällen von pvE war der Neutralisationsindex gegen ZE-Virus bei Zeckenbißanamnese positiv. Ein Kontakt mit Zecken war also häufig vorhanden. Es soll nach SINNECKER eventuell ein Zusammenhang zwischen latenter ZE-Infektion des Menschen und der pvE bestehen. Eine pvE-Häufigkeit besteht in solchen Gebieten, in denen die Naturherde der Zecken nachgewiesen wurden.

Das Problem für den Hersteller von Pockenschutzimpfstoffen ist ein doppeltes: Einmal besteht die Möglichkeit, daß ein von Fremdviren freier Impfstoff in ländlichen Gegenden auf Erstimpflinge trifft, die latent mit ZE-Virus infiziert sind, zum anderen besteht aber auch theoretisch die Möglichkeit, daß die aus solchen ländlichen Gebieten (Naturherden) stammenden und für die Impfstoffproduktion benutzten Kälber ZE-Virusträger sind und daß das Virus vielleicht auch in den Rohstoff hineingelangen kann.

Die Untersuchungen hierüber laufen in der Virologischen Abteilung des Hamburger Tropeninstituts, in der Forschungsanstalt für Viruskrankheiten der Tiere in Tübingen und im Robert-Koch-Institut. Es werden nicht nur die Seren von pvE-Fällen auf ihren Gehalt an spezifischen Antikörpern gegen ZE-Virus untersucht, sondern auch die Seren von Rindern. Von SCHINDLER [5] im Hamburger Institut werden die Seren von mehr als 2000 Rindern und Schafen mit der KBR auf Antikörper gegen ZE-Virus geprüft. Die Seren stammen zum größten Teil von Tieren aus Gebieten mit starkem Zeckenbefall. Bisher konnten Antikörper in den geprüften Seren nicht nachgewiesen werden.

Wenn auch die Möglichkeit der Übertragung von ZE-Virus durch den Impfstoff allgemein abgelehnt wird, was bei der Tatsache, daß noch keine ZE-Viren bei Rindern in Westdeutschland beobachtet worden sind, nicht wundernimmt, und wenn auch von klinischer Seite Bedenken zur Behauptung SINNECKERS über die Identität der beiden Enzephalitisformen geäußert werden, so sollte der Pockenschutzimpfstoff auch auf das Vorhandensein von ZE-Virus geprüft werden.

Überblicken wir das über Herstellung und Prüfung einer Pockenlymphe Gesagte, so ist der Gedanke einer *Standardisierung* der Pockenschutzimpfstoffe nicht abwegig. Die labormäßige Prüfung allein genügt noch nicht für eine Standardisierung.

Hierzu muß die Wirksamkeitsprüfung am Impfling kommen. Einem jeden Impf-anstaltsleiter ist bekannt, daß im Tierversuch voll wirksame Impfstoffe durchaus nicht immer am Kinde eine entsprechende Reaktion zeigen. EHRENGUT [6] schlug vor, die Reaktion am Wiederimpfling als Bewertungsgrundlage einzuführen. Die Zahl der zu fordernden Pustelreaktionen hängt vom Intervall und von der Güte des Vakzinevirusstammes ab, der bei der Erstimpfung angewandt wurde. Eine Zahl von 25 % beschleunigter Pustelreaktion bei der gesetzlichen Wiederimpfung ist zu fordern. Bei einer Standardisierung der Pockenlymphe ist aber auch zu beachten, daß die verschiedenen zur Impfstoffgewinnung benutzten Vakzinevirus-stämme am Kind verschiedenartige Reaktionen hervorrufen. So zeigen zum Beispiel die Vakzinevirusstämme Hamburg und Berlin am Wiederimpfling etwa 5 % mehr Pustelreaktionen als der anerkannt gewebefreundlichere Vakzinevirusstamm Bern. In der Zahl der negativen Resultate bestand zwischen diesen Stämmen kein Unterschied. Es liegen also qualitative Unterschiede der Vakzinevirusstämme vor.

Jede vollvirulente Pockenlymphe muß am Impfling versagen, wenn die *Technik der Impfung* fehlerhaft ist. Was ist zu beachten? Die mit 70%igem Alkohol gerei-nigte Haut muß vor der Impfung abtrocknen. Jod oder Sepsotinktur eignen sich nicht zur örtlichen Desinfektion. In öffentlichen Impfterminen und bei Massen-impfungen wartet man zweckmäßigerweise mit der Impfung so lange, bis die betr. Schwester oder Hilfsperson die ersten 5 Impflinge desinfiziert hat. Vor Ingebrauch-nahme des Impfstoffes ist der Behälter kräftig durchzuschütteln (Sedimentation!). Vor Aufsetzen der Impflanzette ist die Haut gut zu spannen. Die mit Impfstoff beschickte abgekühlte Lanzette wird senkrecht aufgestellt. Es wird eine stichförmige Verletzung gemacht und die Lanzette mit kommaförmiger Bewegung herausgezogen. Die entstehenden 2 Schnitte sollen 3 mm lang und in 2 cm Abstand voneinander gesetzt werden. Der Impfstoff ist in die Impfschnitte „einzuspateln". Die meist-benutzte Platin-Iridium-Lanzette nach LINDENBAUM muß nach dem Ausglühen vor der Weiterbenutzung abgekühlt sein. Bei Massenimpfungen haben sich die Doppellanzetten nach GINS sehr gut bewährt, die zu je 50 in sterilisierbaren Behältern pro Lanzette 2 Impfungen gestatten und nach Benutzung in die Desinfek-tionslösung gelegt werden. Natürlich müssen bei Massenimpfungen in der Not-situation mehrere tausend dieser Lanzetten steril vorrätig gehalten werden.

Auch bei der freiwilligen Pockenschutzimpfung, wie sie bei Pockengefahr in der Regel in Betracht kommt, hat eine Voruntersuchung stattzufinden. Ich brauche an dieser Stelle nicht ausführlich zu begründen, warum bei Wiederimpflingen stets nach Impfnarben als Ausdruck einer erfolgreichen Erstimpfung gesucht werden muß. Findet man keine Impfnarben (auch an anderen Körperstellen), so muß mit größter Wahrscheinlichkeit angenommen werden, daß der Betreffende ohne Erfolg oder auch überhaupt nicht gegen Pocken schutzgeimpft ist. Er gilt dann als sog. überalterter Erstimpfling. Wegen der erhöhten Gefahr schwerer Komplikationen des Impfverlaufs gelten für überalterte Erstimpflinge besondere Richtlinien, über die noch zu sprechen sein wird.

Handelt es sich um einen echten Wiederimpfling, so hat sich der Impfarzt darüber zu unterrichten, ob der Impfling an einer akuten oder chronischen Infektion, an einer chronischen Hautkrankheit (Ekzem, Hautausschlag), an einer Nervenkrank-heit (Krämpfe, Epilepsie, Lähmungen), an allergischen Krankheiten gegenwärtig leidet oder früher einmal erkrankt war.

Bei Massenimpfungen aus Anlaß eines Pockenausbruches wird die Entscheidung einer *Zurückstellung* für den Impfarzt häufig schwierig sein. Der zu impfende Personenkreis umfaßt bekanntlich verschiedene Jahrgänge. Mithin muß man auch mit altersbedingten Krankheitszuständen rechnen. Eine Entscheidung auf Impffähigkeit, ganz abgesehen von der Tatsache, daß manche Krankheitszustände während eines Impftermins nicht erkannt werden können und auch der zu impfenden Person nicht bewußt zu sein brauchen, bürdet dem Impfarzt eine große Verantwortung auf. Man wird bei Massenimpfungen in solch schwierigen Fällen zu prüfen haben, ob man durch immunoprophylaktische Maßnahmen dem betreffenden Impfling nicht wenigstens eine vorübergehende Immunität von wenigen Wochen Dauer verleihen soll, um die Gefahr der Weiterverbreitung der Pocken auszuschließen. Besondere Bedeutung hat in diesem Zusammenhang die Frage der Impfung im höheren Alter, bei bestehender Schwangerschaft und die Impfung überalterter Erstimpflinge. Hier, wie auch in anderen Fällen, z. B. bei Ekzematikern, ist die Impffähigkeit besonders sorgfältig zu prüfen.

Die *Impfung* gegen Pocken *bei über 60 Jahre alten Menschen* führt fast immer zu schweren Impfreaktionen, bedingt durch den mit fortschreitendem Alter abnehmenden Impfschutz. Solche Personen müssen vorher über die zu erwartenden Impfreaktionen aufgeklärt, es müssen Verhaltungsmaßregeln gegeben werden und eventuell die Hinzuziehung des Hausarztes angeraten werden. In dieser Altersstufe soll man, da die Zeit für eine kutane Nachimpfung nicht reicht, Vakzineantigen (2 ccm) spritzen oder — falls vorhanden — Vakzine-Gamma-Globulin (= Vakzine-Hyperimmun-Gamma-Globulin).

Die Pockenschutzimpfung von *Schwangeren* stellt nicht nur bei Massenimpfungen ein besonderes Problem dar. Bei der Impfung Gravider, vor allem bei Erstimpflingen, ist größte Vorsicht geboten. Im ersten Drittel der Schwangerschaft soll sie möglichst vermieden werden. Bei Pockenkontakt ist sie notwendig, soll aber nur unter dem Schutz von Vakzineantigen oder Gammaglobulin durchgeführt werden. Wenn die Zeit für die kutane Nachimpfung mit Lebend-Impfstoff auch hier nicht mehr reicht, soll in jedem Falle Vakzineantigen in höherer Dosierung, etwa zwei- bis dreimal 2 ccm innerhalb eines Tages, oder auch Vakzine-Gamma-Globulin gespritzt werden. Wenn auch in der Literatur nur spärliche und zum Teil auch widersprechende Angaben zu finden sind, so ist die Annahme durchaus berechtigt, daß nach Pockenimpfung in den ersten 3 Monaten einer Gravidität vereinzelt Embryopathien aufgetreten sind.

Überalterte Erstimpflinge, d. h. Kinder jenseits des 3. Lebensjahres, aber auch erwachsene Erstimpflinge, können ebenfalls mit dem von HERRLICH entwickelten Vakzineantigen kutan vorgeimpft (1 ccm) werden. Dieses Antigen erzeugt eine von der Dosierung abhängende schwache Immunität, die nach 10 bis 12 Tagen ihren Höhepunkt erreicht und nach 6 bis 8 Wochen wieder abnimmt. Nach 8 bis 14 Tagen muß die kutane Impfung mit Lebend-Impfstoff folgen, deren Reaktion bei Kindern dem Typ der beschleunigten Pustelreaktion entspricht. Bei Erwachsenen überwiegt das Bild der Primärreaktion. Auch bei dieser Gruppe von Impflingen wird man bei Gefahr im Verzuge auf die Nachimpfung verzichten und sich auf die Gabe von Vakzineantigen oder die passive Immunisierung mit Vakzine-Gamma-Globulin beschränken müssen. Eine kutane Nachimpfung mit Lebend-Impfstoff kann nach Abklingen der Pockenepidemie unter Umständen nach 6 Wochen nachgeholt werden.

Die Voraussetzung für eine aktive oder passive Immunisierung bestimmter Personenkreise bei Pockenalarm ist, daß genügend Vakzineantigen zur Verfügung steht und auch die fabrikmäßige Gewinnung von Vakzine-Gamma-Globulin in Gang gekommen ist. Es wird daher zu prüfen sein, ob die Bayerische Impfanstalt in München und die Impfanstalt Hamburg überhaupt in der Lage sind, größere Vorräte von Vakzineantigen herzustellen und auf Abruf bereitzuhalten, zumal die Haltbarkeit des Vakzineantigens nur begrenzt ist (6 Monate). Die durch passive Immunisierung erzielte Immunität ist von kurzer Dauer.

Die durch das Antigen erzeugte Immunität ist serologisch nicht immer faßbar. Hämagglutinationshemmende Antikörper wurden nicht festgestellt, doch wurden verschiedentlich im Neutralisationstest und in der Komplementbindungsreaktion Antikörper nachgewiesen. Trotzdem dürfen wir eine Schutzwirkung erwarten. HERRLICH [7] konnte im Affenversuch nach Vorbehandlung mit Vakzineantigen eine sehr massive Variolainfektion zwar nicht verhüten, aber doch in eine leicht verlaufende Form verwandeln. Variolavirus konnte in den Organen 10 Tage nach erfolgter Infektion bei 5 Affen nicht, bei einem Tier, welches 8 Tage nach der Infektion an einem interkurrenten Effekt einging, in Lunge und Milz nachgewiesen werden. Wenn auch aus dem Tierversuch nicht ohne weiteres auf das Krankheitsgeschehen im Menschen geschlossen werden darf, scheint uns die Anwendung von Vakzineantigen allein bei dem obengenannten Personenkreis bei gegebener Pockengefährdung voll angebracht.

Die *Nachschau* soll nach 72 Stunden, d. h. am 3. Tag, vorgenommen werden. Bei der gesetzlichen Erst- und Wiederimpfung hat sie wie vorschrieben zu erfolgen.

Die *Impfreaktion* zeigt folgende Abstufungen:

1. Die Sofortreaktion (reaction of immunity*, früher als Immunitätsreaktion bezeichnet) tritt innerhalb von 48 Stunden bei geimpften Personen auf, deren letzte erfolgreiche Pockenschutzimpfung nur wenige Jahre zurückliegt. Sie ist eine allergische Reaktion auf das Vakzinevirus und wird bei Personen beobachtet, die einen hohen Grad von Pockenschutz besitzen. Es kommt zur Bildung von kleinen geröteten Knötchen im Bereich der Impfschnitte mit mehr oder weniger starkem Juckreiz. Die Knötchen blassen bald wieder ab und verschwinden, ohne Narben zu hinterlassen.

2. Die beschleunigte Reaktion (Vakzinoid, accelerated reaction) zeigt einen verminderten Pockenschutz an und kommt bei Wiederimpflingen vor, deren letzte Impfung länger zurückliegt. Sie kann auch bei Personen auftreten, die vor langer Zeit eine Pockenerkrankung durchgemacht haben. Die Entwicklung der Hautläsion ähnelt derjenigen bei Erstimpflingen, verläuft aber schneller. Die Reaktion tritt am 2. oder 3. Tag nach der Impfung auf und erreicht zwischen dem 4. und 7. Tag ihre stärkste Ausbildung. Aus den Impfschnitten entwickeln sich kleine Pusteln, die von einem roten Saum umgeben sind, der zuweilen Ausläufer in die umgebenden Hautpartien zeigt. Im allgemeinen ist diese Reaktion nach 14 Tagen ohne Hinterlassung von Narben abgeklungen.

3. Die Erstimpfungsreaktion (typical reaction of primary vaccination) wird bei Impflingen beobachtet, die vorher nicht geimpft worden sind, oder bei

---

* Die in Klammern gesetzten englischen Bezeichnungen entsprechen den Empfehlungen für Eintragungen in das internationale Impfzertifikat.

Wiederimpflingen, bei denen die durch die Erstimpfung hervorgerufene Immunität praktisch erloschen ist. Das typische Bild der Erstimpfungsreaktion wird in der Regel spätestens am 7. Tag nach erfolgter Impfung zu erwarten sein. Hierbei kommt es stets zu narbiger Abheilung.

Bei der Aufzählung der Reaktionstypen habe ich die Bläschenreaktion nicht genannt, weil ich dem Vorschlag der WHO gefolgt bin, die nur drei Reaktionsbilder unterscheidet. Selbstverständlich bedeutet die Bläschenreaktion gleichfalls eine beschleunigte Reaktion.

Auch bei den Massenimpfungen auf freiwilliger Basis soll eine Nachschau durchgeführt werden. Bei einem Teil der Geimpften wird es gelingen, sie von der Notwendigkeit einer erfolgreichen Pockenschutzimpfung im eigenen wie im Interesse der Seuchenabwehr zu überzeugen. Die Aufklärung im Impftermin durch den Impfarzt und auch die Vorbereitung des Impfgeschäftes durch die Gesundheitsämter über Presse und Rundfunk werden dazu beitragen, daß möglichst viele der Geimpften zur Nachschau erscheinen.

Die Nachschau am 3. Tag nach der Impfung *muß* vorgenommen werden bei

a) Ansteckungsverdächtigen sowie

b) Personen, denen der Zutritt zur Isolierstation und Quarantänestation gewährt werden muß: Ärzte, Pflegepersonal, Desinfektions- und Krankentransportpersonal, Geistliche, Handwerker; Ärztegruppen, die auf dem Gebiet der Pockenbekämpfung diagnostisch tätig werden, wie Dermatologen, Internisten, Pädiater, HNO-Ärzte und Ärzte an Hygiene-Instituten und Impfanstalten und deren Hilfspersonal.

Wird bei der Nachschau keine der beschriebenen örtlichen Reaktionen festgestellt, so war die Impfung erfolglos. Sie muß sofort wiederholt werden. Heil- und Pflegepersonen, die mit der Pockenbekämpfung im weitesten Sinne zu tun haben, müssen erfolgreich schutzgeimpft sein. Die letzte erfolgreiche Impfung darf nicht länger als 3 Jahre zurückliegen. Innerhalb dieses Kreises sollten sich die beruflich besonders Exponierten jedes Jahr impfen lassen.

Grundsätzlich ist die Gefahr, an Pocken zu erkranken, um so geringer, je frischer die durch eine Schutzimpfung erworbene *Immunität* ist. Eine Pockenschutzimpfung 3 Tage vor der Variolainfektion gewährt noch einen sicheren Schutz. Je näher eine Pockenschutzimpfung an das Ende der Inkubationszeit rückt, um so eher kommt es zur Entwicklung des Exanthems. Eine Impfung ist auch noch bis zum 4. Tag nach erfolgter Ansteckung wirksam. Sie vermag zwar den Ausbruch der Pocken nicht immer zu verhindern, gewährt aber eine gewisse Aussicht auf einen leichteren Verlauf der Erkrankung. Bekanntlich beginnt bei Erstimpflingen die Entstehung der Immunität am 7. Tag nach der Vakzination. Sie ist am 11. Tag erreicht. Die Inkubationszeit der Pocken bei Ungeimpften beträgt 14 Tage, bei Geimpften mit geringer Immunität bis zu 18 Tagen. Die Pockenschutzimpfung bis zum 4. Tag der Inkubation kann also einen genügend hohen Grad von Immunität erzielen und noch vor dem Ausbruch des Prodromalstadiums wirksam werden.

Die Ansichten über die *Dauer der* durch die Impfung erzielten *Immunität* haben sich seit der Einführung der Vakzination gewandelt. JENNER lehrte, daß die Impfung nach seiner Methode einen lebenslänglichen Schutz gegen Pocken verleihe. Aus dem zeitlich verschiedenen Auftreten der Epidemien des 19. Jahrhunderts ergab sich, daß der Impfschutz bis zu zwei Jahrzehnten vorgehalten hatte. Infolgedessen suchten die Pocken, die früher vorwiegend eine Erkrankung des frühesten Kindesalters gewesen waren, nun weit häufiger ältere Menschen heim. Der durch die Impfung erlangte Schutz war also zeitlich begrenzt. Eine Neuinfektion konnte meist nach Ablauf von 10 Jahren nicht mehr mit Sicherheit verhütet werden, doch reichte die Immunität aus, um den klinischen Verlauf zu mildern. Die Tatsache, daß bei Epidemien des vorigen Jahrhunderts geimpfte Kinder unter 10 Jahren nur selten schwer erkrankten und Todesfälle in dieser Altersgruppe nahezu unbekannt waren, veranlaßte ROBERT KOCH, die Dauer des Impfschutzes auf etwa 10 Jahre zu begrenzen. Nach heutiger Auffassung schwankt diese Dauer zwischen 5 und 10 Jahren. Nach dieser Zeit tritt mit Sicherheit eine Abnahme der Immunität ein. Hier beginnt nun die gesetzliche Wiederimpfung. Man kann sagen, daß der durch die Impfung und Wiederimpfung erzielte Impfschutz bei der Mehrzahl aller Impflinge mehrere Jahrzehnte wirksam ist. Wie die Erfahrung lehrt, kann der Impfschutz nach Erstimpfung wesentlich länger anhalten, aber auch von kürzerer Dauer sein — dies trifft auch für den Impfschutz nach Wiederimpfung zu. Die Dauer des Impfschutzes hängt nach allen bisherigen Beobachtungen allein von der Qualität des Impfstoffes ab.

Am Rande sei noch vermerkt, daß die Einführung der Wiederimpfung schon vom vierten Jahrzehnt des 19. Jahrhunderts ab größere Verbreitung fand. Damals war die Einführung der Wiederimpfung durch die Tatsache bedingt, daß die Passage des Impfstoffes von Mensch zu Mensch (humanisierte Lymphe) — wie sie JENNER lehrte — zu einer Degeneration der Lymphe im Sinne einer Abschwächung ihrer antigenen Eigenschaften geführt hatte. Dieses geschichtliche Beispiel unterstreicht die Forderung nach Güte und Gleichmäßigkeit der Pockenimpfstoffe.

Literatur

[1] HERZBERG, K.: Zbl. Bakt. I Orig. **154** (1949) 1—7.
[2] LEHMANN, W.: Zbl. Bakt. I Orig. **154** (1949) 245—254.
[3] MAYR, A.: Zschr. Hyg. **148** (1962) 282—295.
[4] SINNECKER, H.: Zbl. Bakt. I Orig. **180** (1960) 12—18.
 Zbl. Bakt. I Orig. **181** (1961) 150—154.
[5] SCHINDLER: Persönl. Mittlg.
[6] EHRENGUT, W.: Dtsch. med. Wschr. **84** (1959) 2158—2160.
[7] HERRLICH, A.: Persönl. Mittlg.

2. Impfung bei Pockenausbrüchen

Von K.-H. RICHTER

Mit dem ersten erkannten Pockenfall ist unter der Fülle der anfallenden Aufgaben im Gesundheitsamt eines vordringlich zu erfüllen: die schnelle Erfassung der Ansteckungsverdächtigen und deren sofortige Impfung. Es ist nicht selten — Ansbach und die Pockenausbrüche in Nordrhein-Westfalen lehrten dies —, daß man über dem Ansturm der Impfwilligen aus der Bevölkerung auf die öffentlichen Impflokale nicht an die Impfung der Ansteckungsverdächtigen denkt. Unsere erste Sorge hat hierbei vor allem den Personen zu gelten, die in unmittelbarem Kontakt mit dem Erkrankten standen. Dazu gehören in der Regel die Familienangehörigen, Freunde, Bekannte und Verwandte, die diesen nach dem Erkrankungsbeginn besucht haben, ferner der Arzt, der den Patienten aufgesucht und ihn noch in Unkenntnis der Pockenerkrankung ohne seuchengerechten Schutz untersucht hat.

Wir wissen meist nicht, in welchem Zeitpunkt der Inkubation sich diese Personen befinden. Da aber mit jeder ungenutzten Stunde die Möglichkeit, durch eine zeitgerechte und erfolgreiche Impfung die wahrscheinliche Erkrankung abzufangen oder zu mildern, geringer wird, unter Umständen sogar schwindet, möchte ich das Augenmerk gerade auf diese Personen richten. Zu diesen Gefährdeten gehört auch das Personal der Pocken- und der Quarantänestationen, das nicht ausreichend durch rechtzeitige Impfung geschützt ist.

Alle diese „Kontaktpersonen" müssen ohne Verzug geimpft werden, und zwar so frühzeitig, daß die erste Impfung mit hoher Sicherheit voll angeht. Wir geraten sonst gegenüber der fortschreitenden Inkubation in einen nicht wieder gutzumachenden Verzug.

Wir haben in Düsseldorf und in der Eifel 3 Todesfälle zu verzeichnen gehabt. Alle 3 Personen sind nur im Sinne der Knötchenreaktion „erfolgreich" geimpft gewesen. Ohne auf die Besonderheiten der Impfung, Wiederimpfung usw. einzugehen, ist festzustellen, daß zwei von ihnen, die erst am 5. bis 6. Tag in diesem Sinne „erfolgreich" geimpft worden waren, an einer Purpura variolosa verstarben. Es bleibt, wie Herr Prof. HERRLICH ausführte, in solcher Lage das bedrückende Gefühl — auch in Ansbach gab es einen solchen Fall —, daß wir mit einer Impfung im Bereich der 7-Tage-Grenze nach der Infektion unter Umständen einen Schaden setzen. Da eine rechtzeitige Impfung den Ausbruch der Pockenerkrankung abfangen oder die Erkrankung mildern kann, müssen wir mit allem Nachdruck versuchen, so frühzeitig wie nur möglich zu impfen und jeden Zeitverlust vermeiden. Für die Milderung des Krankheitsverlaufs durch rechtzeitige Impfung haben wir im Fahrer des Krankenwagens in Simmerath ein gutes Beispiel.

Das führt nun zu der Frage: Was ist als *erfolgreiche* Impfung im Hinblick auf diesen besonders gefährdeten Personenkreis anzusehen? DOWNIE hat auf Grund serologischer Untersuchungen festgestellt, daß die Knötchenreaktion, die wir bei einem großen Teil der 12jährigen Wiederimpflinge sehen, nur zu etwa 50 % auf eine neue Auseinandersetzung zwischen Vakzinevirus und Organismus zurückzuführen sein dürfte. Bei den restlichen 50 % handelt es sich um eine allergische Hautreaktion, die zu keinem Anheben des Impfschutzes führt. Wir vermögen aber der Knötchenreaktion nicht anzusehen, ob sie lediglich eine vakzine-allergische Hautreaktion darstellt oder als echte Auffrischung zu werten ist. Auch wenn sie das sein sollte, so ist diese Art Auffrischung gegenüber der bei einer Bläschen- oder Pustelreaktion erzeugten wesentlich schwächer; dies bestätigt neben der klinischen Erfahrung auch das Laboratorium an Hand des höheren Antikörperanstieges.

Aus alldem kommen wir zu dem Schluß, daß uns eine *Knötchenreaktion für diesen hochgefährdeten Personenkreis nicht genügt.* Wir müssen versuchen, bereits bei der ersten Impfung einen Impferfolg mit echtem Anheben des Impfschutzes zu erzielen.

Um den Weg hierfür aufzuzeigen, möchte ich kurz auf eine in anderem Zusammenhang von BONITZ in Hamburg bestätigte empirische Feststellung eingehen.

Dieser überprüfte an etwa 5000 Wiederimpflingen den Impferfolg mit unterschiedlich eingestellten Lymphen. Je höher der Impfstoff eingestellt war, d. h. je mehr Vakzineinfektionseinheiten die Lymphe enthielt, um so seltener kam es zu Knötchenreaktionen und um so häufiger zu Bläschen- oder Pustelreaktionen mit beschleunigtem Verlauf. Wenn wir also eine Lymphe so optimal einstellen, daß nur 20% oder weniger Impflinge eine Knötchenreaktion zeigen, so wird die Chance, den hochgefährdeten Kontaktpersonen noch einen rechtzeitigen Impfschutz zu vermitteln, entsprechend größer.

Da sich jeder Zeitverlust und eine qualitativ ungenügende Impfung nur nachteilig auswirken können, haben wir Sorge getragen, daß in Zukunft dieser hochgefährdete Personenkreis von vornherein mit einer entsprechend hoch eingestellten Lymphe geimpft werden kann. Wir empfehlen außerdem aus Sicherheitsgründen je nach Einzelfall bis zu 4 solide Impfschnitte.

Ein weiteres Problem ist die Impfung bei weit fortgeschrittener Inkubation, d. h. ziemlich unmittelbar vor dem wahrscheinlichen Ausbruch der Pockenerkrankung. Die Impfung darf nicht etwa nur aus Vermutungen über das bevorstehende Ende der Inkubation heraus unterlassen werden. Auch da, wo mit großer Wahrscheinlichkeit der Ausbruch der Erkrankung nahe bevorsteht, können wir mit besonderen Maßnahmen (s. unten) noch einiges tun, obwohl wir ihren Wert nicht sicher abzuschätzen vermögen.

In diesem Zusammenhang möchte ich auf ein Erlebnis während des Düsseldorfer Pockenausbruchs zu sprechen kommen. Die Düsseldorfer Fälle waren am Ausklingen, als uns von Herrn Prof. HERRLICH ein Anruf erreichte, daß möglicherweise ein bisher unbekannter Pockenkranker in Düsseldorf sei. Der Bayerischen Landesimpfanstalt sei ein Blut zugegangen, das einen HAH-Antikörper-Titer von 1 : 512 aufwies. Wir gingen diesem Fall nach, und es stellte sich heraus, daß der Leiter des Blutspendedienstes der DRK-Landesverbände Nordrhein und Westfalen/Lippe von seinen Blutspendern — auch soweit sie sich hatten impfen lassen — Blut abgenommen und interessehalber auf den Antikörpergehalt hatte untersuchen lassen.

Dieses Ergebnis ist nun in zweierlei Hinsicht von Interesse. Herr PÖHN hat ausgeführt, daß der HAH-Titer bei Frischgeimpften bis etwa 1 : 64 reicht. Das war bisher auch unsere Meinung. Aber wenn es bei Wiederimpflingen zu starken Reaktionen kommt — und das war bei diesen Blutspendern der Fall —, sind entsprechend höhere Antikörpertiter in Rechnung zu stellen. Das scheint zwar die Bedeutung der als recht sicheres diagnostisches Merkmal betrachteten Höhe des Vakzine-Antikörper-Spiegels bei der Pockenerkrankung zu mindern, doch wäre es falsch, das serologische Ergebnis unterzubewerten; vielmehr ist noch deutlicher geworden, daß man serologische Titer nur im Zusammenhang mit der Kenntnis der Klinik und des genauen *Impfstatus* beurteilen kann. Wenn also eine Aussage des Laboratoriums gewünscht wird, so muß neben der Schilderung des Krankheitsbildes auch der Impfstatus so genau wie irgend möglich erhoben und auf dem Begleitzettel vermerkt werden.

Der hohe Antikörpertiter bei Impflingen, die Blutspender sind, wurde für uns noch in anderer Hinsicht bedeutungsvoll. Die Blutspendezentrale gewann entsprechende hochtitrige Plasmakonserven und stellte sie uns in dankenswerter Weise zur Verfügung. Wir haben diese auch eingesetzt. Ein Beispiel mag unser Vorgehen zeigen:

Die Frau des in Aachen an Pocken erkrankten Arztes war ungeimpft. Als die Diagnose bei dem Kollegen gesichert wurde, befand sich die Ehefrau am Ende der Inkubationszeit. Für eine Impfung war es u. E. zu spät. Wir ließen u. a. in kurzen Abständen zweimal 15 ml handelsübliches Gammaglobulin verabreichen und zweimal eine der beschriebenen Plasmakonserven von 200 bis 300 ml i. v. infundieren. Die Frau erkrankte nicht.

Wir wissen zwar nicht, ob unsere Maßnahmen die Erkrankung verhindert haben, doch glaube ich, daß wir richtig und zweckvoll handelten. Wenn es uns heute möglich ist, mit Gammaglobulingaben Impfreaktionen zu bremsen, zu mildern oder gar zu unterdrücken, so darf man annehmen, daß mit hochtitrigen und ausreichenden Serum- oder Plasmagaben eine leichte Pockeninfektion, wenn auch nicht beherrscht, so doch aber möglicherweise gemildert werden kann. Immerhin war es interessant zu sehen, daß etwa 8 Wochen nach Krankenhausentlassung im Serum der Frau ein HAH-Antikörpertiter von 1 : 256 vorhanden war.

Wir haben unsere Erfahrungen und Auffassungen zum Gegenstand einer *„Impfempfehlung für die Pockenschutzimpfung beim Auftreten von Pockenerkrankungen"* gemacht. Wir haben dort auch einen besonderen Abschnitt der Vorbereitung der Ärzte und Pflegepersonen durch Impfung gewidmet, da diese im Pockenernstfall, mit einem ausreichenden Impfschutz versehen, als Pockenbehandlungsgruppe zur Verfügung stehen sollen. Auch hier müssen wir versuchen, den Impfschutz echt anzuheben, d. h. eine Bläschen- oder Pustelreaktion hervorzurufen, damit wir einen Anhaltspunkt haben und wissen, daß der Betreffende nach unserem Ermessen ausreichend geschützt die Pockenstation betritt.

Die Empfehlung geht weiterhin auf die öffentlichen Impfungen, dabei u. a. auch auf die der „überalterten Erstimpflinge", ein. Bei erwachsenen Wiederimpflingen haben sie es mit einem anderen Personenkreis zu tun, als bei den 12jährigen Wiederimpflingen. Bei letzteren vermag man relativ leicht über Schule und Elternhaus darauf hinzuwirken, daß sich der Betreffende nach der Impfung schont — z. B. keinen Sport treibt —, anders bei Erwachsenen. Man kann der Schreibkraft ebensowenig ihre unter Umständen die Impfreaktion verstärkende Schreibmaschinenarbeit verbieten wie dem Arbeiter das Heben von Lasten. Hinzu kommt, daß je nach Alter des Impflings der Impfschutz bereits mehr oder minder abgefallen ist. Und außerdem kann es geschehen, daß Sie Impfärzte einsetzen müssen, die nicht über hinreichende praktische Erfahrungen verfügen. Wir haben in der Impfanstalt nicht nur vereinzelt festgestellt, daß Menschen im Alter von über 60 Jahren mit zwei 3 bis 5 cm langen Impfschnitten geimpft worden waren. Das Ergebnis waren zum Teil ausgedehnte Entzündungen mit entsprechenden Nekrosen.

Aber auch wenn man ein relativ erfahrenes Impfteam arbeiten lassen kann, muß man damit rechnen, daß es bei 3 bis 5 % der Geimpften zu einem 2- bis 3tägigen Arbeitsausfall kommt. Bei 150 000 Personen sind das über 5000 Ausfälle, eine Zahl, die einige Probleme aufwirft. Wir haben allerdings in Düsseldorf und in der Eifel bei diesen zum Teil erheblichen lokalen Impfreaktionen keine Impfenzephalitis erlebt. Aber vielleicht ist es richtiger, wie es auch Herr Prof. HERRLICH zum Ausdruck brachte, zu sagen, daß wir *dank* dieser starken Reaktionen keine p.v.E. erleben mußten.

Zuletzt noch ein paar Worte zum Problem der überalterten Erstimpflinge bei der gesetzlichen Impfung. Ich halte es für nicht durchführbar, die bestehende Impflücke noch nachträglich zu schließen. Empfehlungen allein würden das nicht erreichen, und ich kann mir auch nach der bisherigen Auffassung kaum eine irgendwie bestimmtere Forderung in dieser Richtung vorstellen. Daher bin ich der Auffassung, daß wir alles tun müssen, um den *Erstimpfling* zu *erfassen* und ihn dazu *so früh wie möglich* zu *impfen*. Nur so vermögen wir die bestehende Impflücke in der Bevölkerungspyramide von Jahr zu Jahr zu verkleinern.

Im Falle von Pockenerkrankungen sind beim Blutspendedienst d. DRK-Landesverbände NRW., Zentralinstitut Breitscheid, Tel. 6 16 63, noch *spezifische Immunseren* vorrätig.

3. Erfahrungen bei der Abhaltung von Impfterminen

Von I. KEMNA

Die nachfolgenden Ausführungen berichten von praktischen Erfahrungen bei öffentlichen Impfterminen. Die gesetzliche Pockenschutzimpfung soll einen befriedigenden Durchimpfungsgrad und damit der Bevölkerung einen Schutz vermitteln, der die Ausbreitung der Pocken verhindert. Meine Erfahrungen sind in 14jähriger Tätigkeit im öffentlichen Dienst erworben worden.

Wir führen unsere Impfungen in dem räumlich größten Bezirk von West-Berlin (Reinickendorf) mit 220 000 Einwohnern durch. Die jährliche Zahl der Erstimpflinge beträgt zwischen 2000 und 3000; 15 Säuglings- und Schulgesundheitsfürsorgestellen mit 8 Ärzten sind für die Durchführung der Impfungen verantwortlich. Voraussetzung für den zügigen Ablauf der Impfungen sind u. a. die vollständige Erfassung der Impfpflichtigen und das Aufstellen der Impfkartei. Auf Grund der vom Einwohnermeldeamt eingehenden Geburtsmeldungen wird die Impfkartei ortsteil- und jahrgangsweise angelegt. Aus den Impflisten für Erstimpfungen werden die Restanten des letzten Termins übernommen, die neuen Impfpflichtigen auf Grund der Kartei eingetragen, und zwar ebenfalls ortsteil- und jahrgangsweise sowie alphabetisch. An Hand dieser Listen werden die Einladungen für den Impftermin ausgeschrieben und versandt. Besonders glücklich scheint mir, daß unsere Ärzte in Reinickendorf Schul- und Säuglingsfürsorge in Personal-Union versehen, so daß sehr häufig nicht nur der Impfling, sondern auch bereits die Geschwister des Impflings und besondere Anfälligkeiten in der Familie bekannt sind.

Die *räumlichen* Voraussetzungen für Impftermine sind natürlich in eigenen Fürsorgeräumen günstiger als in gemieteten Räumen, wie Turnhallen, Schulräumen, Gastwirtschaften o. ä. Auf jeden Fall müssen genügend und ausreichend große Räume zur Verfügung stehen. Vor allem muß der Kinderwagenraum gegen Regen und Kälte geschützt sein. Wir richten einen Kreisverkehr ein, so daß die Impflinge durch Fürsorgerin und Hilfskräfte angenommen werden und der Arzt bereits dort in Zweifelsfällen zu Rate gezogen werden kann. Die Impfung wird im Arztraum vorgenommen; daneben muß ein ausreichend großer Raum zur Verfügung stehen, in dem das Eintrocknen des Impfstoffes abgewartet werden kann. Zum Trocknen nach der Impfung müssen Wartezeiten bis zu 30 Minuten in Kauf genommen werden; das kann in unzureichenden Räumen den zügigen Ablauf erheblich stören.

An *Personal* sehen wir vor: 1 bis 2 Fürsorgerinnen (je nach Größe des Impftermins), 1 bis 2 Helferinnen des DRK oder ASB, eine Schreibkraft und den Für-
sorgearzt als Impfarzt.

Im Warteraum wird den Eltern, die ihre Kinder begleiten, eine kurze Information über Zurückstellungsgründe wegen Krankheit des Kindes an Hand des Merkblattes gegeben. Zurückstellungsatteste der Privatärzte erwecken nicht immer den
Eindruck, daß diese sich über die Verantwortung gegenüber der allgemeinen
Situation bei Ausstellung des Attestes ganz im klaren sind, besonders, da häufig
die 3-Jahres-Grenze nicht genügend beachtet zu werden scheint.

An *Instrumentarium* benutzen wir vorher zentral sterilisierte Weichardtsche
Doppelimpfmesser; diese haben gegenüber den früher benutzten Impflanzetten den
Vorteil, daß sie nicht durch Ausglühen über einer Spiritusflamme geschwärzt werden. Sie sind handlich und können gegebenenfalls zweimal benutzt werden. Voraussetzung für einen reibungslosen Ablauf ist, daß genügend Impflanzetten keimfrei
beim Termin vorliegen; das ist bei guter Organisation durchführbar. Im übrigen
können während des Impftermins die Impfmesser sterilisiert werden, da alle Für-
sorgestellen über Heißluftsterilisatoren verfügen. Die Messer sind in eigens dazu
hergestellten Gestellen handlich aufbewahrt. Dem Arzt gehen im allgemeinen
Helferinnen des DRK — meist langjährige erfahrene Kräfte — zur Hand.

Die Haut an der Impfstelle wird so rechtzeitig gereinigt, daß sie zur Impfung
wieder trocken ist. Auch wird von der Helferin auf die günstigste Haltung des
Impflings und die Notwendigkeit des völligen Entkleidens des zu impfenden Armes
hingewiesen.

Wir bemühen uns, erfolglos Geimpfte bereits bei der Nachschau zum zweitenmal
zu impfen, sofern keine Gegenindikationen bestehen, und haben damit den Durchimpfungsgrad erhöhen können. Daß der Impfarzt neben seinem Stethoskop über
Spatel, Ohrenspiegel usw. verfügen muß, braucht nicht besonders erwähnt zu
werden.

Es wird immer wieder notwendig, im Einzelfall an Ort und Stelle Untersuchungen
der Impflinge vorzunehmen, um von den Eltern geäußerte Bedenken bezüglich
der Impffähigkeit zerstreuen zu können. Auch dafür muß genügend Raum vorhanden sein. Notfalls werden auch Temperaturmessungen vorgenommen.

Bezüglich *Anzahl der Impflinge* haben wir die Erfahrung gemacht, daß 15 Einladungen für 15 Minuten Impfzeit ausreichen. Da nicht alle Eingeladenen kommen,
bleibt genügend Zeit, um in diesen 15 Minuten die entsprechende Anzahl der Vor-
geladenen in Ruhe und Sorgfalt vorzubereiten und zu impfen. Insgesamt können
wir mit einer Impfbeteiligung von 65 bis 80 % und mit einer Zurückstellungsquote
von etwa 10 % rechnen. Wir erreichten 1961 einen Durchimpfungsgrad von *77,5 %*
bei den Erst- und 89,5 % bei den Wiederimpflingen.

Bei etwa 2000 bis 3000 Erstimpflingen im Jahr kommen wir auf *50 Straf-*
anzeigen. In diesen „Fällen" übersenden wir den Eltern, die vorher noch eine
dringende Aufforderung erhalten haben, bei Abgabe der Strafanzeige ein persönlich gehaltenes Schreiben, in dem wir auf die Notwendigkeit der Strafanzeige hinweisen, um ihnen Gelegenheit zu geben, sich bis zur Vorladung durch die Polizei
zu einer Impfung des Kindes zu entschließen oder sich ein ärztliches Attest über
die Impfbefreiung ausstellen zu lassen. Wir haben mit diesem Schreiben gute
Erfahrungen gemacht und konnten die Anzahl der Strafanzeigen bzw. der durch-

geführten Verfahren erheblich reduzieren. Etwa 20 Strafanzeigen führen trotzdem zum gerichtlichen Verfahren, wobei meist ein Bußgeld verschiedener Höhe auferlegt wird.

Der Impfarzt hat bei öffentlichen Impfterminen den Auftrag des Impfgesetzes zu erfüllen. Allein mit seinen Erfahrungen und relativ einfachen Untersuchungsmethoden hat er über die Impffähigkeit zu entscheiden. Er muß diese Entscheidung für oder gegen die Impfung unter Berücksichtigung aller Faktoren treffen, die nicht nur im Interesse des Impflings und dessen Familie liegen, sondern auch die Durchimpfung der Bevölkerung und damit den Schutz vor Epidemien berücksichtigen. Hier muß besonders auf die 3-Jahres-Grenze für die Erstimpfung hingewiesen werden. Ich halte diese Maßnahme nicht für ausreichend begründet, insbesondere nicht unter der augenblicklichen Pockensituation in Deutschland.

Ob die generelle Befreiung nach dem 3. Lebensjahr für uns in Deutschland eine zwingende Forderung ist, erscheint mir persönlich doch nicht ausreichend bewiesen. Erstens ist die Zahl der überalterten Impflinge nur immer klein, zweitens sind bei sorgfältiger Auswahl Impfkomplikationen fast immer zu vermeiden. Gerade in der heutigen Situation erscheint es mir bedauerlich, wenn man Kinder nur deswegen zurückstellen muß, weil sie das 3. Lebensjahr bereits vollendet haben. Es findet sich ja auch kaum ein Impfarzt, der trotz dringenden Wunsches der Eltern nach diesem Zeitpunkt die Impfung noch vornimmt. Man verbaut diesen Menschen mit der Festsetzung dieser Altersgrenze auch spätere Auslandsaufenthalte und erhöht nach meinem Dafürhalten das Risiko der *Erst*impfung im höheren Lebensalter.

Um einer zu großen Zahl von Zurückstellungen wegen Überalterungen zu entgehen, muß auf die zweimalige Abhaltung von Pockenimpfterminen im Jahr und gegebenenfalls sogar auf einen Nachzüglertermin im Dezember Wert gelegt werden.

In den letzten Jahren ist der Kreis der Impfgegner offenbar sehr zusammengeschmolzen. Seit den Pockenausbrüchen in Deutschland, Frankreich und England ist die impfgegnerische Propaganda fast eingeschlafen, dagegen das Verständnis für die Notwendigkeit der Impfung in der Bevölkerung wieder gewachsen.

Den *Nachschautermin* halten wir 8 Tage nach der Impfung in den gleichen Räumen und möglichst zur gleichen Tageszeit ab. Trotzdem werden nicht alle geimpften Kinder vorgestellt. Nach unseren Erfahrungen müssen bei der Nachschau die Angehörigen auf die noch zu erwartende *Impfreaktion* bei Erstimpflingen ganz eindringlich aufmerksam gemacht werden, da sonst angenommen wird, daß diese an sich natürliche Reaktion etwas Ungewöhnliches bedeutet, denn (psychologisch verständlich) entsteht sonst bei den Eltern der Eindruck, daß mit dem Nachschautermin der Höhepunkt der Impfreaktion erreicht ist.

Bei Zurückstellungen aus gesundheitlichen Gründen erscheint nach eigener Erfahrung eine übergroße Vorsicht nicht am Platze. Selbstverständlich werden Kinder mit fieberhaften Erkrankungen, akuten Infektionen und akuten eitrigen Hautausschlägen nicht geimpft. Ich habe aber Kinder mit endogenem Ekzem in einer reizlosen Phase ohne Komplikationen geimpft. Auch bei gewissen Hauterkrankungen in der Familie braucht man nicht übervorsichtig zu sein, sofern aus der Mentalität der Eltern zu erwarten ist, daß eine korrekte Isolierung des Kindes auch bei beengten Wohnverhältnissen gewährleistet erscheint. Überraschend war für mich immer wieder die Feststellung, daß die Kinder, die in großen psychiatrischen Krankenanstalten untergebracht waren oder als Hilfsschulkinder zur Impfung kamen, die Impfungen gut vertrugen, obgleich hier vielfach zerebrale Prozesse nachgewiesen oder zumindest anzunehmen waren. Auch bei diesen Kindern war die allgemeine Impfreaktion relativ gering.

Erhebliche Impfreaktionen — auch mit Fieber — treten dagegen oft bei Kindern auf, bei denen keine Zweifel an der Impffähigkeit bestanden. Es fällt auf, daß manche Wiederimpflinge trotz vorhandener Impfnarben oder vorliegender gültiger Impfscheine wie Erstimpflinge reagieren. Es ist m. E. wichtig, bei Erst- und Wieder-impfungen den Eltern eindringlich klarzumachen, daß sie bei der geringsten Reaktion das Kind sofort ins Bett legen und wie bei einem fieberhaften Infekt verfahren.

Problematisch ist die *Erst*impfung von *Säuglingen* oder auch *Kleinkindern,* in deren Familien ungeimpfte ältere Kinder vorhanden sind, wenn keine Möglichkeit besteht, den Impfling oder die ungeimpften Geschwister innerhalb der Wohnung oder bei Verwandten zu isolieren; sonst bleibt unter Umständen eine ganze Familie ungeimpft. Hier kommt es sehr häufig auf das Geschick der Fürsorgerin und des Arztes an, die auf Grund der Kenntnis der häuslichen und familiären Verhältnisse Wege finden müssen, um auch diese Kinder einer rechtzeitigen Impfung zuführen zu können.

Wichtig erscheint es mir, daß der Impfarzt seinen Impfbezirk kennt und mög-lichst jahrelang in diesem Bezirk tätig ist, weil dadurch ein Vertrauensverhältnis zwischen Bevölkerung und Impfarzt besteht, das bei ständigem Wechsel des Arztes oder des gesamten Personals niemals zu schaffen ist.

Zur Frage der Karenzzeiten, die die Durchführung des Impfplanes im Ablauf eines Jahres erheblich erschweren, kann ich aus eigener Beobachtung sagen, daß man sich in der Südafrikanischen Republik nicht an starre Karenzzeiten hält. So habe ich beobachtet, daß Kinder mit noch vorhandenem Pockenimpfschorf die Dreifach-Impfung DPT *und* die orale Poliomyelitisimpfung erhielten. Es handelte sich hierbei um weiße Kinder und nicht um Eingeborene. Von Komplikationen wurde auf Befragen nichts berichtet. Es scheint mir dringend wünschenswert, daß bei uns insbesondere die generelle Impfbefreiung nach dem 3. Lebensjahr über-prüft wird und daß diese Bestimmung einer Änderung unterzogen wird.

Diskussion

RICHTER: Das Recht auf die Pockenschutzimpfung besteht weiterhin. Wegen der sta-tistisch wahrscheinlich höheren Gefährdung jenseits des 3. Lebensjahres ist eine „allge-meine Kontraindikation" angenommen worden, auf Grund derer in öffentlichen Terminen überalterte Erstimpflinge generell von der Impfpflicht befreit werden. Der Bürger hat aber weiterhin Anspruch auf diese Impfung, und sie ist ihm auch unter entsprechender Auf-klärung und unter Berücksichtigung der Kontraindikationen zuzugestehen.

Leider hat sich verschiedentlich die Auffassung herausgebildet, daß die Impfung nach dem 3. Lebensjahr grundsätzlich verboten sei. Richtig ist lediglich, daß der Amtsarzt in öffentlichen Terminen weisungsgemäß an die 3-Jahres-Grenze gebunden ist. In Nord-rhein-Westfalen ist in diesem Jahr ein Erlaß erschienen, der dieser Situation Rechnung trägt. Danach sind sowohl bei Pockenausbrüchen als auch unter bestimmten Umständen in pockenfreien Zeiten Impfungen überalterter Erstimpflinge möglich. Maßgebend dürfte der Satz sein: „ . . . ist davon auszugehen, daß die Überalterung allein keine medizinische Gegen-indikation darstellt." Auch Gerichtsentscheide verweisen darauf, daß die Entscheidung über Impfung oder Nichtimpfung bzw. Impffähigkeit zumindest bei Einzelimpfungen aus-schließlich ins Ermessen des Impfarztes gestellt ist.

KUNERT: Die Erziehungsberechtigten unterschreiben hier in West-Berlin nicht, daß sie die Verantwortung für die Folgen der Impfung eines überalterten Kindes übernehmen, sondern bestätigen die Belehrung des Impfarztes darüber, daß ihr Kind nach den z. Z. geltenden Bestimmungen nicht mehr impf*pflichtig* ist, da mit der Impfung gewisse Gefahren für die Gesundheit des Impflings verknüpft sein können. Das entbindet den Impfarzt nicht von der Verantwortung, noch viel weniger kann diese den Erziehungsberechtigten aufgebürdet werden. Indessen kann nach Aufklärung der Eltern das Kind geimpft werden; dazu bedarf es natürlich der Erhebung einer eingehenden Anamnese des Impflings. Beim ungeimpften Erwachsenen ist die Situation im Prinzip die gleiche. Es geht ja hier um die postvakzinale Enzephalomyelitis. Dieses Problem ist keineswegs geklärt. Wir müssen aber diesen am 1. 1. 1960 in Kraft getretenen Folgerungen aus dem Pockengutachten des BGA eine Laufzeit zubilligen, von 1959 an etwa 10 Jahre abwarten und Erfahrungen sammeln. Dann wollen wir uns wieder sprechen.

LUNDT: Hinsichtlich der Parallelen zu Südafrika möchte ich folgendes sagen: Es ist außerordentlich schwierig, wenn nicht unmöglich, ausländische Statistiken und Erfahrungen, speziell solche einer gänzlich anders gearteten Bevölkerung als die der Bundesrepublik, für die Entscheidung der Frage heranzuziehen, was in der Bundesrepublik geschehen muß. Es gibt Länder, in denen die pvE wirklich oder angeblich überhaupt nicht vorkommt, und solche, in denen die pvE wesentlich häufiger, wenn nicht gar doppelt so häufig ist wie bei uns. Schon deshalb ist bei dem Vergleich der Erfahrungen aus ganz verschiedenen Populationen äußerste Vorsicht geboten.

FAERBER: Ich glaube nicht, daß das Gutachten des BGA heute noch in allen Punkten als richtig angesehen werden kann. Aber wir müssen uns selbstverständlich an die Richtlinien halten. Umso notwendiger aber ist es, daß jetzt das BGA alle Gesundheitsämter der Bundesrepublik veranlaßt, doch einmal die Erfahrungen bei der Impfung überalterter Erstimpflinge in den Jahren 1952 bis 1958 zu sammeln. Ich persönlich überblicke mindestens 20 000 bis 23 000 derartiger Impfungen ohne auch nur den allerkleinsten Zwischenfall.

BORGMANN: Das Gutachten des BGA zu Fragen der Pockenimpfung, das letztlich diesen Gesichtspunkt des überalterten Erstimpflings und die Gefahr der Erstimpfung jenseits des 3. Lebensjahres herausgearbeitet hat, kam zu einem Zeitpunkt heraus, als die Frage des *Risikos* einer Pockenerkrankung im Bundesgebiet und die Gefahr einer postvakzinalen Enzephalitis in einer ganz anderen Relation gestanden hat, als es nach den Pockenfällen in Heidelberg, Ansbach, Düsseldorf, Monschau und auch in England nun der Fall ist. Die von Frau KEMNA aus einer neuen Situation, die in Zukunft wahrscheinlich erhalten bleibt, heraus aufgeworfene Frage, ob die damalige Relation heute noch gegeben ist, muß sich jeder Amtsarzt stellen. Auch die Länder und das BGA beschäftigen sich mit dieser Problematik. Damals entsprach die Gefahr der Impfung eines überalterten Erstimpflings nicht dem Erkrankungsrisiko an Pocken. Deswegen haben die Leitenden Medizinalbeamten auf der Grundlage dieses Gutachtens nach einer sehr gründlichen Aussprache sich darauf geeinigt, in den Ländern Regelungen zu treffen, nach denen die Befreiung von der Impfpflicht jenseits des 3. Lebensjahres eine Dauerbefreiung ist. Es kann also in diesem Zusammenhang nicht von dem *Recht* auf Impfung, es muß von der *Pflicht* zur Impfung gesprochen werden, und das, was darüber hinausgeht, ist eine Impfung, die entweder in Anspruch genommen wird, weil man die Absicht hat, ins Ausland zu reisen, und weil das Risiko ein anderes geworden ist. Unter diesen Umständen ist die Impfung eines überalterten Erstimpflings durchaus möglich. In solchen und ähnlichen Fällen kann die Frage der Amtspflichtverletzung aufkommen. Ist dieses Risiko der Amtspflichtverletzung für den Amtsarzt tragbar? Wir haben nicht nur den Schutz der Bevölkerung, sondern auch den Schutz der Amtsärzte im Auge, und unter diesem Aspekt müssen wir uns gegen eine ungerechtfertigte Inanspruchnahme, etwa durch ein Gericht, durch einen Revers absichern. Diese Dinge werden in einer Form gehandhabt, die den Betroffenen nicht verletzt, sondern ihm klarmacht, daß er den Schutz dieser Impfung braucht; das muß man im Einzelfall klarlegen.

KAISER: In Frankreich werden zwecks Vermeidung der postvakzinalen Enzephalitis die Neugeborenen geimpft, weil bei diesen noch Abwehrstoffe von seiten der Mutter vorliegen. Wie steht man dazu in Deutschland?

KUNERT: Nach dem Reichsimpfgesetz können wir natürlich Neugeborene impfen. Es wird aber in der Praxis nicht getan, weil die Impfung selten angeht, und zwar weil der Säugling von der Mutter mit genügend Abwehrstoffen ausgerüstet ist. So bilden sich auch keine Impfnarben, die wir aber als Nachweis eines Impferfolges anstreben. Das Impfwesen in Frankreich deckt sich, was die Pockenschutzimpfung angeht, nicht ganz mit unseren Vorstellungen. Dort dürfen auch die Hebammen Kinder impfen; und ich wage nicht zu fragen: mit welchem Erfolg?

Hier liegt eine weitere Anfrage vor: *„Intervall zwischen Blutspende und Pockenschutzimpfung?"* Die Ansichten darüber sind geteilt. Wir können wohl annehmen, daß das Vakzinevirus nicht lange im Blut kreist. Andererseits hat ein griechischer Autor angeblich Vakzinevirus noch 2 bis 3 Monate nach der Impfung im Blut nachgewiesen. Das bedarf der Nachprüfung und braucht uns hier nicht als Grundlage einer Entscheidung zu dienen. Ich bin der Meinung, daß zwischen der Pockenimpfung und einer Blutspende mindestens 14 Tage zu verstreichen haben. Sollte dann wirklich noch Vakzinevirus im Blute kreisen, wird beim Empfänger kaum eine Reaktion auftreten, da die meisten Menschen durch die gesetzliche Impfung eine Immunität besitzen. Auch wenn ein Empfänger noch nie gegen Pocken geimpft worden ist, wird es zu großen Komplikationen bei der Blutspende nach 14tägiger Pause nicht kommen.

SIMON: Es war von den überalterten Erstimpflingen die Rede. HERRLICH und JOPPICH haben darauf hingewiesen, wie wichtig es wäre, den Säugling früher zu impfen als bisher, nämlich im 2. Lebensvierteljahr. Daß das beim öffentlichen Impftermin gewisse Schwierigkeiten machen kann, vor allem bei großen Terminen, ist klar. Ich wollte aber doch auf diese Möglichkeit hinweisen. Impfkomplikationen verlaufen beim jungen Säugling leichter. Wir bekommen in der Klinik jedes Jahr nach den Impfterminen dutzendweise Kinder unter der Verdachtsdiagnose Enzephalitis eingeliefert. Das voll ausgeprägte Bild der Impfenzephalitis ist selten. Aber es gibt Abortivfälle. Wir haben gelernt, auf diese Fälle mehr zu achten als bisher. Ich habe einen Elektroenzephelographen. Wir untersuchen im Jahr 300 Krampfkinder und haben angefangen, sehr intensive Anamnesen aufzunehmen. Ein großer Teil der späteren Krampfkinder hatte im Verlauf oder am Ende des ersten Lebensjahres zum ersten Male einen Krampf. Ich will damit nicht sagen, daß dieser mit der Impfung zusammenhängen muß, aber Fehldeutungen in beiden Richtungen sind möglich. Bei Kindern mit einem Fieberkrampf findet man noch wochenlang nach dem Anfall pathologische Veränderungen des EEG.

Ganz abgesehen, daß die Frage der Altersdisposition zur pvE noch nicht beantwortet ist, möchte ich sagen: Die Kliniker waren sehr erleichtert, als diese Vorschrift über die Zurückstellung nach dem 3. Lebensjahr kam und die Frage damit einigermaßen geklärt war. Ich glaube, man sollte reiflich überlegen, bevor man von dieser Regelung wieder abgeht.

KUNERT (auf Anfrage): Ich habe immer von Vakzinegammaglobulin im Sinne des Hyperimmunserums gesprochen. Gammaglobulin allein gibt keinen spezifischen Schutz. Wenn wir in Zeiten der Pockengefahr eine Immunität erzeugen wollen, dürfen wir nur mit spezifisch wirksamen Mitteln arbeiten; das sind Vakzineantigen oder Vakzinegammaglobulin. Von jedem Kalb, das der Gewinnung von Impfrohstoff dient, kann Hyperimmunserum gewonnen werden. Wir können aber einem Menschen — selbst in Notzeiten — nicht mehrere ccm artfremden Eiweißes in den Muskel spritzen, da die Gefahr des anaphylaktischen Schockes besteht. Diese besteht aber meines Wissens kaum oder nie bei Vakzineantigen.

Die postvakzinale Enzephalitis kommt auch bei Säuglingen vor. Eine einwandfreie Diagnostik ist dann nur in Zusammenarbeit mit einer Klinik möglich. Wir hatten seinerzeit noch nicht hinreichende Kenntnisse über die elektroenzephalographische Diagnose der pvE.

C. Erfahrungen aus der Praxis

1. Pockenbekämpfung
auf Landesebene am Beispiel von Nordrhein-Westfalen

Von J. Posch

Es ist selbstverständlich, daß die Maßnahmen der Pockenbekämpfung, vor allem in organisatorischer Hinsicht, je nach der Struktur der einzelnen Bundesländer unterschiedlich sind. Wahrscheinlich sind es dabei nicht einmal so sehr Planung und vorbereitende Maßnahmen auf Landesebene als Aufbau und praktische Durchführung der Pockenbekämpfung in den einzelnen Verwaltungsstufen, die in einem Land mit staatlichem Gesundheitswesen anders sein müssen als zum Beispiel in Nordrhein-Westfalen mit seinen kommunalen Gesundheitsämtern.

Nach den Ereignissen in Heidelberg und Ansbach waren auch in Nordrhein-Westfalen die Gesundheitsämter aufgefordert worden, alle nach den damaligen Erfahrungen ausreichenden Vorbereitungen zu treffen, um bei plötzlichen Pockeneinschleppungen unter allen Umständen Absonderung und Behandlung der Kranken und krankheitsverdächtigen Personen sicherstellen zu können.

Nachdem die Düsseldorfer Pockenfälle erneut gezeigt hatten, wie außerordentlich schwierig es ist, am Tage des Bekanntwerdens von Pockenerkrankungen erst Absonderungs- und Behandlungsmöglichkeiten und das dazugehörige ärztliche und pflegerische Personal sicherzustellen, wurden die Regierungspräsidenten fernschriftlich aufgefordert, die Gesundheitsämter auf die Notwendigkeit einer vorsorglichen Planung hinzuweisen und überörtliche Regelungen zu unterstützen. 2 Wochen später bestätigten die Vorfälle im Landkreis Monschau nicht nur die Richtigkeit dieser Maßnahmen, sondern vor allem auch die Erkenntnis, daß ohne nachdrückliche überregionale Lenkung nicht für alle Eventualitäten vorgesorgt werden kann. Im Ergebnis erwartet man also von der Landesregierung, daß sie nicht nur Vorschläge macht, sondern sich auch von deren Realisierbarkeit überzeugt.

Da die neuerlichen Pockeneinschleppungen in Großbritannien beweisen, daß auch bei uns jederzeit mit der Wiederholung solcher Vorfälle gerechnet werden muß, duldet die als notwendig erkannte Vorbereitung keinen Aufschub. Unser Land, das sich in einem dramatischen Ablauf der Geschehnisse davon überzeugen mußte, daß sich die Pocken auch anders verhalten können, als sie es nach der Sachverständigenmeinung eigentlich dürften, sah sich deshalb vor die Notwendigkeit gestellt, die Konsequenzen schnell und gründlich zu ziehen, ohne abwarten zu können, bis wissenschaftliche Streitfragen endgültig und schlüssig abgeklärt sind.

Vordringlich waren und sind die Bemühungen um die Schaffung von *Absonderungs- und Behandlungsmöglichkeiten* (sog. Pockenstationen), die allen Anforderungen genügen. Voraussichtlich wird die endgültige Lösung darin bestehen, daß überörtliche Zentren für einen größeren Einzugsbereich geschaffen und jederzeit einsatzbereit gehalten werden. Schwierigkeiten ergeben sich in Nordrhein-Westfalen weniger auf dem Gebiete der Finanzierung und baulichen Gestaltung als der Standortwahl, der personellen Besetzung und dem Betrieb dieser Einrichtungen.

Auch bei größtmöglicher Beschleunigung wird noch eine geraume Zeit bis zur Verwirklichung dieser Pläne vergehen. Als *Sofortprogramm* wurden deshalb von

den Regierungspräsidenten im Einvernehmen mit den Gesundheitsämtern *bestehende*
Einrichtungen ausgewählt, die den notwendigen Voraussetzungen am ehesten
gerecht werden. Nicht immer ist es möglich, das Einverständnis der Träger dieser
Einrichtungen dazu zu erhalten, daß ihr Haus nötigenfalls als Pockenbehandlungsstelle in Anspruch genommen wird. In diesen Fällen bleibt als letzter Ausweg nur
die Beschlagnahme des geeigneten Objektes im Augenblick des Pockenausbruchs,
also die Inanspruchnahme unbeteiligter Dritter bei Eintritt einer konkreten Gefahr
im Sinne der Bestimmungen der Ordnungsbehördengesetze oder der entsprechenden
Ländergesetze in Verbindung mit den §§ 35 und 37 des Bundes-Seuchengesetzes.
Wegen der überörtlichen Bedeutung wird die Inanspruchnahme durch eine Landes-
ordnungsbehörde, zweckmäßig den Regierungspräsidenten, ausgesprochen werden.

Die Gesundheitsämter selbst müssen angewiesen werden, in ihren Kreisen
geeignete Objekte auszuwählen, die zur *Aufnahme* der oft zahlreichen *Ansteckungsverdächtigen* bestimmt sind, sog. *Quarantänestationen*. Hierfür kommen in Betracht:
Mehrzweckbauten oder Gemeinschaftseinrichtungen wie Jugendherbergen, Erho-
lungs- und Ledigenheime, Internatschulen u. ä. Auch hier muß versucht werden, im
Wege der vertraglichen Vereinbarung die Freigabe der entsprechenden Einrichtungen im Bedarfsfall einschließlich der Bereitstellung des Inventars (Betten, Geschirr
und erforderliches Gerät sowie Kranken- und Anstaltskleidung) sicherzustellen.
Nicht zuletzt gehört dazu die vertraglich gesicherte Bereitschaft einer ausreichenden
Zahl von Ärzten und Pflegepersonen, deren Impfschutz durch regelmäßige Wieder-
impfungen auf dem laufenden zu halten ist, in den Quarantänestationen tätig zu
werden.

In Nordrhein-Westfalen wurden entsprechende Richtlinien bekanntgegeben; diese
Anweisungen sind inzwischen in den Kreisen und Regierungsbezirken weitgehend
verwirklicht worden.

Zu den vorbereitenden Maßnahmen gehört ferner die Wiederherstellung bzw.
Neubeschaffung der erforderlichen *Desinfektionseinrichtungen*. In Zusammenarbeit
mit einschlägigen Firmen und Sachverständigen wurde in Nordrhein-Westfalen
geprüft, wieweit in diesem Zusammenhang der Einsatz der wirksamen und zeit-
sparenden Dampfdesinfektion nach dem TCP-Verfahren (TRAUTMANN-CLAUBERG-
PFLAUM) möglich ist.

Von besonderer Bedeutung ist die zuverlässige Desinfektion der *Krankenkraft-
wagen*, die zum Transport pockenkranker oder krankheitsverdächtiger Personen
eingesetzt waren. Die Methode der Wahl ist noch immer die Formalin-Wasserdampf-
Desinfektion in einer dichtverschließbaren Garage oder einem Schuppen, die im
Winter beheizt werden können. Nachteilig sind vor allem die Dauer der Des-
infektion (24 Stunden) und die Tatsache, daß in der Regel noch eine Schluß-
desinfektion mit Formalin angeschlossen werden muß. Das sicherste viruswirksame
Desinfektionsverfahren ist zur Zeit immer noch die Erhitzung auf eine bestimmte
Temperatur, wobei wegen der zu fordernden Tiefenwirkung bei Decken usw. der
Wasserdampfdesinfektion der Vorzug zu geben ist. Die Anwendung auch bei der
Krankenwagendesinfektion ist erst seit Einführung des *TCP-Verfahrens,* das nach
dem Prinzip der Vakuumumwälzung arbeitet, denkbar.

Das charakteristische Merkmal des Verfahrens ist die Trennung von Desinfektionskammer und maschinellem Teil, also Dampferzeuger und Umwälzpumpen.
Da keine hohen Drucke entstehen und nur geringe Mengen von Wasserdampf not-

wendig sind, genügen Leichtbauweise und ein Dampferzeuger von geringer Kapazität. Dampferzeuger und maschineller Teil sind in einer sogenannten Zapfsäule untergebracht, an deren Anschlüsse die als Wagen beweglich gestaltete Desinfektionskammer nur beim eigentlichen Desinfektionsvorgang angeschlossen wird. Der nächste Schritt wäre, den Transportraum eines Krankenwagens abdichtbar zu gestalten und ihn mit den gleichen Schlauchanschlüssen für die Zapfsäule zu versehen. An Stelle der Desinfektionskammer wird so das Innere des Krankenwagens der Vakuum-Dampfdesinfektion unterworfen. Der Vorteil würde — abgesehen von der experimentell nachgewiesenen Wirksamkeit — vor allem darin bestehen, daß das Fahrzeug bereits nach einer Stunde wieder einsatzfähig ist. Zur Zeit steht zwar ein derartiges Fahrzeug noch nicht zur Verfügung. Nach Mitteilung der Herstellerfirma (Gebr. Poensgen GmbH., Düsseldorf-Rath) kann aber zu Anfang des kommenden Jahres mit der Lieferung der ersten Fahrzeuge gerechnet werden.

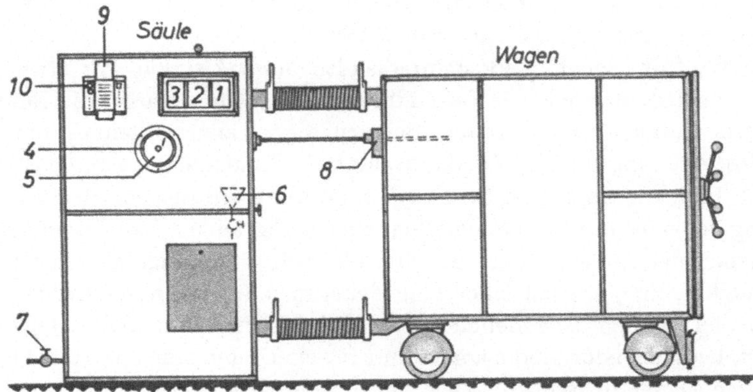

Abb. 1.   Bewegliche Desinfektionsanlage Modell DB 10.
(Gebr. Poensgen GmbH Maschinenfabrik)

Bedienungs-Anleitung

Heißluft — Dampf — Heißluft

a) Vorbereitung: Wagen füllen, verschließen und abwischen; Wagen an Säule ankuppeln; Gläser (1 + 2) füllen, je 1 Ltr. Wasser; Laufwerk (4) aufziehen, links drehen; Diagramm auflegen (5); Wassersäule evtl. nachfüllen (6); Hahn (7) schließen; Thermostat (8) einstellen 95° C.

b) Desinfizieren: Programmkarte weiß (9) einstecken; Einschalten Druckknopf (10); Nach Ablauf des Programms Hahn (7) öffnen.

Formalin — Ammoniak — Gemisch

a) Vorbereitung: Wagen füllen, verschließen und abwischen; Wagen an Säule ankuppeln; Gläser (1, 2 + 3) füllen je ¹/₂ Ltr. Wasser-Formalin Ammoniak; Laufwerk (4) aufziehen, links drehen; Diagramm auflegen (5); Wassersäule evtl. nachfüllen (6); Hahn (7) schließen; Thermostat (8) einstellen 65° C.

b) Desinfizieren: Programmkarte farbig (9) einstecken; Einschalten Druckknopf (10); Nach Ablauf des Programms Hahn (7) öffnen.

Eine weitere Entwicklung betrifft die der sog. *„fahrbaren Desinfektionsanstalt"*. Da die Dampfdesinfektion mit dem genannten Verfahren keine hohen Drucke mehr benötigt und demnach die Geräte nicht mehr massiv und ortsfest sein müssen, besteht die Möglichkeit, die gesamte Apparatur so zu gestalten, daß sie auf einem mittleren Lastkraftwagen transportiert werden kann. Eine Rationalisierung wird dadurch erreicht, daß von *einer* Zapfsäule mit Dampferzeuger und maschinellem Teil mehrere fahrbare Desinfektionskammern versorgt werden können. Der Prototyp einer derartigen Einheit wird von der gleichen Herstellerfirma in Kürze angeboten werden. Die Erfahrung wird zeigen, ob auf diese Weise der bestehende Mangel an Desinfektionsanstalten, besonders in Landkreisen, rationell und erfolgreich beseitigt werden kann.

Der Grundgedanke bei der Verwendung beweglicher Desinfektionseinrichtungen ist der, daß eine beliebige Zahl von Apparaten an der Stelle zusammengezogen werden kann, wo sie benötigt werden. Das Desinfektionsgut braucht weder über größere Strecken transportiert noch überhaupt aus den Krankenzimmern entfernt zu werden. Der Desinfektionswagen wird im Krankenzimmer selbst beladen und nach einer Oberflächendesinfektion an die Zapfsäule herangefahren. Während des Beladevorgangs kann ein anderer Wagen an die Zapfsäule angeschlossen und desinfiziert werden. Die Schlußdesinfektion in einer Pockenbehandlungsstelle kann weitgehend verkürzt oder risikolos gemacht werden.

Die Beschaffung einer zweckentsprechenden *Schutzkleidung* vor allem für das ärztliche und Hilfspersonal der Gesundheitsämter setzte zunächst die Entwicklung eines brauchbaren Musters voraus. Bei den hierzu angestellten Untersuchungen zeigte sich, daß eine für alle Zwecke brauchbare Schutzkleidung nicht zu verwirklichen ist. Es ist zu unterscheiden zwischen Schutzvorrichtungen, die eine optimale Sicherung bei einer nur kurz dauernden, aber hochgradigen Exposition bieten, der zum Beispiel der Amtsarzt oder der ärztliche Sachverständige ausgesetzt ist, und der Schutzkleidung, die bei einer lang dauernden Infektionsgefährdung, wie sie zum Beispiel für den behandelnden Arzt und das Pflegepersonal zutrifft, zweckmäßig ist. Die Kunststoffglocke kommt nur für eine Benutzung von 10 bis höchstens 15 Minuten Dauer in Betracht. Dies reicht zum Beispiel auch für den Krankenkraftwagenfahrer aus, der allerdings für den Vorgang des Einladens in den Krankenwagen und der Einlieferung in die Behandlungsstelle jeweils einen neuen Überwurf benötigt. Bei der Durchführung von Desinfektionsmaßnahmen oder etwa beim Leichentransport kommt nur die Benutzung eines Overalls mit Kapuze, Schutzbrille und Atemschutz in Betracht. Absolute Sicherheit bietet dabei die Benutzung von Sauerstoffgeräten an Stelle des niemals völlig virusdichten Staubfilters.

Zum Aufbau des erforderlichen *Impfschutzes für das ärztliche und pflegerische Personal,* das Hilfspersonal der Gesundheitsämter, nach Möglichkeit auch der frei praktizierenden Ärzte und der Polizei, mußten den Gesundheitsämtern nicht nur Empfehlungen gegeben, sondern bestehende Unsicherheiten in rechtlicher Hinsicht ausgeräumt werden. In einem Runderlaß vom 30. Juli 1962 (MBl. NW S. 1346, SMBl. 21 261) wurde die Impfung sog. überalterter Erstimpflinge geregelt. Mit einer Impfempfehlung, die am 3. August 1962 bekanntgegeben wurde, erhielten die Gesundheitsämter Anweisungen über Art und Umfang der beim Auftreten von Pockenerkrankungen erforderlichen Impfungen.

Die nach § 51 Bundes-Seuchengesetz für die Gewährung von Entschädigungsleistungen bei Impfschäden vorausgesetzte öffentliche Empfehlung einer Impfung wurde für den genannten Personenkreis in den Durchführungserlaß zum Bundes-Seuchengesetz aufgenommen.

Zur Intensivierung der gesetzlichen Impfungen bereitet das Land einen aufklärenden Kurzfilm „Die Pocken kommen" vor. Auf die Anwendung der im Impfgesetz vorgesehenen Strafmöglichkeiten wurde hingewiesen.

Im Rahmen der Impfempfehlung wurde eindringlich die Notwendigkeit hervorgehoben, bei dem Bekanntwerden von Pockenerkrankungen *sofort* die Impfung der Ansteckungsverdächtigen und der besonders gefährdeten Ärzte und Pflegepersonen einzuleiten. Eine Voraussetzung hierzu bildet die Möglichkeit zu kurzfristiger Beschaffung des Impfstoffs.

Normal eingestellte Lymphe hat bei Kühlschranktemperatur eine Gewährsdauer von einem Monat. Würde man alle Gesundheitsämter veranlassen, ständig einen Impfstoffvorrat bereitzuhalten, müßte ein erheblicher Impfstoffverlust in Kauf genommen werden. Für die in größerer Entfernung von der Landesimpfanstalt liegenden Kreise und kreisfreien Städte werden deshalb *Impfstoffdepots* eingerichtet, so daß die Beschaffung des Impfstoffs in jedem Fall weniger als eine Stunde in Anspruch nimmt.

Eine der wichtigsten Voraussetzungen zur schnellen Lokalisierung eines Pockenausbruchs ist die kurzfristige Sicherung der Diagnose. Hierzu ist wieder dringend notwendig die *Unterrichtung der Ärzteschaft,* vor allem der Ärzte der Gesundheitsämter, über Wesen und klinisches Bild der Pocken. Eine Sachverständigenkommission des Landes, der Prof. Dr. Stüttgen von der Hautklinik der Medizinischen Akademie Düsseldorf und Dr. Richter, Landesimpfanstalt, angehören, steht zur Beratung und Entscheidung bei unklaren Erkrankungsfällen zur Verfügung. Die Kommission hat es im Einvernehmen mit der obersten Gesundheitsbehörde des Landes übernommen, in Fortbildungsvorträgen örtliche Sachverständigengruppen zu bilden, denen es obliegt, für einen bestimmten Bereich die manchmal nicht ganz einfache klinische Trennung zwischen begründeten und unbegründeten Verdachtsmeldungen vorzunehmen. Ferner ist vorgesehen, eine Studiengruppe von Fachärzten und Ärzten des öffentlichen Gesundheitsdienstes auf eine mehrwöchige Studienreise nach Indien zu entsenden.

Von größter Bedeutung ist das Ergebnis der *Laboratoriumsuntersuchungen.* Dies bringt für die Laboratorien indessen Belastungen mit sich, die eigentlich kaum noch zumutbar sind. Im Falle der Hamburger Anstalten wurde die Arbeit im übrigen durch die Auswirkungen der Flutkatastrophe kompliziert. Außerdem stellte sich heraus, daß nicht voraussehbare Verzögerungen bei der Versendung des Untersuchungsmaterials, die bei großen Entfernungen unvermeidbar sind, unter Umständen zu einschneidenden wirtschaftlichen und psychologischen Auswirkungen führen können. In einem in Düsseldorf geplanten Impfanstaltsneubau soll deshalb ein Pockenlaboratorium eingebaut und die Pockendiagnostik eingeführt werden. Nach Fertigstellung der Düsseldorfer Anstalt wird auch für den nordwestdeutschen Raum ein leicht erreichbares Institut zur Verfügung stehen, ohne daß damit etwa ein Überangebot an Laboratoriumseinrichtungen dieser besonderen Art zu befürchten wäre. Mit dem Bau wird voraussichtlich 1963 begonnen werden können.

Unter Berücksichtigung der Erfahrungen von Düsseldorf und Simmerath wurden in Form eines Merkblattes *Richtlinien zur personellen Besetzung von Pockenbehandlungsstellen,* der Einschleusung der Kranken sowie der Ausschleusung der genesenden Patienten und der Verstorbenen und schließlich zur Durchführung der Schlußdesinfektion ausgearbeitet.

Neben den materiellen Vorbereitungen ist von mindestens ebenso großer Bedeutung die *organisatorische Vorbereitung der Pockenbekämpfung*. Es ist notwendig, bestimmte Tätigkeitsabläufe festzulegen, die bei dem Bekanntwerden von Pockenerkrankungen im Stadt- oder Landkreis bei der Aufsichtsbehörde und schließlich auf Landesebene in Gang kommen sollen. Als zweckmäßig hat sich dabei — sit venia verbo — die Aufstellung eines *Alarmplanes* erwiesen. Umfang und Reihenfolge der Maßnahmen bei Auslösung des Pockenalarms müssen von der Landesgesundheitsbehörde durch die Bekanntgabe von Mustervorschlägen bestimmt und koordiniert werden. Der Reihe nach sind folgende Punkte zu beachten:

Nach weitgehender Sicherung der Diagnose oder des Verdachts erfolgt die Benachrichtigung der zuständigen Pockenbehandlungsstelle und Meldung der Erkrankung oder des Verdachts an die im Alarmplan im einzelnen aufgeführten Stellen;

Bestimmung des örtlichen Einsatzleiters durch den Hauptgemeindebeamten oder durch den Regierungspräsidenten;

Auswahl und Teilabsonderung des Krankentransportpersonals;

Einsatzbesprechung zur Festlegung des Aktionsprogramms mit Sachverständigen nach vorher festgelegter Liste; bei dieser Gelegenheit sind folgende Aufgaben zu verteilen:

a) Ermittlung der Ansteckungsverdächtigen (Kontaktpersonen),
b) Räumung und Vorbereitung der bereits vorher bestimmten Quarantänestationen,
c) Transportorganisation für die getrennte Beförderung von Kranken, Krankheits- und Ansteckungsverdächtigen,
d) Fühlungnahme mit der Ärzteschaft durch die ärztlichen Berufsorganisationen,
e) Organisation des Polizeieinsatzes mit den Aufgaben der Bewachung der Isolier- und Quarantänestationen, der Hausquarantänen und ggf., in besonderen Fällen, der Transportbegleitung.

Die in der Impfempfehlung vorgesehenen Wiederholungsimpfungen sind durchzuführen;

Personalverstärkungen im Gesundheitsamt und zum Ersatz der für die Besetzung der Isolier- und Quarantänestationen abgezogenen Kräfte;

Sicherstellung der ärztlichen Versorgung der Bevölkerung durch Arztvertretungen;

Einrichtung von besonderen Fernsprechleitungen, ggf. Inanspruchnahme des Polizeifunkverkehrs zur Aufrechterhaltung der Verbindung unter den einzelnen Einsatzgruppen;

Einrichtung einer besonderen Pressestelle, deren Verlautbarungen mit der Aufsichtsbehörde und mit der Gesundheitsbehörde des Landes abgestimmt werden müssen;

Regelung des Berichtswesens.

Die *vorbereitenden* Maßnahmen lassen zum Teil bereits erkennen, wieweit in einem Land mit kommunalisiertem Gesundheitswesen im Falle des Auftretens von Pockenerkrankungen die staatliche Aufsichtsbehörde in Gestalt der Regierungspräsidenten und die oberste Landesgesundheitsbehörde, in Nordrhein-Westfalen das Innenministerium, unmittelbar tätig werden müssen. Im wesentlichen wird es sich um die *Beratung der örtlichen Stellen und der Aufsichtsbehörde* handeln, wozu nicht zuletzt die Bereitstellung einer *Sachverständigenkommission* zu rechnen ist. Ferner erscheint die *Sicherung der Diagnose* im Wege der Laboratoriumsuntersuchung von so großer überörtlicher Bedeutung, daß auch hier das Land die Möglichkeiten hierzu zu bieten oder neu zu schaffen hat. Als zuständige Stelle wird, wie in München und Berlin, zum Teil auch in Hamburg, die Landesimpfanstalt angesehen.

Eine der wichtigsten Aufgaben der Landesgesundheitsbehörde ist die *Steuerung des Nachrichtenwesens* und die *Unterrichtung des Bundesgesundheitsamtes* zur Weitergabe der Meldungen an die Weltgesundheitsorganisation, die WEU-Länder und Benachrichtigung der übrigen Bundesländer. Die Bedeutung einer konsequent maßvollen Berichterstattung auf internationaler Ebene dürfte aus den Ereignissen um die Pockeneinbrüche in Nordrhein-Westfalen und später in Großbritannien deutlich geworden sein. Sehr häufig kann man auf diese Weise Panik verhindern und Maßnahmen koordinieren, die sonst ein Übermaß an Zeit und Arbeitsaufwand erfordern würden.

Über eines muß man sich klar sein: *Je sorgfältiger alle Maßnahmen in pockenfreien Zeiten vorbereitet werden, um so weniger Komplikationen wird es im Fall der Pockeneinschleppung geben.* Hier liegt also die besondere Aufgabe des Landes, nämlich dort vermittelnd und helfend einzugreifen, wo die örtlichen Stellen nicht imstande sind, befriedigende Lösungen aus eigener Initiative zu finden.

Wir wollen hoffen, daß es noch recht lange dauert, bis der nächste Pockenfall die Auslösung des vorbereiteten Pockenalarms nötig macht.

Diskussion

KREY: Die vorsorgliche Pockenschutzimpfung von Amtsärzten und von anderem Heilpersonal ist wichtig für die uns in allen Ländern jetzt beschäftigenden Pockenalarmpläne. Die Impfung der Amtsärzte kann, da eine Rechtsgrundlage für eine Anordnung fehlt, vorläufig nur *empfohlen* werden. Rückfragen bei anderen Ländern ergaben, daß diese Empfehlungen kaum hinreichenden Erfolg haben. Wir glauben, daß wir eine rechtliche Basis finden müssen.

HÖFFKEN: Seitens der Länder wäre eine Novellierung des Bundesseuchengesetzes in dieser Hinsicht anzuregen. Eine Regelung im Beamtengesetz kann die Angestellten (Schwestern usw.) nicht berücksichtigen. Ob eine derartige Novellierung im Parlament durchzubringen ist, vermag ich nicht zu übersehen, denn es handelt sich um einen Eingriff in die persönliche Freiheit und die Unversehrtheit der Person im Sinne des Art. 2 GG.

ELSÄSSER: Im Regierungsbezirk Hannover haben sich auf Empfehlung sämtliche Amtsärzte und teilweise ihre Familien impfen lassen. Anderwärts haben sich alle in den Gesundheitsämtern tätigen Ärzte impfen lassen, teilweise schon seit Jahren. Pflegepersonal und Ärzte könnte man vielleicht im Rahmen des Dienstvertrages verpflichten, in einer besonderen Notlage Behandlung, Pflege usw. zu übernehmen.

HÖFFKEN: Auch auf den Krankenhausträger können wir nicht einwirken. Es kann nur eine allgemeine Empfehlung ausgesprochen werden, und da tauchen natürlich die versicherungsrechtliche Problematik und die Frage der Kosten des Krankenhausträgers auf. Bis zu einer anderweitigen Möglichkeit kann man nach der jetzigen Rechtslage nur *versuchen,* darauf hinzuwirken, daß auch das Krankentransportpersonal und die Schwestern sich impfen lassen. Ich glaube, wenn auch die Chefärzte gewonnen sind, wird man schon leichter vorankommen.

2. Pockenbekämpfung im Regierungsbezirk

Von A. Brugger

Wenn ich versuche, aus den Erfahrungen als Referent im Regierungspräsidium Nordbaden etwas zur Pockenbekämpfung beizutragen, dann bitte ich zu beachten, daß dies unter dem Gesichtspunkt der Organisationsform in *unserem* Lande geschieht.

Das Primäre der Pockenbekämpfung ist die Verhütung. Dieses Thema ist bereits in den vorausgegangenen Referaten behandelt worden. Einiges möchte ich hierzu jedoch beitragen. Bei der Impfung von Ausreisenden in Pockengebiete sollte durch den Impfarzt auch den Familienangehörigen die Impfung angeraten werden. Ebenso sollte dem Ausreisenden geraten werden, sich nach seiner Rückkehr einer ärztlichen Beobachtung zu unterziehen. Wir haben den Ärzten unserer staatlichen Gesundheitsämter die Genehmigung erteilt, als Nebentätigkeit Pockenschutzimpfungen für Ausreisende durchzuführen.

Wenn ein Verdacht einer Erkrankung bzw. eine Pockenerkrankung auftritt, so kommt es darauf an, dies so schnell wie möglich dem Gesundheitsamt zu melden, das die Meldung schnellstens dem Regierungspräsidium zu übermitteln hat. Im Regierungsbezirk müssen je nach Größe und Struktur eine oder mehrere Ärztegruppen bestehen, die sich aus Ärzten zusammensetzen, die auf dem Gebiet der Pockenbekämpfung Erfahrungen besitzen. Wo dies nicht der Fall ist, sollte diesen Ärzten die zeitliche und finanzielle Möglichkeit, Erfahrungen zu sammeln, geboten werden. Ebenso muß die Möglichkeit der Labordiagnose bestehen. Auch hier gilt bezüglich der Erfahrungen das vorher Gesagte.

Weiter muß für jeden Land- und Stadtkreis eine Einsatzgruppe gebildet werden bzw. bestehen, um die gesamten Maßnahmen zu koordinieren. Diese Kommission sollte sich zusammensetzen aus:

    a) dem Amtsarzt,
    b) dem Landrat bzw. Oberbürgermeister und den Bürgermeistern der von Pockenerkrankungen betroffenen Gemeinden,
    c) einem Vertreter des Krankenhausträgers,
    d) einem Vertreter der Ärzteschaft,
    e) einem Vertreter des Trägers des Krankentransports,
    f) dem Leiter des Polizeivollzugsdienstes.

M. E. sollte beim Zusammentritt dieser Einsatzgruppe der Medizinalreferent zugegen sein, um beratend und notfalls unterstützend zu wirken. Ich habe es jedenfalls so gehalten, und es war der Sache sehr nützlich. Meine weitere Erfahrung war, daß es von Nutzen ist, bei der Besprechung der Situationslage den zuständigen *Amtsrichter* zuzuziehen. Es fällt diesem dann viel leichter, im Einzelfall eine Verfügung nach § 37 Abs. 2 Bundesseuchengesetz zu erlassen, falls dies in der Bekämpfungsaktion erforderlich wird.

Nun noch einige Worte zu den vorzubereitenden Maßnahmen. Ich kann mich den Ausführungen von Herrn Posch — wenn ich ihn recht verstanden habe, daß die Schaffung von Einrichtungen zur Unterbringung von Pockenkranken Angelegenheit des Staates sei — nicht anschließen. Hier bestehen ganz klare gesetzliche Bestimmungen. Personen, die an Pocken erkrankt oder dessen verdächtig sind, müssen nach § 37 Abs. 1 Satz 1 Bundesseuchengesetz in einem Krankenhaus abgesondert werden. Nach § 37 Abs. 5 Bundesseuchengesetz haben die Gemeinden oder Gemeindeverbände für die Bereitstellung der notwendigen Räume, Einrichtungen und Transportmittel zur Durchführung von Absonderungsmaßnahmen außerhalb der Wohnung zu sorgen. Zu den Einrichtungen ist natürlich auch das notwendige Personal zu rechnen. Dieser Pflicht können die Gemeinden sich nicht entziehen und hier nach dem Staate rufen. Es gibt nicht nur die kommunale Selbst*verwaltung,* sondern auch eine kommunale *Verantwortung,* die gegenüber den Bürgern besteht.

In einem Regierungsbezirk sollten je nach Größe und Struktur mehrere geeignete Pockenbehandlungsstellen bereitgehalten werden. So halte ich für den Regierungsbezirk Nordbaden z. B. drei solcher Einrichtungen für notwendig, aber auch für ausreichend. Bei der Standortwahl ist die Struktur und die Höhe des Gefahrenmomentes zu berücksichtigen.

Ich pflichte Herrn Kollegen Posch nicht bei, daß von vornherein jeder Isolierstation eines Krankenhauses die Eignung als Pockenisolierstation abzusprechen sei. Dies ist im Einzelfall zu prüfen. Selbstverständlich gibt es Isolierstationen, die sich zur Isolierung von Pockenkranken nicht eignen.

Neben der Bereitstellung von Absonderungsräumen und Einrichtungen für Pockenkranke und Verdächtige müssen ausreichende Räume und Einrichtungen bereitstehen, zur Absonderung von Ansteckungsverdächtigen. Hierfür kommen auch Schulen, Schullandheime, Jugendherbergen und ähnliche Einrichtungen in Betracht. Während bei der Unterbringung der Erstgenannten Eile geboten ist, haben wir bei der Absonderung der Letztgenannten in besonderen Einrichtungen mehr Zeit. Wir haben s. Z. in Bruchsal für die Ansteckungsverdächtigen zunächst eine häusliche Absonderung verfügen lassen und am 8. Tag nach Kontaktaufnahme eine Absonderung in einer bis dahin geschaffenen Quarantänestation.

3. Pockenbekämpfung in einem Landkreis

Von W. Hilser

In einer Stadt gibt es sicher — vor allem infolge der starken Ballung der Bevölkerung — besondere Probleme bei der Bekämpfung von Infektionskrankheiten. Aber auch in einem Landkreis bestehen solche Probleme, wenn es sich auch — infolge der anderen Struktur — um andere handelt. Es ist dabei natürlich nicht gleich, ob es sich um eine der noch heute „gängigen" Infektionskrankheiten oder um eine der früher häufigeren, uns aber nicht mehr geläufigen „Seuchen" handelt.

Im vom großen Verkehrsstrom etwas abseits gelegenen, sonst aber schönen und idyllischen Landkreis Monschau waren wir im Februar-März 1962 plötzlich vor die Situation gestellt, die Bekämpfung eines Pockenausbruchs durchzuführen. Die Umstände, die dazu führten, sind aus früheren Veröffentlichungen bekannt. Auch über die Lehren, die aus diesen Pockenerkrankungen zu ziehen sind, ist schon einiges gesagt worden. Die Probleme aber, die sich zwangsläufig aus solch einer plötzlich hereinbrechenden Katastrophe gerade in einem Landkreis ergeben, sind noch nicht ausführlich erörtert worden. Dazu will ich einiges aus der Sicht des unmittelbar Beteiligten berichten.

Die Struktur unserer Städte im Bundesgebiet ist sicher unterschiedlich. M. E. aber ist die Struktur der Landkreise noch unterschiedlicher. So gibt es z. B. in unserem Bezirk den Landkreis Aachen als Großkreis mit etwa 250 000 Einwohnern und drei mittleren Städten von 40 000 bis 50 000 Einwohnern, und wir als Nachbarkreis stellen das andere Extrem dar.

Der Kreis Monschau ist der kleinste Kreis im Land Nordrhein-Westfalen. Er liegt südlich von Aachen an der Westgrenze der Bundesrepublik; seine Hauptstraße führt ein kleines Stück durch belgisches Gebiet. Er hat keinerlei Bahnanschluß, da die einzige vorhandene Bahnlinie nach 1945 wieder Belgien zugesprochen wurde. Er umfaßt ein dünn besiedeltes Gebiet von etwa 288 km² und hat nur 29 500 Einwohner. Seine Dörfer sind klein, aber sauber und landschaftlich meist reizend gelegen. Das größte Dorf hat etwas über 3000 Einwohner. Die einzige Stadt, die Kreisstadt Monschau, hat etwa 2800 Einwohner. Ungefähr in der Mitte dieses Kreises liegen die Orte Simmerath und Lammersdorf. Lammersdorf, Sitz eines bedeutenden Werkes, in dem Elektroöfen zur Stahlerzeugung hergestellt und vor allem nach Indien exportiert werden, wurde Ausgangspunkt des Pockenausbruchs. Simmerath, Sitz der Verwaltung dieser beiden Orte, beherbergt das einzige Krankenhaus des Kreises, wenn man von dem kleinen, völlig unzulänglichen Krankenhaus in Monschau mit 30 Betten absieht. Das Krankenhaus in Simmerath umfaßt 200 Betten, ist im Krieg zerstört und nachher in verschiedenen Bauperioden wiederaufgebaut worden. Der letzte Bauabschnitt wurde 1958 fertiggestellt. Hierbei handelt es sich um ein 100-Betten-Trakt, der die ganze Innere Abteilung enthält. Auch einige Infektionszimmer nach dem sog. schwedischen System liegen hier. Es handelt sich dabei um eine Isolierraumgruppe im Hochparterre. Diese umfaßt fünf Einzelräume und die dazugehörigen Nebenräume. Jedes Isolierzimmer der Gruppe hat Doppeltüren nach dem Flur hin und eingebaute Toiletten. Die Einschleusung von Kranken ist von außen über einen für diesen Zweck vorgesehenen Balkon möglich.

Das Gesundheitsamt eines solch kleinen Kreises ist natürlich ebenfalls klein. Es befindet sich in der Kreisstadt und ist besetzt mit nur einem Amtsarzt, drei Fürsorgerinnen, die alle in der Familienfürsorge tätig sind, einer technischen Assistentin, drei Schreibkräften und zwei nebenamtlich tätigen Desinfektoren. An freipraktizierenden Ärzten sind außer 13 praktischen Ärzten je ein Facharzt für Augen und HNO sowie die am Krankenhaus tätigen Fachärzte, ein Internist und ein Chirurg, der noch gleichzeitig Frauenarzt ist, vorhanden. Alle anderen Disziplinen sind erst im 35 bis 40 km entfernten Aachen oder Düren zu erreichen.

Nun das erste Problem: der Ausfall des Amtsarztes. Die damaligen Umstände ließen es mir dringend geboten erscheinen, die Situation sofort an Ort und Stelle zu prüfen. Leider war es mir nicht geläufig, daß die übliche Vorsicht nicht ausreichte, um nicht doch ansteckungsverdächtig zu werden und in Quarantäne zu müssen. Bei unseren Fällen haben wir doch erst richtig gelernt, wie der Begriff „Kontakt" bei Pockenerkrankungen aufgefaßt werden muß. Jeder, der in unmittelbarer oder mittelbarer Nähe eines Pockenkranken gerät, ist als ansteckungsverdächtig anzusehen.

Es ist also unbedingt notwendig, daß sich der Amtsarzt, wenn er in einer solchen Situation tätig werden muß — und das ist auf dem Lande eher möglich als in der Stadt — hinreichend schützt, denn sein Ausfall macht sich für die Pockenbekämpfung nachteilig bemerkbar. Ist er sogar, wie bei uns in Monschau, allein, dann ist niemand mehr da, der die nötige Ortskenntnis und damit die Führungsmöglichkeit hat. Ortsfremde müssen sich erst einmal umschauen und einarbeiten, und damit geht wichtige Zeit verloren. Sicher ist in Monschau von der Bezirksregierung durch die Abstellung eines Medizinalassessors und eines Kollegen aus dem Nachbarkreis schnell geholfen worden. Aber nur der ortsansässige und kundige Amtsarzt — um es nochmals zu betonen — ist in der Lage, alle Situationen richtig einzuschätzen. So hat es sich bei uns auch als Nachteil erwiesen, daß im Anfang auf dem Gesundheitsamt kein Arzt eingesetzt war. Die zu meiner Vertretung abgestellten Kollegen waren in einer neu gebildeten Pockenzentrale im Zentrum der Vorgänge (Simmerath) und zur Durchführung der Impfungen eingesetzt. Während dieser Zeit konnten alle an das Gesundheitsamt gerichteten Fragen nicht beantwortet werden, was teilweise zu einer erheblichen Verwirrung unter der Bevölkerung führte. Auch ist *ein* Amtsarzt in einer solchen Situation bei weitem überfordert. Es ist deshalb unbedingt erforderlich, daß überall vorgesorgt wird. Das ist am einfachsten in der Form zu bewältigen, daß ein sog. Pockenalarmplan aufgestellt wird. In diesem sind bis ins *einzelne gehende* Regelungen zu treffen, wie bei einer solchen Situation gehandelt werden muß. Es ist der Amtsarzt festzulegen, der die Leitung übernimmt, weitere sind zu benennen, die mithelfen und eventuell die Vertretung übernehmen können. Dabei ist es wichtig, daß sich auf dem Lande mehrere Kreise zusammenschließen, da nur so die personellen und auch sachlichen Voraussetzungen zu schaffen sind.

Bewährt haben sich zum Schutz der untersuchenden Ärzte Plastikanzüge mit Kapuze, Gummistiefeln und Gummihandschuhen sowie Mundschutz, die nachher gut desinfiziert werden konnten. Hinweisen möchte ich hier auf einen Anzug mit Plastikhülle, der sicher einen einwandfreien Schutz bietet und wohl auch in der Praxis gut zu gebrauchen ist.

Das zweite Problem ist ebenfalls ein Zentralproblem: es ist die Unterbringung eines an Pocken erkrankten Menschen. Über die damalige Unterbringung des pockenkranken Kindes ist schon viel und heftig diskutiert worden*. Ich will hier auf die damaligen Umstände nicht mehr eingehen, sondern möchte nur feststellen, daß damals kein Krankenhaus oder Krankenanstalt in der Lage war, einen Pockenkranken richtig zu isolieren. Es ist deshalb dringend notwendig, daß besondere Pockenkrankenhäuser erstellt werden und bis dahin Notlösungen gesucht werden, indem geeignete Gebäude bereitgestellt werden, die notfalls schnell zu räumen und als Pockenstation einzurichten sind, wie es in Nordrhein-Westfalen schon geschehen ist. Da Landkreise allein dazu nicht in der Lage sind, müssen sie sich zusammenschließen und gemeinsam eine Institution schaffen. Dabei muß m. E. darauf geachtet werden, daß die Pockenstation rasch erreicht werden kann. Im Bezirk Aachen haben sich die *südlichen* Kreise zusammengeschlossen und zunächst ein Kinderheim als Notstation vorgesehen. Sehr wahrscheinlich wird die endgültige Pockenstation im Anschluß an das Krankenhaus Simmerath eingerichtet werden. Es ist vorgesehen, die Station in Schnellbauweise zu errichten in Anlehnung an die Pläne, die vom Innenministerium in Düsseldorf herausgegeben wurden.

Das dritte Problem, das sich uns schmerzlich stellte, war der Ärztemangel. Mehrere niedergelassene Ärzte, die wegen Kontakts mit Pockenpatienten als ansteckungsverdächtig betrachtet werden mußten, fielen aus. Diese hatten z. T. nichts-

---

* vgl. Öffentl. Gesdhd. **24** (1962) 396.

ahnend, z. T. in Unkenntnis der Verhaltensmaßregeln bei Pockenerkrankungen die notwendigen Vorsichtsmaßnahmen außer acht gelassen. So fielen im Raum Simmerath-Lammersdorf alle dort vorhandenen Ärzte aus. Es kam infolgedessen zeitweise zu erheblichen Schwierigkeiten bei der ärztlichen Versorgung der Bevölkerung. Unglücklicherweise trat auch zu diesem Zeitpunkt eine Reihe unklarer Hauterscheinungen mit Fieber auf, die die noch tätigen Ärzte bis zum Rande der Erschöpfung belasteten und auch das Gesundheitsamt bei der Feststellung, ob nun Pocken vorlagen oder nicht, in erhebliche Schwierigkeiten brachte, zumal nicht genügend Fachärzte zur Verfügung standen, um den Meldungen immer ausreichend nachgehen zu können. Nur durch die Bemühungen mehrerer Amtsärzte, die einige Großstädte zur Verfügung stellten, des Beratergremiums und einiger weniger Fachärzte, die sich dazu bereiterklärt hatten, konnte die Situation schließlich beherrscht werden. Es erscheint mir wichtig, darauf hinzuweisen, daß in dem Alarmplan genügend freipraktizierende Ärzte und Hautfachärzte aufgeführt werden, die ggf. in der Lage sind, die Ermittlungen sofort durchzuführen. Außerdem müssen die praktischen Ärzte von einer Stelle aus immer wieder unterrichtet und vor allem auch auf die Notwendigkeit hingewiesen werden, die oben beschriebenen Vorsichtsmaßnahmen einzuhalten.

Die Durchführung von Ermittlungen mag schon in der Stadt bei aller Anonymität des Stadt- und vor allem Großstadtlebens schwierig sein. Aber auch auf dem Lande gibt es besondere Schwierigkeiten. So werden häufig und gerne „Andeutungen" gemacht, aber selten wird Genaueres angegeben. Bei uns hat sich der Einsatz von Polizei und Kriminalpolizei mit ihren technischen Hilfsmitteln, wie Lautsprecherwagen, Funk usw., bewährt.

Als besonderen Nachteil hat es sich bei den Ermittlungen, die außerhalb des Kreises durchgeführt werden mußten, ergeben, daß die Gesundheitsämter in Nordrhein-Westfalen kommunalisiert sind. Eine eindeutige Auftragserteilung von einer Zentralstelle aus war deshalb nicht möglich. Verschiedentlich mußten, um eine ausreichende Zusammenarbeit zu erreichen, langwierige Verhandlungen, manchmal mit Einschaltung des Regierungspräsidenten, geführt werden. Besondere Schwierigkeiten ergaben sich auch, als es darum ging, Desinfektoren zur Hilfe des einen eigenen überlasteten Desinfektors zu bekommen. Dabei war zwar der Amtsarzt des Nachbarkreises guten Willens, konnte aber gegen das „Nein" seines Oberkreisdirektors nichts ausrichten. Auch solche Probleme müssen in einem Pockenalarmplan von vornherein klargestellt werden.

Auf die eingehende Schilderung der Schwierigkeiten bei Einrichtungen von Quarantänestationen muß ich wegen der Kürze der Zeit verzichten. Ich möchte nur erwähnen, daß sich Jugendherbergen, Jugendheime und Schullandheime dazu gut heranziehen lassen. Auch Volks- und andere Schulen sind geeignet. Es müssen nur Küche, genügend Wasch-, Bade- oder Duschräume sowie WC und Schlafräume vorhanden sein. Das Betreuerpersonal muß getrennt von den Quarantäneinsassen untergebracht, ferner müssen Schleusen angebracht werden, durch die das Essen gefahrlos in die Quarantäne gegeben und der Abfall hygienisch einwandfrei ausgeschleust werden kann. Für die Zukunft wird es zweckmäßig sein, die Quarantänestationen, wie im oben erwähnten Plan, in der Nachbarschaft der Pockenstation anzulegen.

Der Alarmplan muß auch eine genaue Aufstellung aller Personen enthalten, die als Hilfspersonal einzusetzen sind. Außer dem Personal der Pockenstation muß ja auch genügend Personal für die Quarantänestationen, für den Transport und zur Besetzung der Impfstellen vorhanden sein. Dieses rekrutiert sich zweckmäßig aus den freiwilligen Hilfsorganisationen wie DRK, Malteser Hilfsdienst usw.

Ich komme damit zum letzten und nicht unwichtigsten Problem: der Organisation und der Durchführung der Schutzimpfungen. Vor allem bei der Pockenbekämpfung kommt es ja darauf an, daß schnell und schlagkräftig mit den Impfungen der Bevölkerung begonnen werden kann. In einem Landkreis, wo alle Ärzte normalerweise, gerade auch im Winter, bis an die Grenze ihrer Leistungsfähigkeit beschäftigt sind, ist die Durchführung ausreichender Impfungen sicher schwieriger als in der Stadt, da hier doch immer eher Ärzte abkömmlich sind als auf dem Lande. In Monschau konnte mit Hilfe der praktischen Ärzte, die sich fast ausnahmslos zur Verfügung stellten, schon am Tag nach dem Bekanntwerden der Krankheitsfälle mit den Schutzimpfungen begonnen werden. Allerdings stellte sich bald heraus, daß diese Kräfte für den großen Andrang, der auf den Impfstellen herrschte, nicht ausreichten. Deshalb wurden Ärzte aus den Nachbarkreisen, aus Krankenanstalten und dem Landesbad Aachen dankenswerterweise abgestellt und für Impfungen eingesetzt. Angesichts der großen Zahl kleinerer und kleinster Orte war es nicht möglich, feste Impfstellen einzurichten; es stellte sich als zweckmäßig heraus, Impfteams zusammenzustellen, die gut beweglich waren und überall eingesetzt werden konnten. Beim Gesundheitsamt wurde eine Dauerimpfstelle eingerichtet. Insgesamt waren zur Durchführung des Impfprogramms außer den praktischen Ärzten 12 Ärzte eingesetzt. Geimpft wurden etwa 17 000 Einwohner.

Ich halte es für wichtig, darauf hinzuweisen, daß in dem Pockenbekämpfungsplan auch Ärzte eingesetzt werden, die ggf. leicht abkömmlich sind und schnell in ausreichender Zahl zu Schutzimpfungen herangezogen werden können. Die Aufstellung der eben erwähnten Impfteams, die sich ja auch jetzt bei der Durchführung der Poliomyelitisschluckimpfung bewähren, dürfte dazu eine gute Lösung sein.

Zusammenfassend ist zu sagen, daß die ersten Schritte, die beim Auftreten eines Pockenfalls unternommen werden, die wichtigsten sind. Nach Klärung der Situation, eventuell an Ort und Stelle, natürlich mit ausreichendem Schutz, muß eine Bekämpfungszentrale gebildet werden, an deren Spitze der jeweilige Amtsarzt, in dessen Bereich die Pockenerkrankung auftritt, zu stehen hat. Ihm müssen weitere Ärzte des öffentlichen Gesundheitsdienstes zur Seite stehen, die einzelne Aufgabengebiete übernehmen, z. B. Leitung des Gesundheitsamtes, Einsatz der Impfgruppen u. ä. Es ist ein sog. Pockenalarmplan aufzustellen, in dem bis ins einzelne alle Maßnahmen, die ergriffen werden müssen, aufzuführen sind. Hierzu gehören eine Liste der Ärzte, die a) die Pocken- und Quarantänestationen besetzen, b) die Ermittlungen führen und c) die Impfungen durchführen. Außerdem müssen alle Hilfskräfte hier aufgeführt und Gebäude bezeichnet werden, die als Quarantänestationen dienen können.

4. Pockenbekämpfung in einer Stadt

Von Heinrich Schmidt

Dieser Bericht befaßt sich mit den Pockenerkrankungen in Ansbach im März und April 1961. Ein ausführlicher Bericht mit klinischen Angaben ist von Herrlich, Diesfeld und H. Schmidt am 28. 7. 1961 in Nr. 30 der Dtsch. med. Wschr. veröffentlicht worden.

Die Ausgangssituation: Ansbach, kreisfreie Stadt, Sitz der Regierung von Mittelfranken, liegt etwa 40 km westlich von Nürnberg. Es ist eine Behörden- und Schulstadt mit rd. 33 000 Einwohnern auf einer Fläche von etwa 10 km², die sogenannte Stadt des „Fränkischen Rokoko", mit einem alten, engen, im Kriege nicht zerstörten Stadtkern und mittelgroßen Industriebetrieben. Ansbach ist Verkehrsknotenpunkt, in dem sich nicht nur die Bahnlinien München-Würzburg und Stuttgart-Nürnberg, sondern auch die gleichsinnig verlaufenden Bundesstraßen 13 und 14 kreuzen. Die Stadt hat eine einwandfreie Wasserversorgung, eine moderne Kanalisation mit Kläranlage, an die aber gerade ein Teil der Altstadt noch nicht angeschlossen ist, sowie eine moderne Müllabfuhr. Das städtische Krankenhaus mit 300 Betten hat eine ältere chirurgische und neue innere Abteilung und einen alten kleinen, freistehenden Infektionspavillon. Am Stadtrand liegt die Heil- und Pflegeanstalt des Bezirks Mittelfranken mit 1200 Betten, in Bahnhofsnähe, also im Zentrum, eine kleine orthopädisch-chirurgische Klinik mit 30 Betten, die den Charakter eines Belegkrankenhauses hat. Die Stadt ist rings umgeben vom Landkreis, der ein Ausmaß von etwa 630 km² hat und etwa 51 000 Einwohner zählt. Der Landkreis hat kein eigenes Krankenhaus. Dessen Aufgabe hat z. T. das Krankenhaus der Diakonissenanstalt Neudettelsau zu übernehmen, das 20 km östlich von Ansbach liegt.

Das Gesundheitsamt in Ansbach ist staatlich und für Stadt *und* Landkreis Ansbach zuständig. Es war bis Ende April 1961 schlecht und beengt im 2. Stock eines alten Privathauses im Zentrum der Stadt untergebracht. Die personelle Besetzung bestand im März 1961 aus 3 hauptamtlichen beamteten Ärzten, 9 Fürsorgerinnen, davon 2 kommunalen (2 im März in Urlaub), 1 techn. Assistentin, 1 Gesundheitsaufseher und 4 Bürokräften, von denen 1, der einzige Mann, zur Kur verreist war.

Beginn und Verlauf: Am 28. März 1961, dem Dienstag der Karwoche, erkundigte sich der Amtsarzt von Frankfurt/Main telefonisch im Gesundheitsamt Ansbach nach einem angeblichen Pockenverdachtsfall, der im städtischen Krankenhaus liegen solle. Der Mann sei am 11. 3. 1961 aus Indien auf dem Flughafen in Frankfurt angekommen. Ein Name wurde nicht angegeben. Dem Gesundheitsamt war nichts bekannt. Die sofortige Anfrage im Krankenhaus ergab, daß es sich nur um einen ledigen 28jährigen Mann handeln konnte, der am 25. 3. 1961 mit der Diagnose „Windpocken" in die Infektionsabteilung aufgenommen worden war. Diese Diagnose werde aber bezweifelt; wahrscheinlich seien es nicht einmal Varizellen. Weitere Ermittlungen ergaben, daß der Kranke am 11. 3. 1961 von Frankfurt/Main mit einem privaten Kraftwagen eines Bekannten zu seinen Eltern nach Ansbach zurückgekehrt war. Die Mutter erzählte am Telefon, daß der Kranke K. E. auf dem Rückflug am 11. 3. appetitlos war, dann aber bis zum 18. 3. beschwerdefrei im väterlichen Fotogeschäft gearbeitet habe. An diesem Tage unternahm er mit den Eltern und dem Bruder im Auto eine Fahrt nach Oberfranken, wo Bekannte besucht wurden. Auftretende Nackenschmerzen wurden auf den Fahrwind zurückgeführt. Sonntag, den 19. 3., besuchte K. E. den Gottesdienst, sprach nach der Kirche noch mit Bekannten, fühlte sich dann aber unwohl, hatte Fieber und legte sich zu Bett. Die Mutter stellte ihm ihr Bett zur Verfügung, und so lag K. E. bis zur Einlieferung ins Krankenhaus am 25. 3. nachts neben dem Vater. Versorgt wurde er von der Mutter. Ein Arzt wurde am 20. 3. zugezogen. Dieser konnte aus den unklaren Erscheinungen keine bestimmte Diagnose stellen. Nach dem Auftreten von Hauteffloreszenzen und Bläschen im Mund wurde am 23. und 24. 3. der Verdacht auf Varizellen geäußert. Die Einweisung in das Krankenhaus erfolgte wegen der bevorstehenden Osterreise des als gewissenhaft bekannten behandelnden Arztes, der seinen Patienten nicht dem ärztlichen Feiertagsdienst überlassen wollte und, wenn auch nicht zugegeben, eine Assoziation Varizellen — Indien — Pockenverdacht gehabt haben könnte.

Zunächst war für den Amtsarzt zu klären, ob es sich um Varizellen handelte oder nicht. Die besten Kenner der Varizellen sind erfahrene Kinderärzte. Mit Zustimmung des Leiters der inneren Abteilung des Krankenhauses wurde einer der in diesem Hause als Belegärzte tätigen Kinderärzte zum Konsilium gebeten. Prof. HERRLICH wurde telefonisch in Kenntnis gesetzt und um Rat, besonders hinsichtlich des etwa erforderlichen Untersuchungsmaterials, gebeten. Der zugezogene Kinderarzt stellte nach Untersuchung des K. E. am frühen Nachmittag im Beisein des Amtsarztes, einer beamteten Ärztin des Gesundheitsamtes und eines Assistenzarztes des Krankenhauses fest, daß es sich nicht um Varizellen handele. Damit stand zunächst der Verdacht auf Pocken fest. Der Regierung wurde in den frühen Nachmittagsstunden Bericht erstattet. Das Gesundheitsamt Frankfurt und das Gesundheitsamt, in dessen Bereich der nunmehr bekannte Flugbegleiter des K. E. wohnhaft ist, wurden ebenfalls telefonisch informiert.

Als Sofortmaßnahme im Krankenhaus ordnete der Amtsarzt noch am 28. 3. die sofortige Sperre des Infektionspavillons, strenge Absonderung des Kranken, die laufende Desinfektion, die Schutzimpfung des gesamten Krankenhauspersonals und, soweit ärztlich vertretbar, auch der Patienten an. Die Stadtverwaltung Ansbach wurde zunächst telefonisch benachrichtigt. Die Namen der Patienten, die seit Einlieferung des K. E. aus dem Infektionspavillon entlassen worden waren, wurden festgestellt. Den Transport des Untersuchungsmaterials nach München übernahm die Landpolizei, die noch am 28. 3. den Impfstoff für die Impfung des Krankenhauspersonals anlieferte. Die Ermittlung von Kontaktpersonen durch das Gesundheitsamt lief an. In den späten Abendstunden des 28. 3. trafen Prof. HERRLICH und der zuständige Referent der Gesundheitsabteilung des Staatsministeriums des Innern in Ansbach ein. Der Kranke K. E. wurde von Prof. HERRLICH in Gegenwart des eben Genannten, des Medizinaldezernenten der Regierung, des Chefarztes und des Amtsarztes untersucht. Es wurde klinisch die Diagnose „Variolois" gestellt und nochmals Material zur Untersuchung abgenommen. Einen sicheren Impfschutz hatten zu dieser Zeit von den genannten Ärzten nur Prof. HERRLICH und der Amtsarzt.

Am 29. 3. fand bei der Regierung die Bildung und erste Besprechung eines Arbeitsstabes statt, an der außer den beiden Münchener Herren der Medizinalreferent und der Referent für Ordnung und Sicherheit, ferner Vertreter der Stadtverwaltung und der Amtsarzt teilnahmen. Die Regierung übernahm die überörtlichen Hilfs- und Schutzmaßnahmen, erteilte von da an dem Gesundheitsamt wertvolle Weisungen, leistete aber auch soweit wie möglich personelle Hilfe, da durch die Durchführung und Überwachung der örtlichen Maßnahmen einschließlich der Ermittlungen dem Amtsarzt die Gefahr drohte, die Übersicht zu verlieren. So wurden von der Regierung durch Rundschreiben sämtliche Ärzte in Stadt und Landkreis von dem Verdachtsfall in Kenntnis gesetzt. Da die Merkblätter des Bundesgesundheitsamtes nicht in ausreichender Menge verfügbar waren, wurde dem Rundschreiben ein Auszug aus diesem Merkblatt beigeheftet. Der Arbeitsstab entwarf die erste Mitteilung an die Presse, in der schon auf die Notwendigkeit der Schutzimpfungen hingewiesen wurde. Nachdem feststand, daß seit der Einlieferung des K. E. zwischen dem Personal des Infektionshauses und des Krankenhauses unkontrollierbare Kontakte bestanden hatten, entschloß man sich zur Sperre des gesamten Krankenhauses zunächst für die Dauer von 14 Tagen. Die Anordnungen erließ die Stadtverwaltung. Die Kontrolle der Absperrung übernahm die Stadtpolizei, später verstärkt durch Beamte der Landpolizei. Zur Unterbringung der zu erwartenden Kontaktpersonen und weiterer Erkrankungsfälle sowie des Krankenhauspersonals, das nicht im Krankenhaus wohnt, wurde die Einrichtung eines Hilfskrankenhauses beschlossen. Dazu bot sich die neben dem Krankenhaus gelegene Volksschule für Knaben und Mädchen an. Die Einrichtung für ein Seuchenlazarett mit 80 Betten wurde auf Grund des Seuchenvertrages vom DRK angefordert. Die Einrichtung (Betten, Matratzen, Wäsche und Geschirr) rollte am 29. 3. abends an. Beim Ausladen und Einrichten halfen Mitglieder des Kreisverbandes Ansbach des Bayr. Roten Kreuzes, der Bundeswehr und des techn. Hilfsdienstes.

Die Schule wurde noch am 29. 3. von dem inzwischen geimpften Krankenhauspersonal bezogen, das im Erdgeschoß untergebracht wurde. Als Beobachtungsstation für die gesunden Ansteckungsverdächtigen wurden sofort 5 Zimmer zuzüglich 1 Arzt- und Schwesternzimmers im 1. Stock und für weitere Verdachts- und Erkrankungsfälle am 31. 3. 2 Zimmer, 1 Arzt- und 1 Schwesternzimmer, im 2. Stock eingerichtet. 2 Schwestern mit Erfahrung in der Pflege Infektionskranker wurden von der Diakonissenanstalt Neuendettelsau zusätzlich zur Verfügung gestellt und vorher geimpft. Um den im Schulhause wohnenden Hausmeister samt Familie nicht zu gefährden, wurde durch Bretterwände das Knabenschulhaus, in dem er wohnt, vom Mädchenschulhaus, das als Seuchenkrankenhaus diente, abgetrennt. Getrennte Eingänge waren vorhanden. Im Laufe der nächsten Tage wurde auch eine Verbindung zwischen dem Hof des Krankenhauses und dem des Schulhauses geschaffen. Alle bei diesen Arbeiten beschäftigten städtischen Arbeiter wurden vorher geimpft, auch der Hausmeister und seine Familie. Am 30. 3. erschien in der örtlichen Zeitung der Aufruf zur Impfung. Auf den Einsatz von Lautsprecherwagen konnte angesichts der guten Impfbeteiligung der Bevölkerung verzichtet werden. Am selben Tage wurde auch das 1. öffentliche Impflokal in den Räumen der Tbc-Fürsorgestelle des Gesundheitsamtes in Betrieb genommen. Zur Durchführung der Impfungen wurden auf Anordnung der Regierung Ärzte und Hilfskräfte der benachbarten staatlichen Gesundheitsämter eingesetzt.

Ich war entgegen anderer Meinung von vornherein der Ansicht, daß man auf eine Registrierung der geimpften Personen schon wegen der Befragung zur Ermittlung von Kontaktfällen nicht verzichten kann. Zu dieser Arbeit und der späteren Ausstellung der Impfscheine reichte das Personal des Gesundheitsamtes nicht aus. Deshalb wurden zusätzliche Schreibkräfte der Regierung, freiwillige Kräfte des Roten Kreuzes und der Frauenarbeitsgemeinschaft herangezogen. Von einer Beteiligung von Oberschülern (es waren Osterferien) wurde aus psychologischen Gründen abgesehen, obwohl gerade die Jugendlichen noch am ehesten über einen Impfschutz verfügen und wahrscheinlich ohne Gefahr stärkerer Reaktionen hätten wiedergeimpft werden können. Durch die Erfassung der Impflinge auf Listen statt auf Karteikarten entstand vermeidbare Mehrarbeit. Die geimpften Personen wurden nach 3 Tagen zur Nachschau bestellt und nötigenfalls nachgeimpft.

Ungeimpfte Personen, Kranke und Alte, die unbedingt geimpft werden wollten oder ansteckungsverdächtig waren, wurden auf die Möglichkeit der Vorimpfung mit Vakzineantigen nach HERRLICH oder der Impfung unter Gammaglobulinschutz hingewiesen. Das Antigen wurde von der Impfanstalt kostenlos zur Verfügung gestellt und bei 90 Personen im Alter von 3 bis 73 Jahren, von denen allerdings nur 67 zur eigentlichen Impfung erschienen, ohne Schaden und mit Erfolg angewandt. Auch Gammaglobulin stand kostenlos zur Verfügung.

Trotz guter Impfbeteiligung auch während der inzwischen begonnenen Osterfeiertage, an denen das Impflokal von früh bis abends geöffnet war, begann der eigentliche Ansturm erst am Dienstag nach Ostern. An diesem Tag, dem 4. 4., wurde ein zweites zentral gelegenes Impflokal in einer Turnhalle eröffnet, in dem mehrere Impfgruppen gleichzeitig arbeiten konnten. Zu unliebsamen Szenen kam es leider bei der Impfnachschau und der Ausgabe der Impfscheine, weil niemand warten wollte und viele zur Nachschau nicht in das Impflokal kamen, in dem sie geimpft worden waren. Die Ansteckungsverdächtigen wurden größtenteils in den Impflokalen ermittelt. Die Registrierung mußte also genau sein, dabei mußte gleichzeitig festgestellt werden, ob, wann und wo ein Kontakt mit dem Kranken oder seinen Angehörigen stattgefunden hatte. Auch sollten alle Personen, die das Fotogeschäft aufgesucht hatten, ermittelt werden. Als Kontaktpersonen I wurden der Hausarzt des K. E. sowie dessen Frau und Tochter im eigenen Hause abgesondert; seine Patienten ab 20. 3. mußten als Kontaktpersonen II überwacht werden. Die Auskünfte wurden im allgemeinen ohne weiteres erteilt, wie denn die Bevölkerung überhaupt großes Verständnis für die Schutzmaßnahmen zeigte. 14 ansteckungsverdächtige Personen begaben sich ohne Protest in die geschlossene Beobachtung, in der sie immerhin bis zu 23 Tagen verbleiben mußten. Im Einvernehmen mit der Stadtverwaltung erfolgte ihre Einweisung zunächst durch das Gesundheitsamt, sie erhielten dann gegen Bestätigung einen widerspruchsfähigen Bescheid der Stadt. Kontaktpersonen der Gruppe II wurden an 660 ermittelt. Auch diese erhielten Bescheide der für sie zuständigen Verwaltungsbehörde. Sie mußten sich, soweit sie in Ansbach waren, zunächst täglich, später in etwas größeren Abständen im Gesundheitsamt vorstellen, das, wie eingangs erwähnt, nahezu baufällig war und nur über eine steile alte Holztreppe erreicht werden konnte.

Zu den Ansteckungsverdächtigen zählten auch die Eltern, 1 Bruder und 2 Tanten des K. E. Sie waren seit dem 30. 3. in Quarantäne. Am 2. 4. wurden bei dem *Vater* verdächtige Plaques im Munde festgestellt. Er bezog als erster die am 31. 3. eingerichtete Krankenabteilung. Am 3. 4. erkrankte die *Mutter*. Sie wurde am 4. 4. ebenfalls in den 2. Stock verlegt. Ihre Erkrankung verlief hämorrhagisch und endete am 10. 4. letal. Über die Leichenbestattung wird noch berichtet. Vom 4. 4. an hatte der Assistenzarzt, der von Anfang an Dienst im Hilfskrankenhaus versah, den 2. Stock bezogen, um die ärztliche Versorgung der Kranken erst mit 1, später mit 2 Schwestern zu übernehmen.

Auf Grund der beiden Kontaktfälle wurde Ansbach am 7. 4. örtliches Infektionsgebiet. Am 8. 4. konnten die ersten 8 Kontaktpersonen, die nachweislich mit Angehörigen der Familie E. auch in der Beobachtungsstation keinen Kontakt gehabt hatten, nach Reinigung und gründlicher Desinfektion entlassen werden. Sie wurden weiterhin im Gesundheitsamt einer 14tägigen Gesundheitskontrolle unterzogen. Am 13. 4. bestätigte der Krankenhausdirektor, daß sämtliche Insassen des

Krankenhauses, Patienten wie Personal, frei von pockenverdächtigen Erscheinungen seien. Das Krankenhaus wurde am 14. 4. freigegeben. Am 22. 4. wurde der zuerst erkrankte K. E., den man inzwischen aus dem Infektionshaus zu seinem kranken Vater verlegt hatte, mit Bruder und 2 Tanten aus dem Krankenhaus in die Wohnung einer Tante entlassen. In den Infektionspavillon wurde der noch kranke Vater des E. verlegt. Der Stationsarzt wurde durch einen anderen Assistenzarzt abgelöst, der mit den beiden Krankenschwestern, die die Kranken bisher versorgt hatten, in das Infektionshaus einzog. Da der erste Stationsarzt, Dr. Diesfeld, und seine Frau das obere Stockwerk eines freistehenden Hauses bewohnen, in dessen Erdgeschoß die Hausbesitzerin mit ihrem erwachsenen Sohn lebt, und da im Hause keine Kinder sind, wurde dem Arzt gestattet, die 14tägige Beobachtungs- und Inkubationszeit in seiner Wohnung zu verbringen. Sämtliche Hausbewohner waren geimpft worden. Am 23. 4. erkrankte Dr. D. Da Pockenverdacht bestand, wurde er am gleichen Tag in das Infektionshaus eingeliefert. Seine Frau, die ausgebildete Kinderkrankenschwester und Hebamme ist, erklärte sich bereit, ihren Mann zu pflegen. Sie begab sich am 24. 4. in das Krankenhaus. An diesem und den nächsten Tagen fand die Desinfektion des inzwischen leeren Schulhauses statt (Versprühung von Morbicid mit dem Mikrojetapparat), außerdem wurden auch die Wohnung des Dr. D., dessen Pkw und vorsorglich auch nochmals die Wohnung der Familie E. desinfiziert. Am 13. 5. wurden der Vater des E. und am 15. 5. Dr. D. mit Frau aus dem Krankenhaus entlassen. Ansteckungsverdächtig blieben nurmehr der abgeordnete Assistenzarzt Dr. L. und die beiden Krankenschwestern im Infektionshaus. Alle 3 wurden am 25. 5. 1961 entlassen. Damit hatten die Pockenerkrankungen in Ansbach ihr Ende genommen.

Der Tod der Mutter und die Bestattung der infektiösen Leiche machte mehreren Behörden Kopfzerbrechen. Die Leiche sollte möglichst unauffällig in der Dunkelheit aus dem Hause geschafft und mit Einwilligung der Angehörigen eingeäschert werden. Das nächste Krematorium befindet sich in Nürnberg. Nach Zerstreuung der Bedenken des dortigen Bestattungsamtes wurde mitgeteilt, daß die Leiche nach 19 Uhr nicht mehr in das Krematorium aufgenommen werde. In Gegenwart des Amtsarztes und nach seinen Anweisungen wurde die Leiche von den Schwestern und Dr. D. eingesargt, der Sarg wurde verschlossen, äußerlich mit Formalin desinfiziert, außerhalb der Krankenstation des Hilfskrankenhauses den Leichenträgern übergeben und im Leichenauto eingeschlossen. Ich muß hier den letzten Absatz der Arbeit von HERRLICH, DIESFELD und SCHMIDT insofern berichtigen, als man das Leichen- und Friedhofspersonal bei der Impfung nicht vergessen hatte. Nur der Fahrer des Leichentransportwagens, der mit dem Sarg nicht in Berührung gekommen ist, wurde erst am Abend vor dem Transport geimpft. In den frühen Morgenstunden wurde die Leiche eingeäschert, Personal und Wagen in Nürnberg desinfiziert. Es mag dahingestellt bleiben, ob die Grabbestattung in diesem Falle nicht ebenso zweckmäßig gewesen wäre.

Ich habe schon die wertvolle Hilfe unserer Regierung erwähnt, die uns 3 Ärzten mit 9 beamteten und 1 angestellten Arzt zur Hilfe kam und nicht nur als Aufsichtsbehörde fungierte. Die Regierung hatte unter anderem sofort bei dem örtlichen Roten Kreuz einen zentralen Bettennachweis eingerichtet und dafür Sorge getragen, daß die Aufnahme dringender Fälle in benachbarten öffentlichen Krankenhäusern sichergestellt war. Sie hatte ferner Verkehrsbeschränkungen erwogen.

Außer der Empfehlung an die evang. Pfarrämter, die Abendmahlsfeiern abzusagen, wurde aber in dieser Hinsicht nichts angeordnet. Sehr erfreulich war auch die Zusammenarbeit mit den anderen Behörden und beteiligten Institutionen. Durch die Presse wurden alle Flugreisenden aus Ansbach aufgefordert, außer dem Impfschein auch eine Bestätigung des Gesundheitsamtes Ansbach über das Freisein von Pocken vorzulegen, um so Schwierigkeiten bei der Abfertigung im Flughafen zu vermeiden.

Auf der Stadtverwaltung Ansbach lastete ein sehr großer Teil der Verantwortung. Es ging darum, das Hilfskrankenhaus herrichten zu lassen, die Absperrung zu sichern, Ausweise für die Personen auszustellen, die im Einvernehmen mit uns die Sperre passieren mußten, an die durch die Absonderung in ihrer Freiheit beschränkten Personen widerspruchsfähige Bescheide zu erlassen, ebenso an die als ansteckungsverdächtig unter Beobachtung Gestellten.

Sehr gut bewährt hat sich die bei der Stadtverwaltung errichtete „Hilfsstelle Krankenhaus", durch die der Verkehr zwischen den Insassen des Krankenhauses und der Außenwelt auch telefonisch aufrechterhalten wurde. Die Stadt hatte auch einen Kurierdienst eingerichtet, weil der Telefonverkehr mit dem Gesundheitsamt zusammengebrochen war. Die Kostenregelung hat Stadtverwaltung und Regierung überdies monatelang beschäftigt. Sehr gut und verläßlich hat auch der städtische Desinfektor gearbeitet, der u. a. die kurz vor Ausbruch der Pocken in Betrieb genommene neue Desinfektionsanlage des Krankenhauses einwandfrei bedient hat.

Ein Wort des Dankes sei der Presse und den Presseagenturen gesagt, deren Anrufe bei Tag und in den späten Abendstunden nicht immer angenehm waren, deren Mitarbeiter aber doch, abgesehen von Einzelfällen, um eine sachliche Berichterstattung bemüht schienen.

Zusammenfassung

Es wird über 4 Pockenerkrankungen in Ansbach im März und April 1961 und die eingeleiteten und durchgeführten Schutzmaßnahmen berichtet. Daß es bei den 4 Fällen geblieben ist, von denen leider einer letal geendet hat, ist einem glücklichen Zufall zu verdanken, der die durchgeführten Maßnahmen noch zur rechten Zeit wirksam werden ließ.

Besonders hervorgehoben wird die gute Zusammenarbeit mit allen beteiligten Behörden. Das Rote Kreuz mit seinem Seuchenlazarett, das in einem Schulhause eingerichtet wurde, sowie Ärzte und Schwestern des Krankenhauses haben die einwandfreie Absonderung und Beobachtung des betroffenen Personenkreises möglich gemacht.

Außer den 4 Kranken wurden insgesamt 14 Kontaktpersonen wenigstens 18 Tage lang streng abgesondert, davon ein Arzt mit Frau und Tochter in seinem Hause.

Etwa 660 Personen wurden vom Gesundheitsamt für die Dauer der Inkubation überwacht. Das Krankenhaus mußte für 16 Tage über die Osterfeiertage gesperrt werden.

Der freiwilligen Schutzimpfung unterzogen sich innerhalb 19 Tagen 15 000 Personen jeden Alters, darunter 17 Neugeborene. 67 überalterte Erstimpflinge wurden nach Vorimpfung mit Vakzineantigen, einige Personen unter Schutz von Gammaglobulin geimpft. Alle im Pockeneinsatz tätigen Personen wurden vorher geimpft. Die Registrierung müßte sofort auf Karteikarten erfolgen.

Das Personal der Gesundheitsämter reicht für eine Großaktion nicht aus. Eingesetzt waren 12 beamtete, 1 angestellter Arzt, 2 medizinisch-technische Assistentinnen, 5 Gesundheitsaufseher, 9 Fürsorgerinnen, 35 Schreibkräfte. Ohne Kurierdienst ist eine gegenseitige Benachrichtigung der örtlichen Stellen nicht möglich, weil die Telefonleitung des Gesundheitsamtes durch die Bevölkerung, Presse usw. blockiert wird.

Durch ein dem Grunde nach nicht mehr zu klärendes Versehen sind die Angehörigen des Ersterkrankten einen Tag später als vorgesehen wiedergeimpft worden.

Schwierigkeiten ergaben sich bei der Feuerbestattung der Leiche der verstorbenen Frau H. E.

Die rechtzeitige Meldung eines Pockenverdachts durch den behandelnden Arzt ist unterblieben. Ein Verschulden wird bei der Schwierigkeit der Diagnose nicht angenommen.

Die bisher angenommene Dauer des Impfschutzes nach Vakzination stimmt nicht. Im internationalen Reiseverkehr dürfte ein Impfschutz nur bei nachgewiesen positiver Impfreaktion anerkannt werden und auch dann nur für 1 oder höchstens 2 Jahre.

Um den Impfschutz des Krankenhauspersonals nachprüfen zu können, müßte ein entsprechender Vermerk auf den Karteikarten der Berufsgenossenschaft verlangt werden.

Eine Person, die nicht gegen Pocken geimpft werden kann, ist m. E. für den ärztlichen und für pflegerische Berufe nicht geeignet.

Auf Grund der Ansbacher Erfahrungen hat die Regierung von Mittelfranken die folgenden Maßnahmen des Amtsarztes bei Ausbruch einer gemeingefährlichen Krankheit oder bei Epidemien angeordnet:

Maßnahmen des Amtsarztes
bei Ausbruch einer quarantänepflichtigen Krankheit oder bei Epidemien

1. Nach Einlaufen der Anzeige sofortige persönliche Ermittlung über Art, Stand und Ursache der Krankheit
2. Verständigung der Gesundheitspolizeibehörde und der Regierung, ob der Ausbruch der Krankheit festgestellt oder der Verdacht des Ausbruches begründet ist
3. Einsendung von Untersuchungsmaterial an die entsprechenden Anstalten
4. Sperre des Krankenhauses für Zu- und Abgänge, wenn erforderlich
5. Bereitstellung von anderen Krankenanstalten zur Aufnahme von Kranken im Falle der Sperre eines Krankenhauses
6. Unterrichtung des Bettennachweises
7. Verständigung der Ärzteschaft
8. Einrichtung von Beobachtungs- und Isolierstationen
9. Bereitstellung von Ärzten und Pflegepersonal
10. Schutzimpfungen des vorstehenden Personals, der Desinfektoren, des Leichentransportpersonals, der notwendigen Ärzte, der Pfarrer sowie des Krankentransportpersonals, der Polizei
11. Bereitstellung eines Krankenkraftwagens, der nach jedem Transport zu desinfizieren ist
12. Einrichtung von Dauerimpfstellen für die Bevölkerung
13. Bereitstellung von Ärzten und Hilfspersonal, die vorher schutzzuimpfen sind, zur Durchführung der Impfungen
14. Einrichtung eines Kurierdienstes, besonderer Fernsprecher
15. Tägliche Presseinformationen.

Diskussion

BARON: In Düsseldorf hatten wir Schwierigkeiten, das Krankentransportpersonal und die Feuerwehrleute zu impfen. Wir haben 2 Vorträge gehalten und daraufhin ungefähr 60% impfen können. Jetzt, da wir einen detaillierten Pockenalarmplan aufzustellen haben unter Namensangabe aller Leute, die zum ersten Einsatz kommen sollen, heißt es: „Ich lehne es ab, mich jährlich impfen zu lassen mit der Gewißheit, daß ich als erster in die Gefahrenzone oder in Quarantäne komme." Mit Freiwilligkeit ist da nichts zu machen. Ferner: Der Arzt, der sich freiwillig zur Behandlung in der Pockenstation zur Verfügung gestellt hat, mußte noch abwarten, bis die Erkrankungen abgeklungen waren; er forderte eine Entschädigung des Verdienstausfalls. Das Bundesseuchengesetz sieht hierfür 680 DM und weniger vor. Der Arzt hat aber während dieser 2 Monate keine Nebentätigkeit ausüben können. Sein ganzer Haushalt ist darauf abgestimmt, daß er Nebeneinnahmen hat. Wo bleibt der Ersatz hierfür? Jetzt wollen die Ärzte diese Frage *vorher* geklärt haben.

Der Arzt, der die Familie J. behandelt hat, ist mit seiner Frau, die Kinderärztin ist, in Quarantäne gezogen. Er hatte einen erheblichen Verdienstausfall: Praxis in der Innenstadt, Personalkosten, Miete. Er und seine Frau bekamen 640 DM. Heute sagt er: „Ich werde mich nie wieder melden; und wenn ein Patient angibt, er sei vor 8 Tagen in Afrika gewesen und habe einen eigenartigen Ausschlag, dann würde ich nie wieder in die Wohnung gehen, weil ich dann u. U. in Quarantäne komme." Er wird nicht die Hilfe verweigern, aber irgendeinen Ausweg suchen. Die Stadt hat schließlich von sich aus eine größere Entschädigung gezahlt. Das Bundesseuchengesetz hilft nicht weiter. Diese Erfahrungen machen es uns jetzt so schwer, den Pockenalarmplan aufzustellen.

HÖFFKEN: Die Frage der Entschädigung ist schon an uns herangetragen worden. Wir haben auch bei einigen Ländern Rückfrage gehalten; eine Antwort steht noch aus. Wenn sie vorliegt, werden die Leitenden Medizinalbeamten darüber zu befinden haben, welche Möglichkeiten und Notwendigkeiten sich ergeben. Man muß aber auch eine andere Auffassung anerkennen, die dahin geht, daß der Arzt in seiner Tätigkeit auch das Berufsrisiko trägt. Wenn eine Sonderregelung zustandekommen sollte, muß auch für den Kreis der Pfleger und sonstigen Beteiligten gesorgt werden. Hier liegen sehr große gesetzgeberische Schwierigkeiten.

PASCHLAU (zu HILSER und SCHMIDT): Wenn man zu einem großstädtischen Gesundheitsamt gehört, ist die Situation bei Auftreten eines Pockenverdachtsfalles in mancher Beziehung wohl etwas anders, als wenn ich Amtsarzt eines kleinen Kreises bin. Wenn im Gesundheitsamt ein zweiter Arzt vorhanden ist, erhebt sich die Frage: Wer sieht sich als erster den Verdachtsfall, der von einem praktischen Arzt gemeldet worden ist, an? Geht der Amtsarzt selbst hin, so wird er womöglich blockiert. Habe ich einen jungen Kollegen, der vielleicht noch etwas unsicher ist, dann muß ich befürchten, daß er zu früh den Pockenverdacht bestätigt. Wir haben die Erfahrung gemacht, daß es darauf ankommt, als ersten Arzt einen Kollegen hinzuschicken, der über einige klinische Erfahrung verfügt. Ich möchte in diesem Zusammenhang erwähnen, welche Krankheiten in Stuttgart zum Pockenalarm geführt haben: erstens eine Reihe von Windpockenfällen, dann herpetiforme Erkrankungen, allergische Exantheme, septische Metastasen bei Polyarthritis, Erythema exsudativum multiforme, Pityriasis rosea und als Höhepunkt: Wanzenstiche, frisch importiert durch den Fahrer eines Möbelwagens, der wanzeninfizierte Möbel nach Stuttgart gebracht und in seiner Koje, Wand an Wand mit den Möbeln, geschlafen hat.

Am einfachsten ist es, wenn der Arzt eines Gesundheitsamtes einen Pkw hat, den er als Dienstfahrzeug fährt. Wenn nicht, wie z. B. bei uns in Stuttgart, könnte er ein Taxi nehmen; mit dem Taxi kann ich aber bei begründetem Pockenverdacht nicht zurückfahren. Also benötige ich einen Dienstwagen mit einem pockengeimpften Fahrer. Das hat den Vorteil, daß man mit demselben Wagen evtl. Kontaktpersonen transportieren kann.

Die Schutzglocke halte ich für geeignet für einen Konsilarius, den man heranholt, damit er sich kurz den Betreffenden ansieht. Aber ich glaube, daß für den erstbesichtigenden Arzt des Gesundheitsamtes die 10 Minuten Luft nicht ausreichen. Denn ich muß 1. die Anamnese erheben, 2. den Patienten untersuchen, 3. die Familienmitglieder inspizieren, 4. diesen die gesundheitspolizeilichen Auflagen schriftlich erteilen, erklären und unterschreiben lassen. Dazu reichen 10 Minuten nicht aus. Wir haben in Stuttgart eine *Bereitschaftstasche* im Gesundheitsamt. Sie enthält einen hochgeschlossenen Chirurgenmantel,

Chirurgenmützchen, als Mundschutz eine mehrfach zusammengelegte Windel. Die Tasche enthält ferner Gummihandschuhe, Chlorinatabletten zur Herstellung einer 0,5%oigen Lösung zur Händedesinfektion, die Formblätter für die Anordnungen, die man sofort aushändigen muß. Außerdem ist es zweckmäßig, ein Impfbesteck und einige Ampullen Lymphe mitzunehmen.

Wenn ich zu einem begründeten Pockenverdacht komme, befindet sich der Patient mindestens am 4. Krankheitstag. Früher wird man in der Regel nicht gerufen. Dann befinden sich die Familienmitglieder also am 4. oder 5. Tag der Inkubation, und es ist hohe Zeit, sie gleich zu impfen. Erfahrungsgemäß kommen Pockenalarme immer am Sonnabendnachmittag oder abends, wenn das Gesundheitsamt geschlossen ist. Man muß also den Schlüssel zum Gesundheitsamt an einer bestimmten Stelle deponieren; bei uns ist es die benachbarte Feuerwache. Jeder Arzt, der gerufen wird, muß wissen, wo er die Tasche findet. Das gehört in den Organisationsplan hinein.

PANTEL: Ich habe den praktischen Ärzten seinerzeit auf Anordnung in einem Rundschreiben bekanntgegeben, wie der Amtsarzt, sein Stellvertreter und der Chefarzt des Krankenhauses zu benachrichtigen und was im Pockenverdachtsfalle zu tun ist. Ich habe dem behandelnden Arzt empfohlen, den Patienten oder den Verdachtsfall zunächst zu Hause zu lassen.

AYE: Bei Meldung eines Pockenverdachtsfalles rufe ich mir ein Diagnostikteam zusammen und berate mit diesem, was getan werden soll. Nur wenn das Diagnostikteam den Verdacht begründet findet, weise ich den Patienten in ein Krankenhaus ein.

DYBOWSKI: Abends beispielsweise kann man in abgelegenen Gegenden kein Gutachterteam zusammenrufen. Es gibt doch nur die Möglichkeit, den Kranken auf dem schnellsten Wege in die nächste Universitätsklinik zu bringen, wo Dermatologen, Internisten, Virologen vorhanden sind und innerhalb von 6 bis 8 Stunden eine ganze Abteilung freizumachen ist. So lange kann man ohne Schwierigkeiten warten. Bis zum Abtransport des Patienten halte ich das Haus mit allen Bewohnern in Quarantäne. Das ist erfahrungsgemäß möglich. Die betreffenden Fachärzte, das Team, sind noch in der Nacht zu bestellen. Die Erfahrung hat gelehrt, daß die Professoren sofort bereit sind, zu kommen.

STÜTTGEN: Vom ganz banalen Mückenstich im Februar in der Nähe des Heizungskellers bis zu der allergischen oder der entzündlichen Vaskulitis werden laufend Pockenverdachtsfälle gemeldet; in Düsseldorf sind das etwa 3, manchmal 10 in der Woche. Da eine Untersuchung in der Wohnung aus naheliegenden Gründen nicht in jedem Fall möglich ist, haben wir folgenden Weg eingeschlagen: Anruf des Arztes beim Gesundheitsamt. Dieses benachrichtigt die Feuerwehr und bestellt einen Krankenwagen, und zwar in diesem Fall einen altertümlichen hohen Kastenwagen, in dem man eben aufrecht stehen kann. Beleuchtung muß man immer dabei haben, der Patient muß vorher ausgezogen sein. Ich untersuche ihn dann im Wagen.

RICHTER: Der Arzt, der zuerst den Pockenfall sieht, hat — und das ist die Regel — ohne Schutz dem Patienten gegenübergestanden. Dieser Arzt ist selbstverständlich abzusondern. Jeder weitere Arzt, der unter dem Wissen des Pockenverdachtes an das Krankenbett zitiert wird, hat sich seuchengerecht zu verhalten, d. h. mit Mundschutz, ggf. Schutzglocke usw., den Patienten zu begutachten. Ärzte sind nicht als Ansteckungsverdächtige anzusehen und können ihre sonstige Tätigkeit fortsetzen, wenn sie sich „seuchengerecht" verhalten haben. Es ist dabei selbstverständlich ärztliche Pflicht, daß sie über dieses rein Sachliche hinaus auch eine echte Selbstkontrolle bis zum Ende der Inkubationszeit ausüben.

Würde man nicht in dieser Weise verfahren, hätten Sie unnötigerweise im Laufe von wenigen Tagen u. U. 4 bis 5 Arztausfälle zu verzeichnen, was bei der anfallenden Arbeit im Pockenfall gar nicht zu verantworten wäre.

Die Frage der Bestattung von Pockenleichen haben wir wie folgt gelöst: In Düsseldorf sind beide an Pocken Verstorbene in festen Särge unter sicherer Abdeckung der Leiche mit Formalintüchern und formalindurchtränktem Sägemehl bzw. Zellstoff dem Krematorium zugeführt und *sofort* verbrannt worden. Einer Verbrennung der an Pocken Verstorbenen in Simmerath konnten wir deshalb nicht zustimmen, weil die Leiche auf den vereisten Straßen in der Eifel und der sonstigen Wege bis nach Köln hätte transportiert werden müssen, wo sich das nächste Krematorium befindet. Ein Unfall auf diesen Straßen hätte zu erheblichen Komplikationen führen können, und man hätte uns wohl mit Recht die Verantwortung dafür aufgelastet. Die Leiche wurde also in gleicher Weise wie oben in einen festen Holzsarg eingelegt und geschlossen. Dieser Sarg wurde in einen Zinksarg gestellt, der seinerseits verlötet wurde. In dieser Form wurde die Leiche dann auf dem Friedhof in Simmerath beigesetzt.

5. Pocken und internationaler Reiseverkehr

Von W. Koch

Die aus der Praxis gewonnene Erkenntnis, daß die Ausbreitung gewisser Krankheiten irgendwie durch Kontakte — ob nun direkt von Mensch zu Mensch oder auch nur zu von diesem mitgeführten Gegenständen, d. h. insbesondere zu Waren — gefördert wird, und daß die Gefahr eines Importes derartiger Krankheiten daher durch den Verkehr und an Brennpunkten des Verkehrs besonders groß ist, hat die Verantwortlichen in den Stadtstaaten des westlichen Mittelmeeres bereits im 13. Jahrhundert dazu veranlaßt, hafenärztliche Dienste aufzubauen. Diese zunächst nur in einigen Küstenstädten eingerichteten hafenärztliche Dienste waren seit jeher mit sehr erheblichen Befugnissen ausgestattet. Sie waren und wurden in der Folgezeit bei seefahrtverbundenen Völkern fest umrissene, unabdingbare Bestandteile eines Hafenbetriebes.

Im Deutschen Reich und auch in der Bundesrepublik bewegen wir uns, was die Wahrnehmung dieses Aufgabengebietes angeht, auf weniger festem Boden. Das Gesetz über die Vereinheitlichung des Gesundheitswesens mit seinen Durchführungsverordnungen kennt den Begriff „Hafen"- bzw. „Flughafenarzt" nicht. Zwar lassen sich Aufgaben und Zuständigkeiten für den hafen-/flughafenärztlichen Dienst aus den genannten gesetzlichen Bestimmungen in Verbindung mit den Internationalen Gesundheitsvorschriften, mit ihren Durchführungsverordnungen für den See- und Luftverkehr, dem Bundesseuchengesetz und sonstigen gesetzlichen Regelungen ableiten. Aber allein schon bezüglich der personellen Besetzung einer derartigen Dienststelle klafft der weite Spielraum zwischen einem hauptamtlichen Hafen- bzw. Flughafenarzt, über die nebendienstliche Wahrnehmung dieser Dienstaufgaben durch Ärzte eines Gesundheitsamtes bis zur Verpflichtung praktizierender Ärzte, die aus dem großen Aufgabengebiet des öffentlichen Gesundheitsdienstes Dienstgeschäfte in Bindung zu dem zuständigen Gesundheitsamt wahrnehmen.

Die für die erwähnten Abwehranstrengungen der mittelalterlichen Welt, d. h. für die Einrichtung der ersten hafenärztlichen Dienste maßgeblichen Gefahrenzentren, also die uns verhältnismäßig nahen Häfen des östlichen Mittelmeeres, haben zwar in der letzten Zeit durch Zurückdrängen der Krankheitsherde auf räumlich wesentlich umschriebenere und zumeist auch entlegenere Gebiete erheblich an Bedeutung verloren. Diese größere räumliche Distanzierung wird aber mehr als ausgeglichen durch eine geradezu ins Gigantische gewachsene Steigerung, vor allem aber Beschleunigung des Verkehrs, der Bevölkerung und Güter der ganzen Welt in noch vor wenigen Jahren für unvorstellbar gehaltenem Umfang durcheinanderwirbelt, so daß trotz aller moderner Hygiene und Sanierungsmaßnahmen die Kontaktmöglichkeiten mit Infektionsquellen gegenüber früheren Jahrzehnten heute eher größer sind als kleiner.

Leider ist es mir nicht möglich, diese allgemein bekannte und wohl auch unbestrittene Tatsache durch ein so eindeutiges Zahlenmaterial zu belegen, wie ich es gehofft hatte.

Auch über den Flughafen Fuhlsbüttel konnte ich kein Material erhalten, da dort ankommende Reisende nicht statistisch erfaßt werden. Lediglich aus englischen Veröffentlichungen weiß ich, daß 1960 auf dem Flughafen London von insgesamt 1 836 000 ankommenden Reisenden 137 000 aus Asien eintrafen. Nach Ländern aufgegliedert war diese Zahl leider ebensowenig wie die zweite mir bekanntgewordene Zahl von 21 492 „Asiaten" — und das ist ein sehr weiter Begriff —, die im Jahre 1961 in Hamburg angekommen sind. — Unschwer zu beschaffen ist lediglich eine vielleicht ganz interessante Gegenüberstellung der früheren und heutigen Reisezeiten aus den hauptsächlichen örtlichen Infektionsgebieten in unserem Raum: Während das Schiff, das noch bis zum zweiten Weltkrieg wichtigste Verkehrsmittel, zwischen dem asiatisch/indischen Raum und dem ersten europäischen Hafen zu Beginn dieses Jahrhunderts noch eine Reisezeit von etwa 15 bis 18 Tagen brauchte, macht ein modernes Passagierschiff diese Reise heute in etwa 10 Tagen, bei Flugzeugen errechnet sich die Reisezeit sogar nur nach Stunden. Aus Indien, d. h. aus Kalkutta oder Bombay, braucht ein modernes Düsenflugzeug heute etwa 16 bzw. 14 Stunden bis zu uns, aus dem großen äquatorialafrikanischen Pockenreservoir nehmen wir als Ausgangshäfen Lagos oder Khartum mit gut 6 bis 7 Stunden und aus Südamerika, d. h. hier Rio de Janeiro, mit etwa 14 Stunden.

Wenn ich im Gegensatz zur kleinen und kleinsträumigen Konzeption eines örtlichen Infektionsgebietes der WHO bewußt großräumig von „Indien", „Äquatorialafrika" und „Südamerika" spreche, so decke ich damit bereits eine große Schwierigkeit bezüglich der Erfassung von Personen, die als Krankheitsvermittler in Frage kommen können, auf. Flugzeuge oder Schiffe werden in unseren Tagen nur noch relativ selten unmittelbar aus kleinräumigen örtlichen Infektionsgebieten eintreffen, da jedes Land, in dem eine quarantänepflichtige Krankheit ausbricht, alles daransetzen wird, seinen Hafen bzw. Flughafen aus dem infizierten Gebiet auszuklammern. Für die gesundheitsdienstliche Erfassung Ansteckungsverdächtiger, für Impfzeugniskontrollen und dgl. mehr muß man aber unabhängig davon, daß das Flugzeug lediglich in einem ausgenommenen Gebiet gelandet ist, davon ausgehen, daß seine Insassen oder ein Teil derselben aus dem unmittelbar an den Flughafen angrenzenden örtlichen Infektionsgebiet, oft aber auch aus einer Vielzahl entfernterer derartiger Gebiete eintreffen.

Wie versucht nun der für diesen Zweig der Seuchenbekämpfung Verantwortliche den aus den Importmöglichkeiten von Infektionskrankheiten drohenden Gefahren zu begegnen? Ich möchte der älteren Aufgabe des hafenärztlichen Dienstes in Hamburg, vor allem aber auch der zeitlichen Entwicklung entsprechend, hier zunächst etwas über Infektionskrankheiten und Schiffsverkehr sagen. Das hier ganz allgemein Gesagte gilt ja für die uns von allen quarantänepflichtigen Krankheiten wohl die größte Sorge bereitenden Pocken nicht nur in gleichem, sondern in noch verstärktem Maße.

Der Kampf gegen die Ausbreitung einer Krankheit muß bereits an Bord beginnen. Es ist also sehr wichtig, schon auf dem Schiff dafür zu sorgen, daß ein Infektionskranker sachgemäß untergebracht werden kann. Leider war es auf Frachtschiffen bislang üblich, **irgend**eine Kammer, die „übrigbleibt", als das vorgeschriebene Hospital zu deklarieren. Die praktische Verwendbarkeit spielte dabei keine ausschlaggebliche Rolle.

Das Hospital eines noch für die Mitte der 50er Jahre typischen Neubaues liegt inmitten von Kammern, in die alle möglichen Zweckbestimmungen eingetragen sind, die aber nichts anderes sind als für die Vermessung getarnte Passagierkammern. Als Hospital ist diese Kammer in unmittelbarer Nachbarschaft der Pantry und des Speisesalons auch nicht geeignet, denn sie entspricht nicht den primitivsten Vorstellungen einer ausreichenden Isoliermöglichkeit.

Gesetzt nun den Fall, ein Kapitän hat ein Besatzungsmitglied oder einen Passagier als Infektionskranken erkannt und nach bester Möglichkeit isoliert, wie würde dann in einem deutschen Hafen die gesundheitsdienstliche Abfertigung dieses Schiffes ablaufen? Ich möchte dies, auch wenn ich mir dessen bewußt bin, daß nicht für alle deutschen Häfen die örtlichen Gegebenheiten gleich günstig sind, am Beispiel meiner Dienststelle in Hamburg erläutern. In eine Karte sind vom Feuerschiff Elbe I bis Hamburg alle Positionen eingetragen, von denen uns aufkommende Schiffe gemeldet werden. In Übereinstimmung mit der VO zur Ausführung der IGV in Häfen geben die Schiffe beim Passieren der Signalstation in Cuxhaven ihre Gesundheitsmeldung nach einem Codeverfahren ab. Diese Meldung wird über Fernschreiber an den hafenärztlichen Dienst weitergeleitet, der sofort entsprechend disponieren kann. Er wird, wenn die Meldung — und das ist in der bei weitem überwiegenden Zahl aller Schiffsankünfte der Fall — zu keinen Besorgnissen Anlaß gibt, oft von eingehenden Ermittlungen auf diesem Schiff absehen. Dadurch gewinnt man Zeit, sich um Schiffe, die Krankheiten melden, um so frühzeitiger und intensiver zu bemühen. Die Skala der einzuleitenden Maßnahmen reicht je nach gegebener Situation von sofortiger Abfertigung des aufkommenden Schiffes durch einen Arzt, der über weitere Maßnahmen zu entscheiden hat, bis zur indizierten, u. U. auch nur prophylaktischen sofortigen Anweisung eines abgesonderten Liegeplatzes für das Schiff, an dem dann mit der nötigen Sorgfalt und Ruhe unter Hinzuziehung von Experten und unter völliger Sperrung des Schiffes die weiteren Ermittlungen, Untersuchungen und sonstigen Maßnahmen durchgeführt werden. Dies wird bei quarantänepflichtigen Krankheiten, d. h. also insbesondere bei Pocken und Pockenverdacht, die Regel sein.

Im Gegensatz zu früheren gesetzlichen Regelungen wird vom Kapitän, der die Meldung abgeben soll, keine Diagnose, sondern nur die für einen Laien wesentlich leichtere Angabe von Symptomen gefordert. Die auf eine ernstere Erkrankung verdächtigen und daher zu meldenden Symptome sind in der international bekannten, von der WHO eingeführten Schiffsgesundheitserklärung aufgezählt. An Hand dieser Auskünfte hat der Hafenärztliche Dienst über die einzuleitenden Maßnahmen zu entscheiden.

Kein Kapitän, auf dessen Schiff ein derartig schwerwiegender Krankheitsverdacht wie Pocken in Erwägung gezogen werden muß, wird mit seiner Meldung bis zum Erreichen der Signalstation warten. Derartige Meldungen setzen die Schiffsführungen — das hat die Praxis mehrfach gezeigt — so frühzeitig wie möglich, d. h. mit den heute zur Selbstverständlichkeit gewordenen ETA-Meldungen, ab (ETA — expected time of arrival).

Es bleiben natürlich — und das ist bei Pocken ja ein Problem besonderer Art — die Fälle leichtester Erkrankungen, die von den Schiffsführungen nicht erkannt und dementsprechend auch nicht gemeldet werden. Um diese zu erfassen, kann man nur versuchen, so viele Schiffe wie irgend möglich während ihrer Hafenliegezeit aufzusuchen und einen ständigen engen Kontakt zwischen dem Hafenärztlichen Dienst und den Schiffsführungen, insbesondere aber auch zu allen im Hafenbereich praktizierenden Ärzten, zu unterhalten, so daß u. U. auch scheinbare Belanglosigkeiten zur Sprache gebracht werden. Ein Risiko des Unentdecktbleibens wird aber immer bleiben, zumal heutzutage die alte Regel: mit quarantänepflichtigen Krankheiten braucht man nur auf „Quarantäneschiffen" zu rechnen, nicht mehr zutrifft. Nicht so selten werden zum Ersatz vorgesehene Besatzungsmitglieder, ja ganze Schiffsbesatzungen, einem Schiff um die halbe Welt nachgeflogen; daher ist der Herkunftshafen des Schiffes für die Gefährdungsbeurteilung nur noch ein wenig zuverlässiger Maßstab.

Nach der VO über die Ausführung der IGV in Häfen usw. vom 26. 7. 1960 müssen Besatzungen und Passagiere von Schiffen bei Ankunft innerhalb von 14 Tagen aus örtlichen Pockeninfektionsgebieten den Nachweis ihrer Immunität gegen Pokken erbringen. In Parallele zu der Regelung für den Flugverkehr habe ich in Hamburg den Paßkontrolldienst auch im Hafen um Amtshilfe hierbei gebeten. Die Überwachung erfolgt reibungslos. Wegen der guten Durchimpfung der seefahrenden Bevölkerung ist es aber sehr selten, daß noch Impflinge ermittelt werden. Von der Seeberufsgenossenschaft wird zur Zeit erwogen, den Nachweis ausreichender Immunität gegenüber Pocken, d. h. in den allermeisten Fällen den Impfnachweis, als Voraussetzung für das Seedienst-Tauglichkeitszeugnis zu fodern. Dieses Bestreben ist bereits auf Widerspruch gestoßen. Die Erfahrung hat aber gezeigt, daß die Anmusterung eines ungeimpften Seemannes diesen den allergrößten Gefahren aussetzt, da bei der Ausreise niemals mit Sicherheit gesagt werden kann, ob nicht in einem der Anlaufhäfen vielleicht doch zum Zeitpunkt der Ankunft ein gültiger Impfpaß gefordert und ggf. ohne die in der Heimat möglichen Sicherheitsmaßnahmen, möglicherweise sogar von nichtärztlichen Hilfskräften, rigoros eine Erstimpfung vorgenommen wird. Wir dürfen das Vorgehen in vielen Ländern nicht mit den in der Bundesrepublik üblichen Maßstäben messen. Es ist daher zu hoffen, daß es gelingen möge, dies die Seeberufsgenossenschaft bewegende Problem einer allen Belangen gerecht werdenden Lösung zuzuführen.

Im Seeverkehr werden also im allgemeinen Erkrankungs- oder auch nur Verdachtsfälle einer quarantänepflichtigen Krankheit den hafenärztlichen Dienststellen frühzeitig zur Kenntnis gelangen, eine Soforterfassung durch den Arzt, oft sogar prophylaktische Sicherheitsvorkehrungen, wie z. B. Anweisung eines isolierten Liegeplatzes für das Schiff bis zur Abklärung des Falles, möglich sein.

Demgegenüber liegen die Dinge beim Luftverkehr wesentlich ungünstiger. Welche Möglichkeiten der Erfassung Verdächtiger, Erkrankter oder auch ganz allgemein der Abwehr eines Krankheitsimportes haben wir hier?

Als erstes möchte ich in Parallele zur Schiffsgesundheitserklärung die „General Declaration" nennen. Ganz abgesehen davon, daß dieses Dokument im allgemeinen mit einer — sagen wir — „Großzügigkeit" ausgefertigt wird, die es hoffnungslos erscheinen läßt, daraus verläßliche Auskünfte zu erhalten, glaube ich, daß es etwas viel verlangt ist, wenn man von dem Flugkapitän nach einem Flug von wenigen Stunden Dauer ein verbindliches Urteil über den Gesundheitszustand seiner Passagiere erwartet. Selbstverständlich werden Schwerkranke der Luftstewardeß auffallen. Nur sehr selten begibt sich aber ein Schwerkranker noch auf eine weite Reise. Zur allmählichen Entwicklung eines schweren Krankheitsbildes sind aber — von Ausnahmen abgesehen — die heutigen Flugzeiten zu kurz.

Die dritte Möglichkeit der Kontrolle der das Einreiseland gefährdenden Personen wäre eine flughafenärztliche Abfertigung. Ich habe mir früher von einer derartigen Institution viel versprochen; je länger ich mich aber mit diesem Fragenkomplex befasse, desto mehr komme ich zu der Auffassung, daß eine exakte ärztliche Kontrolle aller Flugpassagiere, die nach oder während einer Reise die Möglichkeit haben, eine Krankheit weiterzugeben, zunächst ein ungeheuer aufwendiges Unterfangen wäre. Eine derartige Untersuchung würde einen wesentlich größeren Arbeitsaufwand als die parallellaufende Zoll- und Paßkontrolle und dementsprechend ein gutes Personal erfordern. Ferner würde sich ein derartiges Verfahren niemals reibungslos in den Verkehrsstrom eines großen Flughafens, in dem alles auf Zeitersparnis eingestellt ist, einbauen lassen.

Bei einer oberflächlichen Musterung der vorbeiströmenden Reisenden — und sei es auch durch einen Arzt — kommt aber nicht viel mehr heraus als bei den eingangs erwähnten Dokumenten und Flugzeugbesatzungsbefragungen. Selbstverständlich wird der Flughafenarzt auch diese Möglichkeiten, sich zu informieren, ausschöpfen müssen. Und ohne Frage wird es sich dann, wenn ein Flugzeug — womöglich noch direkt und ausschließlich — aus einem örtlichen Infektionsgebiet eintrifft, empfehlen, dem den Impfnachweis kontrollierenden Beamten der Paßkontrolle einen im Gesundheitsdienst geschulten Beamten beizugeben. Es wird trotzdem immer möglich sein, daß ein Erkrankter — zumindest ein Leichtkranker — durch dieses Netz hindurchschlüpft. Der entscheidende Hebel zur Abwehr von quarantänepflichtigen Krankheiten — und das gilt ganz besonders für die Pocken — muß an anderer Stelle angesetzt werden:

Erstens muß angestrebt werden, den Impfschutz der reisenden Bevölkerung so hoch wie irgend möglich zu treiben und den Vollzug dieser Forderung bei der Einreise zu überwachen; *zweitens* muß sichergestellt werden, daß sämtliche Passagiere und Besatzungsmitglieder, die sich während eines bestimmten Fluges in einem Flugzeug befanden, in allerkürzester Frist erfaßt werden können, seien sie nach dem Verlassen des Flugzeuges auch bereits weit über die Welt verstreut. Nur dann können wir sie so unter Beobachtung stellen oder auch isolieren, daß ein gelegentlich unvermeidbarer Krankheitsimport schnellstmöglich eingekreist und damit weitgehend „entschärft" wird.

Aber bereits bei der Verwirklichung der ersten Forderung ergeben sich 2 Probleme: 1. Ist eine ausreichende Immunität mit den heute üblichen Verfahren bei der Ausfertigung eines internationalen Impfpasses gewährleistet? Bekanntlich sind derartige Pässe auch ohne oder mit angestrebt reaktionslos verlaufender Impfung käuflich. Die Zahl derartiger Pässe mag prozentual nicht sehr hoch sein. Wenn es aber das Unglück will, ist gerade der Besitzer eines derartigen Passes der Infektvermittler. Dieser Mangel würde sich durch rigorose Strafmaßnahmen einschränken, aber schwerlich ganz abstellen lassen, solange das Impfen für den Internationalen Impfpaß ein Geschäft und keine Dienstaufgabe ist. — Stärker dürften die Fälle ins Gewicht fallen, bei denen zwar ordnungsmäßig geimpft, aber mangels einer bei dieser Impfung nach internationalen Bestimmungen nicht erforderlichen Nachschau übersehen wurde, daß die Impfung ohne Erfolg blieb. Hier wäre durch eine Nachschau eine Besserung der Situation möglich; sie wird auch bereits von verschiedenen

Seiten angestrebt. Im übrigen wäre es ein weiterer großer Vorteil einer Nachschau, daß sie die Möglichkeit einer Falschbescheinigung vermindern könnte.

2. Haben wir unter den gegebenen Verhältnissen die Möglichkeit, mit hinreichender Sicherheit auch nur einigermaßen vollzählig aus dem Strom der Reisenden den Personenkreis herauszufinden, von dem wir den Immunitätsnachweis fordern? Leider muß ich diese Frage mit „nein" beantworten. Durch Umsteigen und Untertauchen in Transiträumen können sich viele Reisende, die sich dann scheinbar nur im heimischen, d. h. für uns europäischen Raum aufgehalten haben, der Kontrolle entziehen.

Ich kann hier leider auf die Probleme der Erfassung impfnachweispflichtiger Reisender nicht ausführlicher eingehen. In den letzten Jahren haben wir auf diesem Gebiet aber wenig erfreuliche Erfahrungen sammeln können, die insbesondere dann bedrückend werden, wenn z. B. aus einer Maschine London-Amsterdam-Hamburg der Impfpaß eines Inders, von dem der die Impfpaßkontrolle durchführende Beamte des Grenzschutzes auf Grund seines äußeren Aspektes annimmt, daß er seine Reise nicht in London angetreten hat, überprüft wird, ein diesen Passagier aber bereits von Indien her begleitender Engländer als allem Anschein nach nur aus London kommend unkontrolliert passieren darf. Diese Schwierigkeiten werden sich nur mit Hilfe eines zwar kurzgefaßten, aber Aufschluß über den Aufenthalt während der letzten 14 Tage gebenden Fragebogens für alle Reisenden im internationalen Verkehr ausräumen lassen. Dieser Fragebogen ist zwar von deutscher Seite vorgeschlagen, zur Zeit aber noch stark umstritten. Ich hoffe, daß die Akten über ihn nicht endgültig geschlossen sind.

Wie läßt sich nun die zweite Forderung nach schnellstmöglicher Erfassung gefährdeter und gefährdender Passagiere und Besatzungsmitglieder erfüllen? Ich glaube nicht, daß sich dieses Problem mit Rückfragen bei den Fluggesellschaften und Auswertung der dort vorhandenen Unterlagen lösen läßt, denn die Fluggesellschaften sind erfahrungsgemäß bei Auskunftsersuchen über Fluggäste vielfach überfordert. Außerdem kennen sie vielleicht Namen und Heimatanschrift des Passagiers, das bedeutet aber keineswegs immer, daß sie auch seinen Aufenthaltsort nach dem Verlassen des Flugzeuges angeben können, und schließlich halte ich es für möglich, daß besonders bei Buchungen im letzten Augenblick und über kurze Strecken auch diese Personalunterlagen unvollständig sind. Auch hier dürfte eine von dem Fluggast auszufertigende „Landekarte" das sicherste Hilfsmittel zur Erfassung Flugreisender sein. Diese könnte vom Paßkontrollbeamten von jedem die Sperre passierenden Fluggast eingezogen und nach Flugzeugen geordnet für etwa einen Monat aufbewahrt werden.

Abschließend möchte ich noch ein kurzes Wort über Informationsquellen der hafen- bzw. flughafenärztlichen Dienste über die sich laufend ändernde Weltseuchenlage sagen. Von der WHO wird wöchentlich ein Bericht, der die gesamte Welt erfaßt, herausgegeben. Darüber hinaus werden täglich von der WHO die neuesten Nachrichten über Funk verbreitet. Das Bundesgesundheitsamt wertet diese Meldungen aus und gibt sie an die Länder, aber auch direkt an die Frontdienststellen, d. h. an die Flughäfen weiter. Es ist Angelegenheit des Hafen- bzw. Flughafenarztes, für schnellstmögliche Zustellung der Meldungen an ihn Sorge zu tragen. In Hamburg sind wir in der glücklichen Lage, diese Meldungen über unseren eigenen Fernschreiber zu erhalten, so daß wir sehr schnell über alle wichtigen

Änderungen informiert sind und dementsprechend handeln können. Zur Information innerhalb der Dienststelle und für die Paßkontrolle haben sich Weltkarten, auf denen die Seuchenlage laufend nach den eingegangenen Meldungen „gesteckt" wird, sehr bewährt. Von diesen Karten haben wir eine auf dem Flughafen, eine in meinem Dienstzimmer und eine in den Diensträumen meiner Mitarbeiter im hafenärztlichen Außendienst.

6. Zur Tätigkeit der Flughafenärzte

Von W. Fremder

Es wird Sie interessieren, einige Daten des Luftverkehrs zu erfahren, um die Tätigkeit der Flughafenärzte beurteilen zu können. Abbildung 1 gibt eine Aufstellung über den Umfang des gewerblichen Luftverkehrs in und mit der Bundesrepublik. Seit 1957 zeichnet sich ein fast gleichmäßiges Ansteigen aller Sparten des gewerblichen Luftverkehrs ab. Eine beträchtliche Anzahl von Flugpassagieren fliegt vom Ausland nach dem Ausland; das sind die sog. Transitpassagiere, die zum großen Teil nicht den Impfbestimmungen der Bundesrepublik unterworfen sind. Der Anteil des Frankfurter Flughafens am internationalen Luftverkehr ist bedeutend.

Tabelle 1 zeigt zu diesen Zahlen die Anteile von Fracht und Post im Luftverkehr. Diese beiden Arten des Luftverkehrs sind relativ mehr angestiegen als der Passagierverkehr. Für die Pockenbekämpfung spielen Fracht und Post praktisch keine Rolle. Es ist wohl ein Fall im Jahre 1913 beschrieben worden, in dem durch eine Briefmarke Pocken übertragen worden sein sollen.

Tabelle 2 zeigt den Luftverkehr aus einigen Gebieten der Erde, die als die eigentlichen Pockenendemiegebiete anzusehen sind. Es handelt sich hier besonders um Indien, Pakistan und Zentralafrika. Der Luftverkehr mit die-

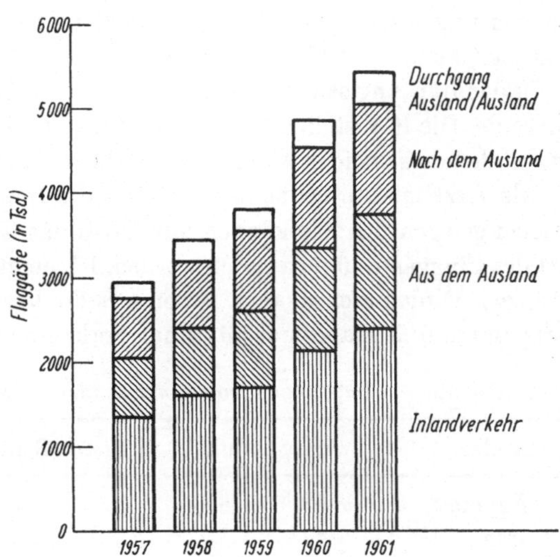

Abb. 1. Der gewerbliche Luftverkehr 1957—1961 in und mit der Bundesrepublik Deutschland (Quelle: Statistisches Bundesamt)

Tabelle 1. *In- und Auslandsverkehr auf den Flughäfen der Bundesrepublik Deutschland*

Jahr	gestartete gewerbliche Flugzeuge	Fluggäste			Fracht	Post
		Einsteiger	Aussteiger	Durchgang	ein	ein
1958	131 323	2 396 905	2 368 530	589 166	23 243	7 323
1959	153 225	2 725 434	2 697 155	714 282	31 011	8 723
1960	182 225	3 520 646	3 498 763	798 237	41 692	11 021
1961	195 805	3 900 553	3 896 290	801 942	56 310	15 779

Tabelle 2. *Fluggäste von der Bundesrepublik nach ausgewählten Ländern 1961*

Ghana	458
Kongo	216
Liberia	158
Nigeria	627
Teilgebiet Afrika	1 459
Indien	5 115
Pakistan	1 879
Zum Vergleich:	
Europa	1 049 493
Afrika	29 987
Amerika	242 763
Asien	35 732
Australien	2 611
	1 360 586

Quelle: Statistisches Bundesamt

sen Ländern spielt allerdings zahlenmäßig im Vergleich zu dem Verkehr mit Amerika eine unbedeutende Rolle.

Tabelle 3 gibt die Zahlen der Impfungen von einreisenden Fluggästen für die Monate Juni bis Dezember 1961. Hier läßt sich ablesen, daß wir aus den eigentlichen Pockenendemiegebieten nur ganz wenige Flugpassagiere zur Pockenimpfung überstellt bekommen. Die Mehrzahl der Impflinge reist aus den Ländern des vorderen Orients ein, die zum großen Teil pockenfrei sind. Sicherlich verbergen sich aber hinter der geringen Zahl von Impflingen aus Indien und Pakistan auch Transitpassagiere, die teilweise schon auf anderen europäischen Flughäfen abgefertigt sind und in Frankfurt als aus Europa einfliegende Fluggäste erscheinen.

Wir sind bei der Erfassung der einfliegenden Fluggäste gänzlich auf den Paßkontrolldienst angewiesen. Die Kontrolle müßte demnach 100%ig wirksam sein. Leider ist das für Frankfurt (M) nicht möglich, da die personelle Besetzung der Paßkontrolle seit Jahren ungenügend ist. Es wurde wohl immer wieder darauf hingewiesen, jedoch bis jetzt keine Abhilfe geschaffen.

In der Impfung sehe ich vom rein ärztlichen Standpunkt aus eine Art Individualtherapie. Die IGV stellen Impfung und Beobachtung gleichwertig nebeneinander und verbinden diese beiden Möglichkeiten durch das Wort „oder".

Als Arzt möchte ich zunächst jedem die Impfung anraten. Schwierigkeiten entstehen gelegentlich; sie können nur durch das Eingehen auf die besondere Wesensart des Fluggastes überwunden werden. Ich nenne hier nur Impfgegner, orientalische Prinzen, Diplomaten u. a. m. Besonders die letztere Gruppe scheint ihre diplomatische Immunität manchmal mit einer Pockenimmunität gleichzusetzen.

Tabelle 3. *Impfungen von einreisenden Fluggästen Juni bis Dezember 1961*

Länder	Juni	Juli	August	Sept.	Okt.	Nov.	Dez.	Gesamt
1. Ägypten	95	63	41	82	43	45	34	403
2. Iran	44	37	28	23	29	23	21	205
3. Marokko	6	25	32	29	50	20	14	176
4. Libanon	20	15	16	25	19	11	20	126
5. Tunesien	27	26	7	11	23	12	11	117
6. Irak	37	21	9	16	17	11	4	115
7. Israel	11	20	12	14	8	11	8	84
8. Türkei	17	7	7	11	15	3	9	69
9. Indien	1	—	15	6	1	—	2	25
10. Süd-Afrika	6	8	3	2	1	1	1	22
11. Brasilien	2	2	3	2	2	—	3	14
12. Pakistan	2	—	1	—	1	—	1	5
13. Indonesien	1	—	—	—	—	—	—	1
14. Nigeria	—	—	1	—	—	—	—	1
Gesamt	269	224	175	221	209	137	128	1 363

Etwa jeder dritte impfpflichtige Fluggast hat sein Impfzertifikat „verloren", „liegengelassen" oder behauptet es wenigstens. Hier sehe ich eine Möglichkeit zur Abhilfe, wenn an der Innenseite des hinteren Paßumschlags eine Papiertasche angebracht werden würde, in die der Impfpaß gesteckt wird.

Die Reisebüros und teilweise sogar die Konsulate sind über die Impfbestimmungen sehr mangelhaft unterrichtet. Das führt immer wieder zu unnötigen Verärgerungen, besonders bei den Ferienreisenden in einige Mittelmeerländer. Ich nehme an, daß die erwähnten Stellen Informationsmaterial über die Impfbestimmungen zugeleitet bekommen, doch müßte dieses Material besser genutzt werden.

Der Flughafenarzt soll über die Anwesenheit infizierter Personen an Bord im Rahmen des internationalen Reiseverkehrs durch die „Allgemeine Erklärung für Luftfahrzeuge" unterrichtet werden. In der Praxis hat sich das als eine Illusion herausgestellt. Die Luftverkehrsgesellschaften und auch die Flughäfen stehen der Seuchenbekämpfung allzuoft nur mit halbem Interesse gegenüber. Ihr Zauberwort heißt „facilitation", d. h. Erleichterung. Wir können Erleichterungen nur begrüßen, aber sie dürfen in keinem Falle zu einem Nachlassen der Seuchenabwehr führen. Leider erreichen uns diese „allgemeinen Erklärungen für Luftfahrzeuge" erst einige Zeit *nach* der Landung, manchmal sogar erst nach 2 bis 3 Tagen. Eine Auswertung ist dann natürlich nicht mehr möglich. Es bleibt ferner zu überlegen, ob und inwieweit der Flugzeugführer überhaupt in der Lage ist, sich ein Bild vom Gesundheitszustand seiner Passagiere zu machen.

Der Lösung dieses Problems ist nur durch die geplante *Landekarte* näher zu kommen. Diese müßte aber den nächsten voraussichtlichen Aufenthaltsort in der Bundesrepublik enthalten. Hat man erst einen Aufenthaltsort, so müßte es im Ernstfall gelingen, weitere Ermittlungen durchzuführen. Wenn man sich vor Augen hält, welche eminente Bedeutung gerade dieser Punkt für den Ernstfall hat, müßte sich ein Weg finden lassen, den juristischen Vorbehalt auszuräumen.

Gleichrangig steht neben dieser Landekarte die *„Gelbe Warnkarte"*, die zumindest den Flugpassagier und den Arzt bei jeder möglichen Erkrankung auch an die Pocken *denken* läßt. Ein Rest von Problemen bleibt zunächst ungelöst. Das überstürzte Anwachsen des internationalen Reiseverkehrs, die nicht mehr überschaubare soziologische Struktur der Fluggäste aller Länder und Rassen ergibt Schwierigkeiten, die auf Anhieb noch nicht zu bewältigen sind. Zwei Beispiele für viele:

1. Ein Mann kam aus Asien angereist und sollte in Frankfurt geimpft werden, flog aber sofort ungeimpft nach Zürich weiter und ist dann wohl per Bahn oder Auto ungeimpft in die Bundesrepublik eingereist.

2. Eine junge Tänzerin kam aus dem vorderen Orient, in dem sie jahrelang tätig gewesen war, und wollte auf dem Rückflug nach Oslo einige Zeit in Frankfurt bleiben. Sie verweigerte die Impfung und wurde daraufhin „unter Kontrolle" in das nächste Flugzeug nach Kopenhagen gesetzt.

Ich halte es für nötig und richtig, daß zumindest auf den Großflughäfen ständig Ärzte anwesend sind, die sich im Alltag mit allen hier angeschnittenen Problemen auseinandersetzen, Erfahrungen sammeln und diese Erfahrungen kritisch verwerten und weiter geben können. Nur so besteht die Möglichkeit, offenstehende Probleme aus der Alltagserfahrung heraus zu lösen.

7. Absonderung von Pockenkranken und Krankheitsverdächtigen

Von J. Posch

Die neuesten Bemühungen um geeignete Einrichtungen zur Absonderung und Behandlung Pockenkranker und Ansteckungsverdächtiger haben ihre eigentliche Ursache in den Erfahrungen und Mißerfolgen bei der Bekämpfung der Pocken in Düsseldorf und im Regierungsbezirk Aachen. Im Vordergrund steht dabei die Erkenntnis, daß die üblichen Einrichtungen zur Absonderung und Behandlung von Infektionskranken nicht in jedem Fall auch für die Behandlung von Pockenkranken geeignet sind. Dies ist keineswegs eine neuartige Erkenntnis, eher eine Neuerwerbung von längst vergessenem Wissen unserer Großväter, zu der uns vor allem das Beispiel des Landkreises Monschau verholfen hat.

Schon in dem Preußischen Jahresgesundheitsbericht aus dem Jahre 1910 heißt es wörtlich:

„Im Regierungsbezirk Oppeln wurde ein pockenkranker russischer Arbeiter in das Johanniter-Krankenhaus in Falkenberg eingeliefert, wo er mangels einer Isolierabteilung in einem besonderen, aber am allgemeinen Korridor liegenden Zimmer abgesondert wurde. Trotz Impfung fast aller Insassen der Anstalt erkrankten in dieser fünf alte Leute (3 Nichtgeimpfte) von 66 bis 75 Jahren sowie 2 andere hier beschäftigte Personen. Des weiteren erkrankte ein Handwerker in Falkenberg, der in dem genannten Krankenhause nur eine Viertelstunde — angeblich ohne mit dem echten Pockenkranken direkt oder indirekt in Berührung gekommen zu sein — beschäftigt gewesen war, leicht an echten Pocken; seine Erkrankung wurde von dem behandelnden Arzt leider nicht erkannt, bis auch seine ihn pflegende Schwiegermutter, eine Hebamme, an Pocken schwer erkrankte und starb."

Die vereinzelten Erfahrungen, die nach dem 2. Weltkrieg innerhalb der Bundesrepublik und der SBZ bei insgesamt 5 Pockeneinschleppungen gesammelt werden konnten, schienen überstrenge Vorsichtsmaßregeln überflüssig zu machen. Die meist im Anschluß an die Innere Abteilung allgemeiner Krankenhäuser eingerichteten Infektionsstationen, die in den letzten Jahren nach modernen Erkenntnissen der Hygiene und Mikrobiologie eingerichtet worden waren, schienen auch für die Pockenbehandlung ausreichend. Der grundlegende Fehler dieser Auffassung bestand darin, daß man die Infektiosität der Pocken nach der für die überwiegende Mehrzahl der Fälle geltenden Faustregel beurteilte, daß für eine Tröpfcheninfektion (um die es sich in 95% handelt) entweder unmittelbarer Kontakt oder eine maximale Sprechentfernung von etwa 2 bis 3 Metern von dem Kranken nötig sind. Man berücksichtigte dabei nicht, daß in einem bestimmten Krankheitsstadium die Virusausscheidung um ein Vielfaches vermehrt und die Reichweite der an abgehustete Tröpfchen oder Partikelchen gebundenen Erreger in einer für die Infektion ausreichenden Konzentration wesentlich vergrößert sein kann. Die mittelbare Übertragung durch Kleidung oder Wäsche (5% der Fälle) lasse ich hier außer Betracht.

Die Infektionsstation des Kreiskrankenhauses Simmerath*, in die das von ihrem ersterkrankten Vater infizierte Kind Waltraud B. in der Nacht vom 31. Januar zum 1. Februar 1962 eingeliefert wurde, ist nach den neuesten Erkenntnissen der Krankenhaustechnik in einem 1958 fertiggestellten Neubau eingerichtet. Es fehlen weder die Sanitäreinrichtungen für die einzelnen Krankenzimmer noch die von dem übrigen Krankenhausbetrieb unabhängigen Funktionsräume. Die Abwässer der Station werden in einer nach dem thermischen Prinzip arbeitenden modernen An-

---

* vgl. S. 86.

lage desinfiziert. Jedes einzelne Krankenzimmer hat Zugang über einen Außenbalkon. Das kranke Kind und seine Familienangehörigen wurden vorschriftsmäßig auf diesem Wege eingeschleust. Anschließend wurde sichergestellt, daß jede unmittelbare Verbindung zwischen den in der Station befindlichen Personen und dem übrigen Krankenhaus unterbrochen wurde. Die durch den Krankenhausflur erreichbare Nachbarstation wurde durch die Aufstellung zweier Schränke mit einem dazwischen gespannten Tuch zunächst provisorisch von der Pockenstation abgetrennt; am übernächsten Tag wurde die Abtrennung durch den Einbau zweier, den Flur völlig ausfüllenden Holzwände vervollständigt. Nach der genannten Faustregel über die Infektionsmöglichkeiten bei Pocken hätte bei diesen Voraussetzungen eine Weiterverbreitung der Krankheit ausgeschlossen sein müssen. Daß es trotzdem zu weiteren, in drei Wellen ablaufenden Kontaktfällen gekommen ist, muß auf das Zusammentreffen folgender ungünstiger Umstände zurückgeführt werden:

1. Die Krankheit befand sich im Zeitpunkt der Einlieferung der neunjährigen Waltraud B. auf dem Höhepunkt des Pustelstadiums; es bestanden ausgedehnte ulzeröse Veränderungen im Bereich der Mund- und Rachenschleimhaut (Pharyngitis variolosa). Infolge des damit in Zusammenhang stehenden Reizhustens, der durch die jahreszeitlich bedingte Kälteeinwirkung verstärkt wurde, kam es gerade während des Einlieferungsvorganges zu einer massiven Virusstreuung. Die Möglichkeit ist nicht von der Hand zu weisen, daß sich eine später verstorbene Patientin, die den Vorgang aus einem über dem Pockenzimmer gelegenen Fenster beobachtet hatte, bei dieser Gelegenheit infizierte.

2. Der in West-Ost-Richtung verlaufende Krankenhausflur wird durch endständige Fenster belichtet und belüftet. Ein in der fraglichen Nacht heftiger Westwind bewirkte in Verbindung mit dem Temperaturunterschied in dem Flur eine später wiederholt beobachtete, starke Luftströmung, die eine Art Windkanaleffekt zur Folge hatte. Auf diese Weise wurden, wie später mit Hilfe von Wollflocken und Konfetti reproduziert werden konnte, im Bereich des Flures der in der ersten Nacht noch nicht geräumten Nachbarstation Viruskonzentrationen erreicht, die zur Infektion mehrerer Patienten der Station, eines Pflegers und des die Trennwände einbauenden Schreiners ausreichten. Zum vermutlichen Infektionsmodus darf ich noch einmal auf die Anlage der Infektionsraumgruppe hinweisen:

   a) Funktionsräume der Pockenstation gegenüber den Krankenzimmern. Folge: wiederholtes Öffnen der Krankenzimmertür zum Flur.

   b) Die Toiletten der Nachbarstation befinden sich unmittelbar hinter der zunächst provisorischen Grenze zur Pockenstation. Die später infizierten Personen der Nachbarstation waren mit einer Ausnahme gehfähig und haben wenigstens einmal nach der Einlieferung der Pockenkranken diese Räume aufgesucht. Die Entfernung zwischen der Tür zum Pockenzimmer und der Tür zu den Aborträumen der Nachbarstation beträgt 21 Meter. Diese Zahl stellt demnach die Distanz dar, mit der bei der mittelbaren Übertragung der Krankheitserreger mindestens gerechnet werden muß.

Eine Entwicklung wie die hier dargestellte braucht keineswegs die Regel zu sein, stellt aber andererseits keine außergewöhnliche Ausnahme dar, wie die Ereignisse in Zusammenhang mit dem Pockenausbruch in Cardiff zeigen. Auch dort ist es zu einer in mehreren Wellen ablaufenden Ausbreitung der Erkrankung auf die nähere

Umgebung gekommen, wobei außer dem eingeschleppten Fall 33 Erkrankungen gezählt wurden. Nach den Erfahrungen der nunmehr bereits mehr als ein Jahr zurückliegenden Pockenzeit ist die Bevölkerung keinesfalls bereit, den Ausnahmecharakter einer derartigen Situation anzuerkennen und Zwischenfälle zu entschuldigen. Bei der Planung und Vorbereitung von Absonderungs- und Behandlungsmöglichkeiten muß demnach auch diesen Fällen Rechnung getragen werden.

Bleibt die Erkrankung auf den eingeschleppten Fall beschränkt oder entwickelt sich lediglich *eine* weitere Welle von Kontakten, so wird man mit einer einfachen *Isolierstation,* die allerdings räumlich von jeder anderen Krankenhauseinrichtung getrennt sein muß, auskommen. Wie ausgeführt, muß man aber mit einer zweiten ggf. dritten Welle rechnen. Damit wird die getrennte Unterbringung folgender Personengruppen notwendig:

1. *Pockenkranke* mit gesicherter Diagnose sind in einer Isolier- oder Behandlungsstation unterzubringen.

2. Eine weitere Station ist für *dringend krankheitsverdächtige Personen aus dem engsten Kontaktkreis (Vorisolierstation)* notwendig; eine gemeinsame Unterbringung mit den Pockenkranken ist *vor* einer Sicherung der Diagnose durch das Ergebnis der Laboratoriumsuntersuchungen wegen des bei bis dahin nicht infizierten Personen gegebenen erhöhten Erkrankungsrisikos nicht zumutbar.

3. *Dringend ansteckungsverdächtige Personen aus dem engeren Kontaktkreis* von Pockenkranken, die noch keine Krankheitszeichen bieten, bei denen aber mit einer Infektion gerechnet werden muß, sollen in der Nähe der Isolier- und Behandlungsstation in einer besonderen Quarantänestation untergebracht werden.

4. Erfahrungsgemäß werden in Pockenzeiten zahllose Kranke, bei denen lediglich die klinische Diagnose unklar ist, als *Pockenverdacht* gemeldet und zur Klärung der Diagnose — meist mit öffentlichen Verkehrsmitteln — an das Krankenhaus verwiesen, in dessen Bereich sich die Pockenbehandlungsstelle befindet. Zur Klärung der Diagnose ist vielfach das Ergebnis der Laboratoriumsuntersuchung abzuwarten, die betreffenden Personen sind für diese Zeit abzusondern. Auch hierfür muß eine besondere Krankenstation vorhanden sein (*Beobachtungsstation*).

Berücksichtigt man ferner, daß sämtliche Stationen mit den dazugehörigen Versorgungseinrichtungen räumlich von dem Krankenhaus getrennt sein müssen, dem sie organisatorisch angeschlossen sind, so ist verständlich, daß kaum eine der in NRW vorhandenen Einrichtungen zur Absonderung und Behandlung von Infektionskranken die Voraussetzungen von vornherein erfüllt. Nicht zuletzt ist auch an die Behandlung der infektiösen Abwässer zu denken, deren unschädliche Beseitigung je nach den gegebenen örtlichen Verhältnissen ein zusätzliches Problem darstellen kann. Selbst bei Objekten, die baulich allen Forderungen gerecht werden, ist die Verwendbarkeit als Pockenbehandlungsstelle nicht gewährleistet, weil es sich in der Regel um größere Häuser handelt, deren Räumung im Bedarfsfall zu lange Zeit in Anspruch nehmen würde. Welche Auswirkungen aber eine Teilräumung zur Folge haben kann, zeigt das Beispiel des Kreiskrankenhauses Simmerath.

Ich habe mich so eingehend mit den Voraussetzungen beschäftigt, die eine einwandfreie *Pockenbehandlungsstelle* erfüllen muß, weil nur so die von Nordrhein-Westfalen gezogenen Konsequenzen, nämlich die Vorbereitung von Spezialeinrichtungen, verständlich werden. Abgesehen davon, daß sie erhebliche finanzielle

Belastungen mit sich bringen, werfen derartige Vorbereitungen auch Probleme kommunalpolitischer Art auf, die unter Umständen recht schwierig zu lösen sind.

Mit der Möglichkeit erneuter Pockeneinschleppungen muß jederzeit gerechnet werden. Die Gesundheitsämter in Nordrhein-Westfalen wurden deshalb aufgefordert, in einem *Sofortprogramm* Infektionshäuser auszuwählen, die hinsichtlich der Möglichkeit schneller Räumung und einwandfreier Trennung von dem übrigen Krankenhausbetrieb den funktionellen Erfordernissen einer Pockenstation am ehesten gerecht werden. Auf die Dauer wird allerdings eine befriedigende Lösung nur von der Planung und Errichtung besonderer Spezialeinrichtungen zu erwarten sein. Dabei muß trotz der gebotenen Eile sorgfältig überlegt werden, welche Grundbauformen den gegebenen Funktionsvoraussetzungen am besten entsprechen. In Zusammenarbeit zwischen den mit den Bekämpfungsmaßnahmen in Düsseldorf und dem Landkreis Monschau in erster Linie befaßten Sachverständigen, einem Vertreter des Ministeriums für Landesplanung, Wohnungsbau und öffentliche Arbeiten sowie mit dem Deutschen Krankenhausinstitut wurden zunächst Schemazeichnungen angefertigt, denen die Überlegung zugrunde lag, daß die Errichtung aus vorfabrizierten Teilen unter Beachtung der Elementenbauweise nicht nur wirtschaftliche Vorteile bringen, sondern auch in zeitlicher Hinsicht die günstigste Lösung darstellen würde.

Diese Schemazeichnungen sind einschließlich des erläuternden Textes veröffentlicht worden*. Ich kann mich deshalb hinsichtlich der Einzelheiten auf einige kurze Hinweise beschränken. Zuvor aber noch einige allgemeine Bemerkungen:

Zu Pockeneinschleppungen kann es sowohl in Großstädten als auch in kleinsten Landkreisen kommen, so daß sich *Standort und Größe einer Pockenbehandlungsstelle* — die Bezeichnung wurde gewählt, um den Begriff des „Zentrums", der zu Mißdeutungen Anlaß geben könnte, zu vermeiden — nicht nach der Bevölkerungszahl eines bestimmten Gebietes, sondern vorwiegend nach den geographischen und Verkehrsverhältnissen zu richten haben. Die Kosten der Errichtung, vor allem aber der Unterhaltung dieser in pockenfreien Zeiten nur bedingt nutzbaren Einrichtungen lassen es angezeigt erscheinen, ihre Zahl nach Möglichkeit zu beschränken. Einer zu kleinen Zahl steht entgegen, daß sich ein Landkreis oder eine kreisfreie Stadt nur schwer bereitfinden werden, die Pockenbehandlung für einen größeren Bereich, wie ihn etwa ein Bundesland darstellt, zu übernehmen. In Nordrhein-Westfalen soll zunächst in jedem der sechs Regierungsbezirke eine Behandlungsstelle errichtet werden; in den größeren Bezirken sind späterhin zwei oder drei Einrichtungen dieser Art vorgesehen.

Die Aufnahmekapazität wird lediglich von epidemiologischen Erwägungen bestimmt. Wenigen Erkrankten kann eine große Zahl krankheitsverdächtiger oder ansteckungsverdächtiger Personen gegenüberstehen oder umgekehrt, so daß die flexible Nutzung der einheitlich gestalteten, voneinander getrennten Stationen möglich sein muß. Bei dem in Nordrhein-Westfalen geplanten Standardmodell sind vier funktionsmäßig getrennte Einheiten vorgesehen, deren jede acht, zehn oder maximal 15 Krankenbetten fassen kann; in der gesamten Behandlungsstelle stehen somit 24 bis maximal 60 Betten zur Verfügung. Die Anlehnung an eine mittlere bis größere Krankenanstalt ist erforderlich, ohne daß es in allen Fällen möglich sein wird, die Behandlungsstelle innerhalb des Krankenhausbereiches selbst zu

---

* Öffentl. Geschd. *24*, 396 (1962).

errichten. Dem steht die Forderung nach windgeschützter Lage am Rand der Bebauung entgegen. Der Anschluß an ein Krankenhaus ist nicht nur zur Sicherung der ärztlichen, pflegerischen und wirtschaftlichen Versorgung, sondern vor allem wegen der unbedingt notwendigen Nutzung der Einrichtung in pockenfreien Zeiten angezeigt. Bei der zwischenzeitlichen Nutzung der Gebäude muß die Möglichkeit einer Räumung innerhalb von 4 bis 5 Stunden gewährleistet sein.

Eine sichere Trennung der einzelnen Stationen wird am besten durch die eingeschossige *Bauweise* erreicht. Ein absolut sicherer Schutz der Umgebung vor einer Verbreitung des Virus würde durch eine Vollklimatisierung der nach außen abgedichteten Räume mit wirksamer Desinfektion der Fortluft erreicht werden. Untersuchungen, die inzwischen angestellt wurden, ergaben die technische Lösbarkeit des Problems, doch ist mit der Zunahme des technischen Aufwandes eine Komplizierung verbunden, mit der letztlich die geforderte Sicherheit durch unvermeidbare technische Pannen erneut in Frage gestellt werden kann. Es wurde deshalb versucht, die natürliche Be- und Entlüftung in einer Weise zu lösen, die eine unmittelbare Türoder Fensteröffnung bis zur Höhe eines umlaufenden Kragdaches vermeiden läßt. Es geschieht dies durch die Anordnung von Dach und Decken in Shed-Form mit Lüftungsöffnungen in Gestalt von Klapp- bzw. Schwingflügelfenster auf der windabgewandten, fast senkrecht stehenden Seite des Shed-Daches*. Derartige Dachkonstruktionen werden in den Tropen mit Erfolg verwendet. Um praktische Erfahrung sammeln zu können, ist beabsichtigt, bei dem ersten in Nordrhein-Westfalen in Vorbereitung befindlichen Prototyp einer Pockenbehandlungsstelle einen Teil, und zwar die Isolierungs- und Behandlungsstation, voll zu klimatisieren. Das Ergebnis der Beobachtungen wird für die Gestaltung der weiteren Behandlungsstellen richtungweisend sein.

Durch einen von außen begehbaren Installationskanal werden die Anschlüsse für Heizung, Wasserversorgung und Abwasserbeseitigung, Stromversorgung und Telefonanschluß geführt. In jeder abgeschlossenen Einheit soll ein ausreichend groß bemessener Verbrennungsofen die Veraschung der anfallenden Abfälle, ggf. auch der für die Verbrennung geeigneten Transportgefäße ermöglichen. Brauchbare Aggregate haben indessen einen nicht unerheblichen Raumbedarf und müssen so angebracht werden, daß lediglich die Einwurföffnung etwa in Flurhöhe — von dem sog. Pflegearbeitsraum innerhalb der Behandlungsstelle aus — zugänglich ist.

Zu den *Funktionseinheiten,* die in dem Schemaentwurf von Nordrhein-Westfalen vorgesehen sind, ist im einzelnen zu bemerken: Aus Gründen der Rationalisierung wurde das Prinzip der Elementenbauweise vorgesehen, d. h. in dem Gesamtkomplex werden genormte Bauteile für Wände, Decken, Fußböden und Fenster in bestimmten Größenverhältnissen verwendet. Auf diese Weise soll die Herstellung aus vorfabrizierten Teilen, die bei einer größeren Zahl von Objekten zweifellos die wirtschaftlichste Bauweise darstellt, ermöglicht werden. Die Grundzelle bildet das Patientenzimmer mit der zugeordneten Sanitäreinrichtung (Abortsitz, Waschbecken und Brauseecke); 4 bis 6 werden mit den Funktionsräumen zu einem Standardelement zusammengefaßt.

Um die flexible Nutzung zu ermöglichen, soll jedes Standardelement mit den gleichen Schleusen-, Funktions- und Nebeneinrichtungen versehen sein. Ohne hier

---

* vgl. S. 119.

auf Einzelheiten einzugehen, sollen neben der Unterbringung für das ärztliche und pflegerische Personal vor allem die *Funktionsräume* Erwähnung finden. Hierzu gehört eine *Küche,* in der außer den Wärmeeinrichtungen für Frisch- oder Tiefkühlobst auch Kühlschränke und Tiefkühltruhe unterzubringen sind. Für die Versorgung der Küche und die Bevorratungsräume für Wäsche und andere Gegenstände ist eine besondere Versorgungsschleuse mit sich gegenseitig automatisch verriegelnden Türen und der Möglichkeit der UV-Desinfektion vorzusehen.

Im *Pflegearbeitsraum* werden Desinfektionsgeräte und -mittel aufbewahrt bzw. die chemische Desinfektion von Textilien durchgeführt; er enthält den Zugang zum Verbrennungsofen. Mittels einer besonderen Schleuse können Untersuchungsmaterial, Post oder Gegenstände, die innerhalb der Einrichtung nicht vernichtet oder desinfiziert werden können, nach außen gebracht werden. Eine besondere Einrichtung ist für die *Ausschleusung* von genesenden Patienten mit der Möglichkeit des Desinfektionsbades und der ärztlichen Kontrolle vor der Entlassung vorzusehen. Sie kann auch für die Ein- und Ausschleusung von ärztlichen Sachverständigen benutzt werden. Für die *Einschleusung* der kranken oder krankheitsverdächtigen Personen sind Bettenschleusen an den freien Schmalseiten der einzelnen Elemente anzubringen.

Die *Behandlungs- oder Isoliereinheit,* in der Pockenkranke mit gesicherter Diagnose untergebracht sind, bedarf einer Ergänzung durch das sog. Behandlungselement. Damit soll sichergestellt werden, daß ggf. lebensrettende Operationen innerhalb der Pockenbehandlungsstelle ausgeführt und notwendige Untersuchungen vorgenommen werden können. Da ein Raum für die Einsargung von Leichen auf jeden Fall erforderlich ist, bedarf die Schaffung von Obduktionsmöglichkeiten — unter Kontrolle von außen — keines besonderen Aufwandes. Die Möglichkeit der Sektion Pockentoter darf aus wissenschaftlichen Gründen nicht vernachlässigt werden. *Ein* Behandlungselement innerhalb der Gesamtanlage ist ausreichend.

Man muß sich darüber im klaren sein, daß der Weg von der Schemazeichnung bis zum baureifen Entwurf gerade bei der Verwendung von Fertigbauteilen nicht kurz und auch nicht ohne Schwierigkeiten ist. Lediglich eine von 3 angesprochenen Firmen erwies sich als fähig, verhältnismäßig kurzfristig die gewünschten Anlagen unter Verwendung normierter Bauteile zu erstellen. Nach dem vorliegenden Entwurf betragen die reinen *Baukosten* ohne Aufschließungs-, Installations- und Einrichtungskosten einer aus 4 Standardelementen bestehenden Anlage einschließlich Behandlungselement und Unterbringung des Versorgungs- und Krankenkraftwagenpersonals rund 500 000,— DM.

Zwei weitere Angebote haben auf Fertigbauteile verzichtet und die Verwendung konventioneller Baustoffe vorgeschlagen. Das erste dieser Angebote ist wegen der bei 1,2 Millionen DM liegenden reinen Baukosten nicht diskutabel, beim zweiten sind die Baukosten niedriger; es enthält aber eine Reihe von technischen Änderungsvorschlägen (Vollklimatisierung, eigene Heizung und eine thermische Abwässerungsdesinfektionsanlage).

Die Mittel zur *Deckung der Baukosten* werden in Nordrhein-Westfalen aus den Krankenhausbaumitteln des Arbeits- und Sozialministers in Form von zinslosen langfristigen Darlehen bereitgestellt, die später in Zuschüsse umgewandelt werden sollen. Die Bauten werden in das Eigentum des Krankenhausträgers übergehen.

Für die Ausstattung sind Zuschüsse in voller Höhe der Kosten aus Landesmitteln vorgesehen. Die Bauten sollen von dem jeweiligen Krankenhausträger genutzt werden. Das Land behält sich aber vertragsgemäß das Recht vor, auf die Nutzung Einfluß zu nehmen. Wie weit dieses Recht als beschränkt persönliche Dienstbarkeit in das Grundbuch eingetragen werden muß, wird noch geprüft. Der Vertrag wird voraussichtlich folgende Punkte umfassen:

1. Die Anlage ist nach den von dem Innenministerium gemeinsam mit dem Ministerium für Landesplanung, Wohnungsbau und öffentliche Arbeiten genehmigten Bauplänen auszuführen. Sie ist von dem Eigentümer baulich und einrichtungsmäßig zu unterhalten.

2. Die Stationen sind zur Aufnahme und Pflege bzw. Absonderung von Pockenkranken, krankheitsverdächtigen oder ansteckungsverdächtigen Personen eines vereinbarten Einzugsbereiches bestimmt. Dem Innenminister bleibt vorbehalten, in besonderen Fällen die Aufnahme von Pockenkranken oder krankheitsverdächtigen Personen aus Kreisen oder kreisfreien Städten außerhalb dieses Einzugsbereichs anzuordnen.

3. Der Krankenhausträger verpflichtet sich, die ärztliche und pflegerische Betreuung der eingewiesenen Personen sowie die technische und personelle Versorgung der Pockenbehandlungsstelle sicherzustellen.

4. In pockenfreien Zeiten muß die Anlage anderweitig genutzt werden. Dabei muß gewährleistet sein, daß sämtliche Stationen binnen kurzer Zeit (in etwa 4 bis 5 Stunden) geräumt werden können. Die Räume sind deshalb für die Unterbringung von nur vorübergehend zum Krankenhaus gehörenden Personal (z. B. Schwesternschülerinnen oder Vorschülerinnen, Aushilfspflegekräften) oder von leicht verlegbaren Kranken oder Rekonvaleszenten geeignet, die in der angegebenen Zeit entlassen werden können. Auf keinen Fall dürfen die Räume als Krankenstationen für Schwerkranke oder für Personen, die an anderen übertragbaren Krankheiten leiden, genutzt werden.

5. Die nach gesetzlichen oder vertraglichen Regelungen bestehenden Verpflichtungen Dritter, etwa zur Übernahme der Pflegekosten und anderes mehr, werden durch den Vertrag nicht berührt. Unabhängig davon sind auch etwaige Unterhaltungszuschüsse der angeschlossenen Kreise.

Die Notwendigkeit, einen solchen Vertrag abzuschließen, läßt auf die großen, vorwiegend psychologischen Schwierigkeiten schließen, die der Errichtung derartiger, für einen größeren Einzugsbereich bestimmter Pockenbehandlungsstellen entgegenstehen. Sie entspringen fast ausschließlich der Begriffsbestimmung des „örtlichen Infektionsgebietes" im Sinne der seit dem 1. 5. 1961 geltenden Änderung des Art. 1 der Internationalen Gesundheitsvorschriften. Während in der im Bundesgesetzblatt Teil II Nr. 29 (1955) veröffentlichten Fassung ein örtliches Infektionsgebiet für Pocken erst anzunehmen war, wenn nach dem eingeschleppten Fall *zwei* Kontaktfälle auftraten und der Begriff des Krankheitsherdes die Annahme zuließ, daß es sich dabei um Krankheiten außerhalb eines Quarantänebereichs handelte, genügt nach der neuen Fassung bereits *ein einziger* nicht eingeschleppter Fall. Dieser wird auch dann berücksichtigt, wenn er *innerhalb* einer abgeschlossenen Infektionseinrichtung auftritt.

Die recht einschneidenden wirtschaftlichen und psychologisch belastenden Auswirkungen, die sich für die Stadt Düsseldorf und den Regierungsbezirk Aachen aus der geradezu hektischen Publizistik über den zumeist unrichtig gedeuteten Begriff des „Pockengebiets" ergeben haben, brachten es mit sich, daß sich die meisten Oberstadtdirektoren und Oberkreisdirektoren dagegen verwahren, Pockenfälle auch aus Nachbarkreisen aufzunehmen, da sie zu Recht befürchten, daß selbst bei Auftreten von Kontaktfällen lediglich *innerhalb* der Behandlungsstelle ihr Kreis örtliches Infektionsgebiet wird. Gegenargumente bestehen lediglich in dem Hinweis, daß bei befriedigendem Impfschutz des Pflegepersonals Kontakterkrankungen vermieden werden und daß die Verlegung eines Kranken aus dem Kreis A in den Kreis B den aufnehmenden Kreis B nicht zum örtlichen Infektionsgebiet werden läßt. Ein Musterbeispiel bilden die letzten Pockeneinschleppungen in Großbritannien, bei denen die eingeschleppten Fälle keine Kontaktfälle nach sich zogen.

In Verhandlungen mit den Gesundheitsausschüssen des Landkreistages und des Deutschen Städtetages wurde die Notwendigkeit überörtlicher Pockenbehandlungsstellen in weitgehender Übereinstimmung bejaht. Es ist zu hoffen, daß auch die Schwierigkeiten bei der Festsetzung der Einzugsbereiche, also der Bildung von „Pockengemeinschaften", in absehbarer Zeit überwunden werden können.

Wie weit hierbei das Landesgesetz über kommunale Gemeinschaftsarbeit herangezogen werden kann, das auch die Bildung von Zweckverbänden nach Weisung der Aufsichtsbehörde vorsieht, wird zur Zeit noch geprüft. Zu den rechtlichen Voraussetzungen ist im übrigen folgendes zu bemerken:

Nach § 37 Abs. 5 Satz 1 Bundesseuchengesetz haben die Gemeinden oder Gemeindeverbände dafür zu sorgen, daß die notwendigen Räume, Einrichtungen und Transportmittel zur Durchführung von Absonderungsmaßnahmen außerhalb der Wohnung zur Verfügung stehen. Hiernach gehören Einrichtungen und Unterhaltung von Pockenbehandlungsstellen zu den Pflichtaufgaben kommunaler Verbände, zumal diese Aufgabe eine einzelne Gemeinde wirtschaftlich überfordern dürfte. Die finanzielle Bauförderung durch das Land würde aus dieser Sicht in den Rahmen der üblichen Förderung des Krankenhausbaus fallen.

Einen weiteren Grund für das Land, sich an der Schaffung derartiger Einrichtungen zu beteiligen, bildet § 37 Abs. 5 Satz 2. Hiernach hat „nötigenfalls" das Land für die Bereitstellung abgeschlossener Krankenhäuser oder Krankenhausabteilungen zur zwangsweisen Unterbringung uneinsichtiger Infektionskranker zu sorgen und diese „nötigenfalls" zu unterhalten. Nach dem Urteil eines Oberverwaltungsgerichts in einer anderen Sache ist dies so zu verstehen, daß die Notwendigkeit aus sachlichen Gründen gegeben und die Möglichkeiten der in Frage kommenden Gemeinden oder Gemeindeverbände erschöpft sein müssen. Da nicht vorauszusehen ist, ob sich alle krankheits- oder ansteckungsverdächtigen Personen im Falle eines Pockenausbruchs freiwillig im Krankenhaus absondern lassen wollen, ist auch aus diesem Grund das Land verpflichtet, die Einrichtung von Pockenbehandlungsstellen als abschließbare Krankenhausabteilungen zu forcieren, weil eine Improvisation gerade für diese Fälle zum Zeitpunkt des Pockenausbruchs zu spät kommt.

Ein besonderes Problem stellt die *technische und personelle Versorgung* der in einer Pockenbehandlungsstelle untergebrachten Personen dar. Eine allgemein verbindliche Regelung, abgesehen von der Gestaltung der Strom- und Telefonanschlüsse, ist hinsichtlich der Heizung, der Versorgung mit Kalt- und Warmwasser, der Abwasserbeseitigung, bei klimatisierten Anlagen auch hinsichtlich der Frischluftzufuhr und der Beseitigung der Fortluft nicht zweckmäßig, weil hier die jeweiligen örtlichen Gegebenheiten berücksichtigt werden müssen. Man wird sich demnach auf allgemein gehaltene Hinweise beschränken müssen.

Als optimal wird es bezeichnet werden können, wenn die Behandlungsstelle soweit an das Trägerkrankenhaus herangerückt wird, daß Fernheizung (Warmwasserheizung) sowie Warmwasserversorgung von dort aus möglich sind. Auch der Anschluß an eine vorhandene Abwasserdesinfektionsanlage spart Betriebskosten. Bei weiter entfernt liegenden Objekten wird eine eigene Heizungszentrale, die von außen zu versorgen ist, notwendig. Entsprechend wird sich auch die Zahl des technischen Versorgungspersonals erhöhen.

Die Frage, unter welchen Voraussetzungen eine *Abwasserdesinfektion* gefordert werden muß, ist nicht routinemäßig zu beantworten. Pockenübertragungen durch virushaltiges Abwasser sind bisher nicht nachgewiesen worden, doch ist nicht von der Hand zu weisen, daß das Pockenvirus auch im Abwasser längere Zeit virulent bleibt und beim Zusammentreffen ungünstiger Voraussetzungen die Infektion auf diesem Wege theoretisch möglich ist. Die erhebliche Verdünnung bei Einleitung der Abwässer in ein großstädtisches Kanalisationsnetz dürfte derartige Möglichkeiten ausschließen; aber eine absolute Sicherheit gibt es nicht. Bei einem Mißverhältnis zwischen Abwasseranfall und Wasserführung des Vorfluters wird auf die Zwischenschaltung einer Desinfektionsanlage schon aus anderen Gründen (Cholera!) nicht verzichtet werden können.

Besondere Sorgfalt ist auf die Planung von nach Kapazität und Wirksamkeit ausreichenden *Verbrennungsöfen* zu verwenden. Die von einigen Firmen angebotenen Aggregate sind für den beabsichtigten Zweck ungeeignet.

Sofern eine *lüftungstechnische Anlage* auf der Station vorgesehen ist, sind folgende Grundsätze zu beachten:

Sämtliche Rohrleitungen und Kanäle sind so anzulegen, daß sie nach Entlassung der Pockenkranken sicher desinfiziert werden können. Betriebsstörungen müssen von außen kurzfristig beseitigt werden können; Reserveaggregate für die maschinelle Be- und Entlüftung im Notfall sind vorzusehen*.

Ärzte und Pflegepersonal (Kinderschwestern) werden mit den kranken oder krankheitsverdächtigen Personen eingeschleust und bleiben mit diesen abgeschlossen. Die Ausschleusung des nachweislich nicht erkrankten Personals ist, auch nach Räumung der Stationen, nur nach einer weiteren Absonderung von 18 Tagen zulässig.

Zur *äußeren Versorgung* gehört das *Einschleusen* der Speisen in geeigneten Behältern, von Wäsche, Medikamenten und Bedarfsgegenständen, das Ausschleusen von Untersuchungsmaterial und Gegenständen, die innerhalb der Anlage nicht desinfiziert oder vernichtet werden können. Hierfür ist besonderes Personal (zuverlässige Krankenpfleger oder Krankenschwestern) vorzusehen, das in eigenen Unterkünften im Bereich, aber nicht innerhalb der Pockenbehandlungsstelle untergebracht wird. Ein direkter Kontakt zwischen dem Personal der Quarantäne-, Vorisolier- und Isoliereinheiten und dem Versorgungspersonal muß vermieden werden. Trotzdem darf auch das Versorgungspersonal erst nach einer Quarantänezeit von 18 Tagen abgelöst werden. Bei der Speisenversorgung ist besonders auf Kontakt-

---

* vgl. S. 120.

möglichkeiten auf dem Wege über die Transportgefäße zu achten. Frisch zubereitete Speisen sind in der Versorgungsschleuse in die dort aufgestellten, von dem Pflegepersonal vorher desinfizierten Metallbehälter ohne Berührung einzuschütten. Gebrauchtes Geschirr darf die Station nicht verlassen. Nach Möglichkeit sind verbrennbare Transportbehälter zu verwenden; dies ist auf jeden Fall bei der Versorgung mit Tiefgefrierfertigkost möglich.

Bei der *Ausschleusung von Gegenständen* (Wäsche, Textilien und Untersuchungsmaterial) müssen die in Kunststoffbeuteln fest verschlossenen Stücke in größere Kunststoffsäcke geworfen werden, die indem hierfür vorgesehenen Schleusenraum mittels geeigneter Vorrichtungen aufgestellt und offengehalten werden. Von dem Versorgungspersonal werden diese Säcke vorsichtig verschlossen und der geeigneten Weiterbehandlung zugeführt.

Für das *Krankentransportpersonal* ist auf dem Gelände der Pockenbehandlungsstelle eine Unterkunft zu schaffen, die eine Isolierung dieser Personen ermöglicht. Der weitere Einsatz des Personals zum Transport von Pockenkranken oder von krankheits- bzw. ansteckungsverdächtigen Personen ist unter Beachtung der etwaigen Kontakt- und Infektionstermine zulässig.

Zur Krankenwagendesinfektion ist eine heizbare, dicht verschlossene Garage vorzusehen, in der die Formalinwasserdampfdesinfektion nach dem FLÜGGEschen Prinzip möglich ist.

Bei Ablösung des Krankentransportpersonals ist eine ausreichende Quarantänezeit einzuhalten.

Abschließend ist zu betonen, daß weitläufige und aufwendige Anlagen der beschriebenen Art nur dann voll genutzt werden sollen, wenn bei einer Pockeneinschleppung bereits mehrere Kontaktfälle entstanden sind, *bevor* die Krankheit erkannt und die erforderlichen Maßnahmen eingeleitet worden sind. Es ist durchaus möglich, daß eine abortiv verlaufende „Variolois" in einer Infektionsabteilung üblicher Art sicher abzusondern und zu behandeln ist. Wer kann aber von vornherein sagen, wie sich spätere Pockenausbrüche entwickeln werden? Nordrhein-Westfalen hat sich entschlossen, seine Vorbereitungen so zu treffen, daß auch die seltenen Zwischenfälle vermieden werden können. Eine nachträgliche Bilanz, wobei nicht zuletzt die wirtschaftlichen Einbußen des betroffenen Gebiets berücksichtigt werden müssen, läßt die notwendigen Aufwendungen gerechtfertigt erscheinen.

Diskussion

KREY: Wir alle sind beeindruckt von der optimalen Lösung, die man diesem Problem wohl geben könnte. Wie steht es nun mit der Durchführbarkeit? Zur Lösung der Finanzierungsfrage haben Sie die Gründung überregionaler Kommunalverbände angeregt. Welches *Minimal*programm kann wohl nach Ihrer Auffassung mit in den deutschen Bundesländern erreichbaren Mitteln der gestellten Aufgabe, wenn auch vielleicht als Provisorium, gerecht werden? Nach einer Umfrage in hessischen Gesundheitsämtern sind in einzelnen Kreisen Objekte vorhanden, die vielleicht als Pockenstation in Betracht kommen, aber die Mittel für die Herrichtung fehlen. Mit welchen Mindestmitteln können nun vorhandene Einrichtungen — ich denke hier an die alten Polioisolierbaracken der Kreiskrankenhäuser, soweit noch vorhanden — solche Objekte aufnahmebereit gemacht werden?

POSCH: Natürlich müssen wir in einem sog. Sofortprogramm einsatzfähige Einrichtungen zur Verfügung haben, die nicht nur die baulichen, sondern auch die betrieblichen Voraussetzungen erfüllen. Wir hoffen, daß nach den uns vorliegenden Meldungen tatsächlich alles getan ist, einer erneuten Pockeneinschleppung in den einzelnen Teilen des Landes zu begegnen. Auch im Rahmen des Sofortprogramms wird es natürlich notwendig sein, einzelne Objekte durch Umbauten, Einbauten usw. noch mehr geeignet zu machen. Die Kosten bewegen sich nach unseren bisherigen Erfahrungen zwischen 5000 und 20 000 DM. Die Kosten einer sog. „Idealanlage" mit 4 Standardelementen und den zugehörigen Unterbringungsmöglichkeiten für Versorgungspersonal und Krankentransportpersonal betragen einschließlich Aufschließung, den technischen Aufwand usw. rund 1 Million DM.

KREY: Herr POSCH hat darauf hingewiesen, daß neben den rein baulichen Einrichtungen auch die pflegerischen Vorbedingungen nicht außer acht bleiben dürfen. Bei unserer Umfrage in Hessen haben wir festgestellt, daß dort, wo Gebäude vorhanden wären, die pflegerische, ärztliche, wirtschaftliche und krankenpflegerische Versorgung zunächst nicht gesichert ist. Hier sind einige offene Fragen, die wir auf Landesebene nicht lösen können, und zwar a) die Konsiliarpflicht von Ärzten (bei uns haben zweimal Ärzte dies verweigert), b) Aufnahmepflicht von Krankenhäusern und c) die Verpflichtung von Pflegepersonal. Das Bundesseuchengesetz gibt nur die Vollmacht, in einem Epidemiefall eine Pflichtimpfung anzuordnen, nicht aber die vorsorgliche Impfung von Heilpersonal.

BRUGGER: Herr POSCH führte die Virusverbreitung durch Zugluft, die in Simmerath beobachtet wurde, sehr eindrucksvoll vor. In Heidelberg ist aber in keinem Fall eine Übertragung auf eine weitere Entfernung beobachtet worden. Die Infektion kam bei allen Kontaktfällen aus einer Entfernung von 2 bis 3 m zustande.

POSCH: Die leidige Frage der *Entfernung,* in der eine Pockenübertragung noch denkbar und möglich ist, sollte man nicht überbewerten. Aber es gibt offenbar Verhältnisse, in denen eine Übertragung auf größeren Entfernungen möglich ist. In Simmerath hat der Schreiner, der auf dem Flur eine Wand errichten sollte, seine Arbeit erst aufgenommen, als wir ihm sagten, die Kranken befänden sich in einer Entfernung von über 20 m von der Stelle, an der er arbeite; wir sorgten dafür, daß in der Zeit seiner Arbeit alle Türen verschlossen blieben. Der Mann ist trotzdem erkrankt und hat seine Tochter angesteckt. Offensichtlich muß man mit derartigen Möglichkeiten rechnen, wenn ich auch zugebe, daß so etwas selten ist.

HERRLICH: Im Hinblick auf die Virusverbreitung durch Luftzug würde ich in der Situation von Herrn POSCH wohl auch das Optimale fordern. Ich denke, man muß den Mittelweg gehen. In dem Buch von DICKSON sind viele Fälle angeführt, wo in einem Krankenhaus auf weiter Runde Streuungen stattfanden, doch wurde bisher in erster Linie angenommen, es sei ein unerlaubter Kontakt gewesen, der hier ursächlich verantwortlich gemacht werden muß. Aber wer will gegen die Ausführungen von Herrn Posch etwas sagen? Es ist doch wahrscheinlich der Luftzug *mit* gewesen.

RICHTER: Die bisher angenommene, *nicht* allzu weitreichende Streuung durch Tröpfcheninfektion dürfte auch heute noch den Regelfall darstellen. Wir haben aber in Simmerath die Situation erlebt, für die es keine andere Erklärung bisher gibt, als die, daß in geschlossenen Räumen und bei folgerichtigem Zusammentreffen begünstigender Momente auch eine weitreichende Streuung zustande kommen kann.

Grundsätzlich sedimentieren ausgehustete Tröpfchen in mehr oder minder kurzer Zeit zu Boden. Im Freien kommt es auf Grund der allgemeinen Windbewegung außerdem bald zu einem hohen Verdünnungseffekt, so daß eine Ansteckungsgefahr nur im Nahbereich des Erkrankten bestehen dürfte. Im vorliegenden Fall nun wurde das Kind Waltraud B. in das Krankenhaus über einen Außenbalkon eingebracht. Der äußeren den ganzen Körper bedeckenden Pustelaussaat entsprach ein gleich schwerer Schleimhautbefall. Das Kind hat nun, wie wir erst später erfuhren, bedingt durch die kalte Eifelnacht, im Zuge der Einweisung laufend schwerste Hustenanfälle gehabt und damit weit über das übliche Maß hinausgehend massenhaft Viren ausgestoßen. Das schafft bereits eine besondere Lage, denn auch innerhalb des Krankenzimmers hielten die Hustenparoxysmen noch stundenlang an.

Wir haben uns nun die Frage vorgelegt, was für das von mir als „Windkanalphänomen" bezeichnete Geschehen entscheidend gewesen ist. Hier finden sich nun tatsächlich begünstigende Momente in selten einmaliger Weise zusammen. Das Zimmer, in das das Kind über die Außentreppe in die erste Etage gebracht wurde, lag an der südwestlichen Giebelwand des Krankenhauses. Die Zimmertüren aller Krankenzimmer münden hier auf einen etwa 45 m langen Gang, von dem nach beiden Seiten in ganzer bzw. halber Länge die

Zimmer abgehen und der an beiden Enden je ein Fenster aufweist. Auf dem Südwestfenster stand in der Einweisungsnacht ein steifer Wind, der in diesem Gang einen Windzug auslöste, der später hier bei gleicher Wetterlage nachgewiesen und bestätigt werden konnte. Das wird noch verständlicher, wenn man in Rechnung stellt, daß auf dem Südwestgiebel ein Windüberdruck entsteht und auf der anderen Seite, dem Nordostgiebel, ein Unterdruck zustande kommen muß. Dieses Gefälle bedingt in jedem Fall eine Windbewegung im nach allen Seiten anscheinend geschlossenen Korridor. Weiterhin ist als begünstigend anzusehen, daß in den Krankenräumen bei einer Temperatur von 20 bis 22° die Luftfeuchtigkeit bekanntlich niedrig ist. Hustentröpfchen bestehen aus dem Virus und einer das Virus umgebenden Wasserhülle. In solcher Form sedimentiert das Tröpfchen tatsächlich relativ schnell. Die geringe Luftfeuchte im geheizten Raum läßt aber die Wasserhülle ziemlich unmittelbar verdampfen, und es bleibt der aus Virus und nicht verdampffähigen Speichelresten bestehende sog. „Tröpfchenkern" zurück, der nach den Versuchen von GRÜN über viele Stunden schwebefähig ist. Damit vermag das Virus aber durch jede Windbewegung auch weitergetragen zu werden. Es ist von daher nur noch eine Frage, wie massiv der Ausstoß an Viren ist und dabei auch, wie kontinuierlich er erfolgt, oder anders ausgedrückt, welche Menge an Viren pro Kubikzentimeter in der Luft schließlich vorhanden sind. Ist diese Menge groß genug, um eine Infektion auslösen zu können, wird sie in einem geschlossenen Windkanal — und einen solchen stellte dieser Korridor zu diesem Zeitpunkt dar — auch am anderen Ende nur verhältnismäßig wenig abgefallen sein, zumal die anhaltenden Hustenstöße zumindest für einen zeitweiligen erhöhten Virusnachschub gesorgt haben dürften. HARPER hat mit Vakzinevirus die Schwebefähigkeit der Viren im Raum mit geringer Luftfeuchte bestätigt. Noch nach 6 Stunden waren etwa 18 bis 50% der versprayten Viruspartikel in der Luft nachweisbar.

Es sind nun im Zeitraum von etwa 24 Stunden, jene Zeit, in der die Erkrankte stundenlang heftig hustete, 10 Personen auf weitere Entfernungen infiziert worden. Dabei hatte der Schreiner, der in die Mitte des Korridors eine Schleuse setzte, wie Herr POSCH Ihnen gerade berichtete, sich mehrfach versichern lassen, daß ihm nichts geschehen könnte, und man hatte ihm auch zugesichert, während seiner Arbeit die etwa 20 m entfernte Zimmertür des pockenkranken Kindes geschlossen zu halten. Zwischen Krankenzimmer und Korridor besteht ein ständiger Luftaustausch; insbesondere aber bringt das Öffnen der Tür eine erhebliche, auch spürbare Luftbewegung mit sich.

Mehr und mehr haben wir uns aus all dem heraus mit der eben gegebenen Auffassung eines hier vorliegenden „Windkanalphänomens" abfinden müssen. Wir vermögen auch aus anderen Gründen vorerst keinen anderen Schluß zu ziehen. Dabei ist es nicht so, daß wir von Anfang an von diesem Phänomen überzeugt waren. Erst als sich erwies, daß schließlich 10 Personen infiziert waren, setzten wir uns mit den Gegebenheiten auseinander. Dieses seltene und, wie ich eingangs sagte, nur bei Zusammentreffen vieler Faktoren mögliche Ereignis zwingt uns aber — so selten es sein mag — ihm im Grundsätzlichen Rechnung zu tragen.

Selbst wenn Zweifel übrigbleiben sollten, so glaube ich aber, daß unsere Forderung „Heraus mit der Pockenstation aus dem Krankenhaus selbst" und „Isolierung nur in einem einzelstehenden Sonderbau" auch deshalb nötig ist, weil wir, wie Prof. HERRLICH wohl deutlich genug zum Ausdruck brachte, einfach außerstande sind, die Fluktuation in einem Krankenhaus zwischen Patienten, Pflegepersonal usw. zu übersehen und zu unterbinden.

8. Lüftung, ein gesundheitstechnisches Problem bei Pockenstationen

Von F. ROEDLER

Ein gesundheitstechnisches Problem besonderer Art ist die Lüftung der Pockenbehandlungsstellen. Fenster von Aufenthaltsräumen werden im allgemeinen grundsätzlich so bemessen und ausgeführt, daß sie 1. eine angemessene Tageslichtzufuhr gewährleisten, ohne zuviel Sonnenwärmestrahlen einfallen zu lassen, und 2. eine

ausreichende natürliche Lüftung durch Öffnen von Fensterflügeln ermöglichen. Als
Maß für die Lüftung gilt der Luftwechsel, das ist der Quotient aus der stündlich
durch einen Raum strömenden Luftmenge und dem Rauminhalt. Selbst bei geschlossenen Fenstern und mittleren Windstärken kommt infolge der Fenster- und
Türfugen ein 1- bis 2facher stündlicher Luftwechsel zustande, bei größeren Windstärken oder bei geöffneten Fenstern ein Mehrfaches davon.

Da der Vorgang des Lüftens in den meisten Fällen auf ein Verdrängen ver-
brauchter Luft durch saubere Luft abzielt und es praktisch unmöglich ist, Luft-
massen zu transportieren, ohne darin schwebende Viren mitzuschleppen, muß in
Pockenbehandlungsstellen damit gerechnet werden, daß in der Abluft Viren vorhanden sind. Die Lüftung von Pockenbehandlungsstellen erfordert daher besondere
Vorsichtsmaßnahmen. Um Verunreinigungen in der bodennahen, begangenen Umgebung des Gebäudes zu vermeiden, muß die Abluft entweder mit einer erheblichen
Wurfgeschwindigkeit nach oben über Dach geblasen oder, z. B. durch Filterung,
unschädlich gemacht werden.

Eine natürliche Lüftung durch Öffnen der Fenster in den Seitenwänden scheidet
bei der von POSCH geschilderten Gebäudeart aus, zumindest solange sie
der Pockenbehandlung dient. Da die Gebäude in pockenfreien Zeiten auch andere
Aufgaben erfüllen sollen, bei denen die Fensterlüftung unentbehrlich ist, kann
aber auch keine feststehende Verglasung ausgeführt werden. Die Seitenfenster
müssen also in Pockenzeiten so verriegelt sein, daß die Kranken sie nicht öffnen
können; in der übrigen Zeit sollen sie sich jedoch bequem öffnen lassen.

Die Abführung der Abluft über Dach läßt sich durch Lüftungsklappen in den
Oberlichtbändern sicherstellen, wobei Abluftventilatoren eine Gewähr für die richtige Luftführung auch bei Windanfall bieten könnten. Die Abluft würde man zweckmäßigerweise durch Ventilatoren im Oberlichtband des Flures absaugen, während
eine entsprechende Menge Zuluft über die Lüftungsflügel in den Oberlichtbändern
der Kranken- und Betriebsräume nachströmt. Um Zuglufterscheinungen an den
Zuluftklappen in der kühleren und kalten Jahreszeit weitgehend einzuschränken,
ist die Anordnung von leicht sauberzuhaltenden Plattenheizkörpern unmittelbar
unter den Zuluftöffnungen erforderlich. Die Wärmeenergie für diese der Luftvor-
wärmung dienenden Heizkörper (meist Warm- oder Heißwasser) muß auch außerhalb der Heizperiode verfügbar sein. Das Verschlossenhalten der Seitenfenster
sowie die daraus resultierende Zu- und Abluftführung über die Oberlichtbänder
erschwert also in jedem Falle die Lüftung.

Zu der erwähnten Zugluftgefahr in der kühleren Jahreszeit kommt in der
wärmeren Jahreszeit bei Sonnenschein die Hitzebelastung durch das Flachdach.
Lüftungsanlagen mit Kühlung werden wegen der Anlage-, Betriebs- und Unter-
haltungskosten und der schwierigen Reinhaltung im allgemeinen ausscheiden, so
daß die Zuluft mindestens Außenlufttemperatur hat. Um ein unerträgliches Ba-
rackenklima zu verhüten, muß daher auf eine hochwertige *Wärmeisolierung* des
Daches geachtet werden. Sie sollte beispielsweise in einer 2schaligen Ausführung mit
Lüftungsmöglichkeit für den Zwischenraum in der warmen Jahreszeit bestehen. Es
sei daran erinnert, daß die Rauminsassen wochenlang „eingesperrt" bleiben, eine
erhebliche psychische Belastung, die im Verein mit thermischer Beeinträchtigung
leicht unerträglich werden kann.

Bei der Bemessung des durch Abluftventilatoren erzielbaren Luftwechsels muß ein sehr niedriger Luftwechsel wegen der hierdurch bedingten höheren Virenkonzentration in der Abluft ebenso vermieden werden wie ein zu hoher Luftwechsel, der Zugluftgefahr mit sich bringt. Solange der Mikrobiologe nicht anzugeben vermag, welche Keimzahl je m^3 Raumluft im Krankenzimmer in Rechnung zu stellen und welche Keimzahl je m^3 Abluft in der Umgebung des Gebäudes noch zumutbar ist, vermag der Lüftungs- und Strömungsingenieur keine verbindlichen Luftwechselzahlen zu nennen.

Nach Modellversuchen, die seinerzeit zur Untersuchung von Abgasströmungen aus Schornsteinen ausgeführt wurden, läßt sich das gelegentliche Absinken der Abluftströme bis in die Aufenthaltszone des Freigeländes nicht mit Sicherheit verhindern. Eine Filterung der Fortluft* unmittelbar vor dem Auswerfen über Dach wäre demnach die sicherste Methode. In Frage kommen zur Filterung Schwebstofffilter der Sonderstufe S. Die Anlage- und Wartungskosten sind jedoch erheblich. Über andere Möglichkeiten zur Reinigung der Fortluft, z. B. durch UV-Bestrahlung, durch Hitzeeinwirkung bei mindestens 180° C mindestens 10 Minuten hindurch oder durch flüssige und dampfförmige Desinfektionsmittel, läßt sich m. W. zur Zeit noch kein hinreichend sicheres Urteil fällen.

Außerordentlich gefährlich kann eine „Querlüftung" durch die Behandlungsstelle werden, wenn sie sich von der unreinen auf die reine Seite ergießt. Sie kann ausgelöst werden durch Temperaturunterschiede zwischen besonnter und beschatteter Gebäudeseite, zwischen dem Freien und den Räumen, vor allem aber durch Windangriff oder unüberlegt ausgeführte und betriebene mechanische Lüftung.

Schottenartige Unterteilung des Gebäudes mit dicht schließenden Türen hat daher als Grundforderung zu gelten. Jedes Öffnen einer Außen- oder Innentür erhöht die Gefahr der Querlüftung, die sich selbst bei geschlossenen Fenstern und Türen und hohen Windstärken oder Böen nicht ganz ausschließen läßt. Auf jeden Fall muß daher das gleichzeitige Öffnen von zwei hintereinanderliegenden Türen, insbesondere von Schleusentüren, vermieden werden. Um ein narrensicheres Ein- und Ausschleusen von Personen und Behältern zu gewährleisten, sollten Schleusentüren mit selbsttätiger gegenseitiger Verriegelung ausgestattet werden. Voraussetzung ist dabei jedoch, daß dann generell alle Schleusen aller Pockenbehandlungsstellen so ausgestattet werden, weil sich das Personal, einmal an die mechanische Verriegelung gewöhnt, routinemäßig darauf verläßt.

Viele Fragen der baulichen Ausführung sind also zur Zeit noch nicht befriedigend geklärt. Das darf aber kein Grund sein, sich abwartend zu verhalten, sondern man sollte unter Berücksichtigung aller gegebenen Hinweise bauen, die Stationen mit Kranken anderer Art belegen und bei verschiedenen Witterungsbedingungen systematische Messungen über die Außen- und Raumluftverhältnisse in thermischer, strömungstechnischer und bakteriologischer Hinsicht durchführen. Dabei wird man am schnellsten zu einer klaren Vorstellung über die Lösung der ebenso neuartigen wie verantwortungsvollen Aufgaben kommen.

---

* Als „Fortluft" wird bei lüftungstechnischen Anlagen die Luft bezeichnet, die nach Durchströmen der Räume unmittelbar ins Freie geblasen wird, während „Umluft" nach entsprechender Reinigung, Temperierung und Befeuchtung den Räumen im Kreislauf erneut zugeführt wird.

D. Desinfektion bei Pocken

Von K. Heicken

Bekämpfungsmaßnahmen haben u. a. zum Ziel, die Krankheitserreger durch geeignete Desinfektionsmaßnahmen unschädlich zu machen und den Gesunden vor dem Kontakt mit dem Erreger in den Fällen zu schützen, wo dessen Vernichtung nicht möglich ist.

Desinfizieren heißt die Infektkette unterbrechen.

Die Aufstellung einer Desinfektionsanweisung setzt demnach voraus:

1. die Kenntnis der Verbreitungsweise des Erregers, d. h. der Infektionsquellen, der Infektionswege und der Eintrittspforten. Sie sind maßgebend für die Wahl und den Umfang der zu ergreifenden prophylaktischen Maßnahmen.
2. Die Kenntnis des Verhaltens des Erregers gegenüber chemischen und physikalischen Desinfektionsmitteln sowie gegen Umwelteinflüsse.

Verhalten der Pockenviren gegen chemische Desinfektionsmittel

Hinsichtlich unserer Kenntnisse über die Chemoresistenz der Viren ist allgemein zu bemerken, daß die Grundlagenforschung auf dem Gebiet der Virusdesinfektion noch nicht den Stand erreicht hat wie bei der bakteriellen Desinfektion. Einmal liegt dies daran, daß die Virusforschung jüngeren Datums ist, zum anderen daran, daß die Prüfung von Mitteln auf ihre viruziden Eigenschaften methodisch weit größere Schwierigkeiten bietet. Auch läßt der große Tierverbrauch Versuche nicht in dem Maße zu, wie dies bei der planmäßigen Erprobung eines Desinfektionsmittels gegenüber Bakterien üblich ist.

Bei der Wertbestimmung von Desinfektionsmitteln hat sich inzwischen die Auffassung durchgesetzt, daß nur die Erprobung am Modell ein Urteil über den Desinfektionswert eines Mittels zuläßt. In dieser Hinsicht steht die Virusdesinfektion noch in den Anfängen. Einen gewissen Wert haben die bisherigen Versuche insofern, als sie unter erschwerten Bedingungen, d. h. mit ungereinigten Virussuspensionen, angestellt wurden. Aus der bakteriellen Desinfektion wissen wir, daß die Abtötung der Infektionserreger in ihrem natürlichen Milieu mit zu den schwierigsten Desinfektionsaufgaben gehört.

Mit dem Variolavirus als Prüfobjekt liegen aus begreiflichen Gründen nur wenige Versuche vor. Eingehender wurde das gefahrlos zu handhabende Vakzinevirus auf sein Verhalten gegen chemische und physikalische Desinfektionsmittel untersucht. Da die chemische Zusammensetzung, das biologische und immunologische Verhalten des Vakzinevirus weitgehend mit dem des Variolavirus übereinstimmen, dürfte der Analogieschluß, daß sich beide Virusarten auch gegenüber chemischen und physikalischen Einflüssen gleichartig verhalten, nicht allzu gewagt sein.

Viruzid wirkende Mittel sind in den verschiedensten chemischen Stoffklassen zu finden. Über das mutmaßliche Verhalten der Pockenviren gegen Säuren und Basen gibt die Stabilität des Vakzinevirus in Medien verschiedenen p_H-Wertes Aufschluß. Das Optimum der p_H-Resistenz des Vakzinevirus liegt nach Yaoi und Kasaï [1] zwischen p_H 5,4 und 8. Bei p_H-Werten unterhalb und oberhalb der beiden Grenzwerte geht das Virus schnell zugrunde. Die Instabilität der Pockenviren in alkalischem Milieu läßt den Rückschluß zu, daß Kalkmilch (p_H = 12) oder Sodalösung (2%, p_H = 11) für die Stuhl- und Urindesinfektion und möglicherweise Schmierseife (1%, p_H = 11) mit Vorteil zur Scheuerdesinfektion verwendet werden können.

Gegen *Phenol und seine Derivate* sind nach den Literaturangaben die Viren weniger empfindlich als vegetative Bakterienformen. Sie scheinen um so stärker durch Phenole beeinflußt zu werden, je höher ihr Lipoidgehalt ist. Nach HEERWAGEN [2] waren 5%ige Phenollösungen, die man auf Vakzinevirus in pulverisierter Lymphe einwirken ließ, nicht imstande, das Virus binnen 24 Stunden zu vernichten. FRIEDBERGER und YAMAMOTO [3] stellten fest, daß 0,5%ige Phenollösung das Vakzinevirus in Glyzerinlymphe nicht nachweisbar beeinflußt. GILDEMEISTER, HAILER und HEUER [4] fanden 5 %ige Phenollösung gegenüber dem Vakzinevirus in eingetrocknetem Pustelsekret in 60 Minuten wirksam. Die 2,5% Kresol enthaltenden Verdünnungen der Kresolseife des DAB 6 erwiesen sich als unzureichend. Seifenhaltige, etwa 1,5% Chlormetakresol enthaltende Verdünnungen des Präparates Phobrol inaktivierten das Virus in 180 Minuten. Die Wirkung der zur Virusdesinfektion empfohlenen Handelspräparate scheint durch die kombinierte Wirkung von Phenolderivaten und ihrer sauren bzw. alkalischen Reaktion zustande zu kommen. Nach den Untersuchungsbefunden einer Reihe von Autoren [5] erwiesen sich die Sputumdesinfektionsmittel (Alkalysol, Baktolan, Parmetol), die zur Auflockerung und Homogenisierung des Auswurfes einen abgestimmten Gehalt an freiem Alkali aufweisen, zugleich als wirksame Virusdesinfektionsmittel. Auch die 2%igen Verdünnungen der für die Virusdesinfektion begutachteten Präparate Gevisol (pH = 10) und Ivisol (pH = 10,5) reagieren alkalisch. Der pH-Wert einer 2%igen Verdünnung des Händedesinfektionsmittels Havisol wurde mit der Glaselektrode zu 2,8 bestimmt.

Die viruzide Wirkung der *Alkohole* wird uneinheitlich beurteilt. Die Ursache für die Unstimmigkeiten dürfte darin zu erblicken sein, daß die Experimente mit mehr oder minder stark mit Eiweiß belasteten Virussuspensionen angestellt worden sind. Von der bakteriellen Desinfektion her wissen wir, daß die Alkoholwirkung durch Blut und Exkrete stark beeinträchtigt, unter Umständen sogar aufgehoben werden kann. Ferner wurden zur Urteilsbildung über die viruzide Wirkung der Alkohole auch Versuche herangezogen, die mit zu niedrigen Konzentrationen angestellt worden waren. Kennzeichnend für die Alkoholwirkung ist, daß sie erst bei Anwendung relativ hoher Alkoholkonzentrationen in Erscheinung tritt. Daß das Vakzinevirus in Lymphe gegen Alkohol recht empfindlich ist, geht schon aus den Erfahrungen bei der Pockenschutzimpfung hervor. Nach HENNEBERG und HÖPPNER [6] wird das Vakzinevirus, das in dünner Schicht an Batistläppchen haftete, bei Anwendung von 80vol.%igem Äthanol oder von 60%igem n-Propanol binnen 1 Minute inaktiviert. Die schnelle Wirkung der Alkohole gegen das Vakzinevirus im Verein mit ihrer erwiesenen Hautverträglichkeit lassen die Alkohole als Mittel für die Händedesinfektion auch bei Pocken geeignet erscheinen.

Formaldehyd nimmt nicht nur in der bakteriellen, sondern auch in der Virusdesinfektion eine hervorragende Stellung ein. Sie beruht in erster Linie darauf, daß seine Wirkung im Vergleich zu anderen Desinfektionsmitteln am wenigsten vom Milieu, in dem sich die Krankheitserreger befinden, sowie von der Keimunterlage beeinträchtigt wird. Von FRIEDBERGER und YAMAMOTO [3] wurde Vakzinevirus in 1 : 10 verdünnter Glyzerinlymphe nach 30 Minuten langer Einwirkung wäßriger, 0,4 % Formaldehyd enthaltender Lösungen nicht mehr infektionstüchtig gefunden. Nach dem FLÜGGEschen Verfahren entwickelter Formaldehydwasserdampf inaktivierte das Virus binnen 30 Minuten. In Übereinstimmung mit diesen Befunden wurde von GILDEMEISTER, HAILER und HEUER [4] festgestellt, daß Vakzinevirus in pulverisiertem Pustelsekret durch 0,5% Formaldehyd enthaltende Lösungen in 15, durch 1 %ige bereits in 10 Minuten vernichtet wird. Das FLÜGGEsche Formaldehydverdampfungsverfahren inaktiviert bei der Zimmerdesinfektion das Vakzinevirus innerhalb von Ausscheidungen mit ausreichender Sicherheit. Die universelle Wirksamkeit des Formaldehyds beruht auf seiner Reaktionsfähigkeit mit funktionellen Gruppen im Eiweiß- und Nukleinsäureanteil der Viren. Auf Grund seines Reaktionsvermögens mit den Hauptbestandteilen der Viren dürfte Formaldehyd auch zur Desinfektion bei Viruskrankheiten ungeklärter Ätiologie mit Erfolg angewendet werden können. Seine Reizwirkung auf die Schleimhäute der Atemwege und Augen schränkt jedoch seine Anwendung, namentlich bei der laufenden Zimmerdesinfektion, ein. Für die Wäschedesinfektion und zur Durchführung der Schlußdesinfektion bei Pocken ist Formaldehyd das Mittel der Wahl.

Chloramin zeichnet sich durch eine große Wirkungsbreite und durch schnelle Wirkung aus. Bei der praktischen Anwendung ist zu berücksichtigen, daß sich seine Wirkung in Gegenwart von oxydierbaren oder chlorbindenden Stoffen unter Umständen schnell erschöpfen kann. GILDEMEISTER, HAILER und HEUER [4] stellten in ihren schon mehrfach zitierten Untersuchungen fest, daß das Vakzinevirus in Krusten durch 0,5- bis 1⁰/₀ige Chloraminlösungen in der überwiegenden Mehrzahl der Versuche binnen 180 Minuten abgetötet wurde. Vereinzelt beobachtete Versager wurden auf die schlechte Benetzbarkeit des Borkenmaterials durch wäßrige Chloraminlösungen zurückgeführt. Auf Grund vergleichender Prüfung verschiedener Desinfektionsmitteltypen gegen verschiedene Virusarten in Organsuspension, darunter auch das Ektromelievirus, gelangte ALBRECHT [7] zu der Auffassung, daß die viruzide Wirkung des Chloramins von keinem anderen der geprüften Desinfektionsmittel übertroffen wird. Nach den Beobachtungen von HENNEBERG und HÖPPNER [6] wird Vakzinevirus, das in dünner Schicht an Batist haftet, schon durch ganz schwache Chloraminlösungen (0,05⁰/₀) binnen 2 Minuten inaktiviert.

Aus dieser Übersicht, die keinen Anspruch auf Vollständigkeit erhebt, geht hervor, daß die Schwierigkeiten der Desinfektion bei Pocken weniger aus der spezifischen Resistenz des Virus gegen chemische Mittel resultieren, sondern in erster Linie durch äußere Faktoren, wie z. B. die Einbettung in Borkenmaterial, bedingt sind. In den mitgeteilten Desinfektionsdaten spiegeln sich vornehmlich zwei Faktoren wider: die natürliche Resistenz des Virus gegenüber dem Desinfektionsmittel und die mechanische Schutzwirkung, die das Milieu ausübt.

Verhalten der Pockenviren gegen physikalische Desinfektionsmittel

Unter den physikalischen Inaktivierungsmitteln nimmt die feuchte Wärme die erste Stelle ein. Die Resistenz des Vakzinevirus gegen feuchte Hitze beträgt bei Temperaturen zwischen 56 und 60° 30 Minuten. Wir können also mit mehr als ausreichender Sicherheit Wasserdampf oder das Auskochen für Desinfektionszwecke bei Pocken anwenden.

Über die Resistenz der Pockenviren gegen *Heißluft* liegen keine Daten vor. Nach BOCK [8] wird das als besonders widerstandsfähig geltende Theilervirus durch Heißluft von 180° binnen 5 Minuten inaktiviert. Heißluft kann daher mit Vorteil zur Desinfektion der Krankenblätter oder von Postsachen benutzt werden. Die einfachste und billigste Anwendungsmöglichkeit der Heißluft ist das Bügeln. Die Temperatur eines Bügeleisens kann je nach der Heizquelle 200 bis 350° betragen. Dünne Stoffe (Luftpostpapier) werden durch einmaliges Überfahren mit dem heißen Plätteisen desinfiziert. Bei dickerem Papier müssen Vorder- und Hinterseite gebügelt werden. Dabei ist zu beachten, daß auch die Unterlage mit dem Eisen überfahren wird, bevor die Rückseite behandelt wird. Ein untrüglicher Indikator, daß zur Desinfektion ausreichend hohe Temperaturen erreicht worden sind, ist die Elfenbeinfärbung, die weißes Papier unter der Hitzewirkung annimmt.

Die *UV-Strahlung* ist eines der wirksamsten Mittel zur Luftdesinfektion. Ihre Wirkung erstreckt sich auf in der Luft schwebende Viren, Bakterien und Sporen. Staub und höhere Feuchtigkeitsgrade der Luft beeinträchtigen die UV-Wirkung. Den optimalen Effekt entfaltet die Strahlung bei relativen Feuchten unter 55⁰/₀, das sind Feuchten, wie sie in unseren geographischen Breiten normalerweise in geschlossenen Räumen herrschen. Die weitverbreitete Meinung, daß mit UV-Licht zugleich auch eine Desinfektion der bestrahlten Flächen erzielt werden kann, trifft nicht zu. Die UV-Bestrahlung eines Raumes kann also weder die laufende noch die Schlußdesinfektion überflüssig machen.

Die Luftentkeimung mit UV-Strahlen kann auf 3 Arten vorgenommen werden, die sich hinsichtlich ihres Wirkungsgrades voneinander unterscheiden. Die wirksamste Methode ist die *direkte,* allseitige *Bestrahlung* des Raumes. Der Schädlichkeit der Strahlung wegen kann dieses Verfahren jedoch nur in Räumen angewendet werden, die nicht benutzt oder nur vorübergehend von Personen mit Augenschutz betreten werden. Für belegte Krankenzimmer scheidet also diese Anwendungsart der UV-Strahlung von vornherein aus.

In Räumen, in denen sich Personen aufhalten, kann nur die *indirekte Bestrahlung* angewendet werden. In diesem Fall ist die UV-Quelle mit einem Reflektor so abzuschirmen, daß nur der oberhalb der 2 m Wandhöhe verbleibende Raum von der Strahlung erfaßt wird. Eine Abtötung der Mikroorganismen findet selbstverständlich nur in der bestrahlten Zone statt. Bei der indirekten Bestrahlung muß die Reflexion des kurzwelligen UV-Lichtes von den Wänden und der Decke durch einen Anstrich, der die UV-Strahlung absorbiert, verhindert werden. Hierfür geeignet sind weiß oder beige getönte Ölfarbenanstriche. Inwieweit die indirekte Bestrahlung als prophylaktische Maßnahme auf Pockenstationen in Betracht kommt, wird noch erörtert werden.

Die dritte Anwendungsart ist der sogenannte „*Strahlenvorhang*". Es handelt sich um eine 20 bis 30 cm breite Strahlenzone mit intensivster Strahlenwirkung. Der Strahlenvorhang soll benachbarte Räume antimikrobiell abschirmen. Dieses Verfahren kann in der Pockenbekämpfung nützliche Dienste leisten. So wäre zu erwägen, die Luftschleusen vor dem Eingang einer Pockenstation mit einem UV-Strahlenvorhang auszustatten, um der aerogenen Verbreitung des Virus vorzubeugen.

Die Wirksamkeit der direkten und indirekten UV-Strahlung gegen Viren wurde im Modellversuch mit Coliphagen als Prüfobjekt untersucht. Das Ergebnis eines Versuches ist in Abb. 1 graphisch dargestellt.

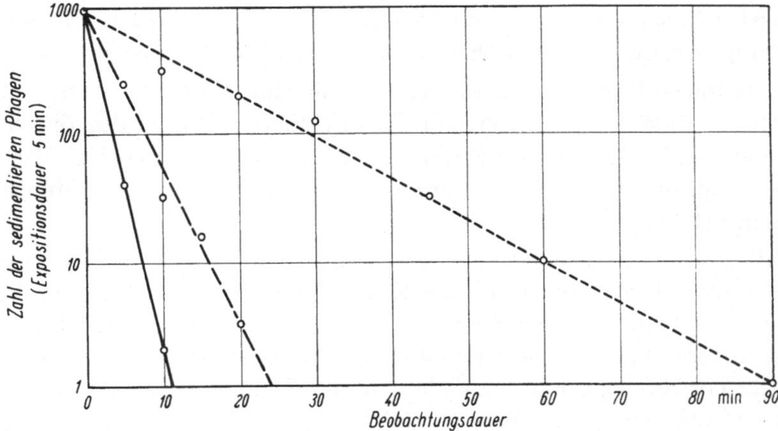

Abb. 1. Wirkung der direkten und indirekten UV-Strahlung auf schwebende Coliphagen (T$_3$-Phagen).

Die punktierte Kurve gibt die Verarmung der Luft an Phagen durch die normale Sedimentation, die gestrichelte Kurve den Sedimentationsverlauf bei indirekter und die ausgezogene Kurve bei direkter UV-Strahlenwirkung wieder. Ein Maß für den erzielten UV-Effekt ist die Steilheit der Kurven. Bei direkter Strahleneinwirkung waren bereits nach 10 Minuten keine Coliphagen mehr nachweisbar. Erwartungsgemäß erwies sich die indirekte Strahlung weniger wirkungsvoll als die direkte. Immerhin läßt sich auch bei indirekter Strahleneinwirkung noch ein ganz beachtlicher Effekt erzielen. Dabei ist noch zu berücksichtigen, daß diese Experimente bei ruhender Luft durchgeführt wurden. In der Praxis würde die Wirkung des UV-

Lichtes durch die Luftzirkulation noch verstärkt werden, die von sich bewegenden Personen hervorgerufen wird.

Der Anwendung von *chemischen Luftdesinfektionsmitteln* steht entgegen, daß durch das Einatmen der Aerosole unerwünschte Nebenwirkungen bei Mensch und Tier hervorgerufen werden (ätherische Öle wirken reizend auf die Schleimhäute, Glykole rufen Kopfschmerzen hervor). Ein weiterer Nachteil, der ihre Anwendung im Krankenzimmer praktisch ausschließt, ist das schnelle Abklingen der Wirkung. Um selbst bei ruhender Luft eine Dauerwirkung zu erzielen, müßte beispielsweise in einem Raum von 60 m³ das geräuschvoll arbeitende Vernebelungsgerät stündlich mindestens 15 Minuten lang in Tätigkeit gesetzt werden.

Verbreitungsweise der Pocken und die sich daraus ergebenden Konsequenzen für die Durchführung von prophylaktischen Maßnahmen

a) *Die Tröpfcheninfektion und die Maßnahmen zu ihrer Verhütung.* Nach den epidemiologischen Beobachtungen erfolgt die Pockeninfektion in der Hauptsache von Mensch zu Mensch durch Einatmen — oder präziser ausgedrückt — durch die Übertragung virushaltiger Sekrettröpfchen auf die Schleimhäute gesunder Menschen. Auf eine Tröpfcheninfektion weist insbesondere die Tatsache hin, daß zu Beginn der klinischen Symptome, wenn die infektiösen Schleimhautaffektionen der oberen Luftwege oft das einzig nachweisbare Krankheitssymptom sind, sich besonders leicht Infektionen ereignen. Die Gefahr der Tröpfcheninfektion ist bei Pocken deshalb besonders groß, weil die im Vergleich etwa mit tuberkulösem Auswurf dünnflüssige Konsistenz der Exkrete das Entstehen feinster, d. h. sehr schwebefähiger Tröpfchen durch den Sprechstrom oder Hustenstoß begünstigt.

Der Tröpfcheninfektion mit Desinfektionsmaßnahmen Herr zu werden, ist ein aussichtsloses Unterfangen, schon weil die Infektion zeitlich an den Sprechstrom oder den kurzen Hustenstoß des Kranken geknüpft ist. Den intensiven Bemühungen, die Tröpfcheninfektion mit Luftdesinfektionsmitteln zu unterbinden, war bisher kein Erfolg beschieden.

Da mit Desinfektionsmaßnahmen der Tröpfcheninfektion nicht wirkungsvoll begegnet werden kann, erhebt sich die Frage, durch welche Maßnahmen die Umgebung des Pockenkranken geschützt werden kann. Die elementarste Schutzmaßnahme, den Streukegel des Sprechstroms oder des Hustenstoßes zu meiden, ist in Anbetracht der Kontagiosität der Pocken unzureichend. Auch eine Mullplatte aus mehreren Gewebelagen über Mund und Nase bietet nur einen unvollkommenen Schutz, weil die Luft stets den Weg des geringsten Widerstandes wählt, der in diesem Fall um den geschichteten Mull herumführt. Vollkommen wird der Schutz gegen die Tröpfcheninfektion, wenn die Eintrittspforten für den Erreger, also Mund und Nase, durch eine Staubmaske blockiert werden. Als geeignetes Luftfilter für Staubmasken hat sich das Mikrosorbanfilter* erwiesen, das nach unseren Untersuchungen bei maximaler Belastung von 10 000 auf das Filter auftreffenden Coliphagen nur 1 Teilchen passieren läßt. Von etwas geringerer Leistung waren das Ralix- und Kollixfilter**, die mit bemerkenswerter Konstanz von 10 000 auf die Filtermasse gelangten Coliphagen rund 50 durchließen.

---

* Hersteller: Delbag, Berlin.
** Hersteller: Auer-Gesellschaft, Berlin.

b) *Die Staubinfektion und die Maßnahmen zu ihrer Verhütung.* Schon die Erfahrung, daß Ansteckungen auch ohne unmittelbaren Kontakt mit dem Kranken bei Pocken häufig vorkommen, weist auf die Möglichkeit der Staubinfektion hin. Staubinfektionen können nur Krankheitserreger verursachen, die das Austrocknen eine gewisse Zeit überstehen. Die große Widerstandsfähigkeit des angetrockneten Pockenvirus gegen Umwelteinflüsse ist erwiesen. PASCHEN [9] fand eingetrockneten Pusteleiter noch nach Jahren virulent. DOWNIE und DUMBELL [10] konnten das Virus im Schorf von Pockenpusteln noch nach 1 Jahr nachweisen. Die Resistenz des trockenen Virus erklärt ohne weiteres, daß Ansteckungen auf dem Luftweg über längere Strecken zustande kommen können. Sie erklärt ferner die Infektionsmöglichkeit durch *Zwischenträger.* Im Falle der Pocken ist dieser Infektionsmodus deutlicher zu erweisen als bei anderen Infektionskrankheiten, da ihr akuter Verlauf die näheren Umstände der Erkrankung leichter ermitteln läßt als bei einer chronischen Infektionskrankheit, wie z. B. bei Tuberkulose. In der Literatur ist eine Reihe von Fällen beschrieben, die auf das Konto von Zwischenträgern fallen. Bei der Heidelberger Epidemie infizierte sich die Zugehfrau beim Herrichten der Wäsche des Erkrankten. In einem anderen Fall, der sich in Frankreich (Bretagne) ereignete, konnte ein Pullover als Ansteckungsquelle ermittelt werden.

Anlaß für Staubinfektionen sind die eingetrockneten Sprech- und Hustentröpfchen auf der Bett- und Leibwäsche, der Pusteleiter, abgefallene Borken, die bei Bewegungen des Kranken, insbesondere aber beim Bettenmachen, aufgewirbelt werden. Bei Pockenkranken stellt das Bett das Virusreservoir par excellence dar, von dem aus — wie schon die alltägliche Erfahrung im Haushalt lehrt — schon durch geringe thermische Luftströme virushaltiger Staub in die entferntesten Winkel des Krankenzimmers transportiert werden kann.

Maßnahmen zur Verhütung von Staubinfektionen

Das Krankenzimmer soll in allen Teilen übersichtlich und nur mit dem Notwendigsten ausgestattet sein. Zum Schutz der eigenen Person sowie der näheren und ferneren Umgebung muß das Pflegepersonal eine vollständige *Schutzkleidung* tragen, die aus Kopfschutz, Mantel, Hose und besonderem Schuhzeug, ggf. Staubmaske bestehen soll. Die Kleidung soll aus glattem Stoff und so beschaffen sein, daß sie mit einem Minimum von Hantierungen abgelegt werden kann. Die Schutzkleidung erfüllt ihren Zweck nur dann, wenn sie vor dem Verlassen des Krankenzimmers abgelegt wird. Sie muß öfter gewechselt werden.

Die Gefahr einer Infektion über die Hand auf die Schleimhäute des Mundes und der Augen ist bei Pocken nicht auszuschließen. Infizierte Hände können ferner zur Verbreitung des Virus durch Zwischenträger beitragen. Nach jeder Berührung des Kranken sowie vor jedem Verlassen des Krankenzimmers müssen sich Arzt oder Pflegeperson die Hände desinfizieren. Zur Desinfektion sind 80%iger Äthyl- oder 70%iger Propylalkohol anzuwenden, die zweckmäßig aus Spendern, die mit Fußhebel zu betätigen sind, in die hohle Hand verabfolgt werden. Die Desinfektionszeit muß 3 Minuten betragen. Sichtbar mit Pusteleiter oder Borken beschmutzte Stellen sind vor der Alkoholdesinfektion mit Zellstoff oder Watte, die mit Alkohol getränkt sind, zu beseitigen. Bei der Behandlung von eitrigen Pusteln, Entfernung von Borken oder Schorf sind Gummihandschuhe zu tragen, die nach der Benutzung in eine Verbandstofftrommel einzulegen und mit Dampf zu desinfizieren sind.

Als primäre Ablagerungsstätte für Sprech- und Hustentröpfchen, von Borken und Schorf stellen die Bett- und Leibwäsche sowie die Taschentücher eine besonders große Gefahrenquelle dar. Zum Schutz vor Staubinfektion hat das Pflegepersonal beim Bettenmachen und Wäschewechsel Staubmasken zu tragen. Jede unnötige Staubaufwirbelung ist zu vermeiden. Beim Wäschewechsel ist das Abziehen der Deckenüberzüge umstülpend vorzunehmen. Das Bettlaken ist von den Rändern her nach innen einzuschlagen, so daß die Aufliegefläche von der unbenutzten Außenseite des Lakens bedeckt wird.

Mit Rücksicht auf die Infektiosität der Pocken soll die Desinfektion der anfallenden Schmutzwäsche schon im Krankenzimmer mit chemischen Verfahren eingeleitet werden. Zur *Wäschedesinfektion* sind folgende Mittel geeignet: Formalin DAB 6 sowie die Netzmittel enthaltenden Handelspräparate auf Formaldehydbasis, wie z. B. Korsoform, Morbicid, Lysoform techn. Mit Rücksicht auf möglicherweise an der Wäsche haftenden Schorf oder Borken, die besonders schwer desinfizierbar sind, soll die Gebrauchsverdünnung des Formalins 3%, die der genannten Handelspräparate 4% betragen. In Betracht kommen ferner: Alkalysol, Tb-Bacillol, Baktolan und Parmetol. Die Gebrauchsverdünnung der zuletzt genannten Handelspräparate soll 3%, die Desinfektionszeit 12 Stunden betragen.

Die Überlastung der Desinfektionsbäder macht die Desinfektion unsicher. Damit eine allseitige Benetzung der Schmutzwäsche mit Desinfektionslösung gewährleistet ist, soll das Flottenverhältnis 1 :6, besser noch 1 : 8, betragen. Zum Ausgleich von Konzentrationsunterschieden sowie zur Entfernung von Luftblasen ist die Wäsche während der Desinfektion gelegentlich mit einem Holzstab zu bewegen, der bis zum Abschluß der Desinfektion im Bad verbleibt. Im Falle der Pocken erscheint die Anwendung von chemothermischen und thermischen Desinfektionswaschverfahren wenig empfehlenswert, da beide Verfahren den Transport der Wäsche vom Krankenzimmer zur zentralen Wäschereianlage notwendig machen.

Die *Zimmerdesinfektion* soll die Infektionsgefahr, die von virushaltigem Staub ausgeht, herabsetzen. Das Krankenzimmer ist durch tägliches feuchtes Aufwischen unter Verwendung von Desinfektionslösung möglichst staubfrei zu halten. Da an Flächen nur ein Desinfektionsmittelfilm einwirkt und deshalb die Verarmung an Wirkstoff durch Adsorption oder chemische Bindung besonders groß ist, sind bei der Zimmerdesinfektion verhältnismäßig hohe Desinfektionsmittelkonzentrationen anzuwenden.

Von zuverlässiger und vor allem schneller Wirkung an infizierten Flächen haben sich 3% Chloraminlösungen erwiesen. Die Desinfektionszeit soll 4 Stunden betragen. Wenn auf Geruchlosigkeit besonderer Wert gelegt wird, kann man auf die alkalisch reagierenden Phenolpräparate, wie z. B. Parmetol, Baktolan, zurückgreifen, die in 5%iger Verdünnung anzuwenden sind und 4 Stunden lang auf die infizierten Flächen einwirken müssen. Ob möglicherweise Schmierseifenlösungen als Mittel zur Scheuerdesinfektion verwendet werden können, wird z. Z. geprüft. Leichtes Besprühen des Fußbodens, der Wände und Einrichtungsgegenstände mit Desinfektionslösung und sofortiges Abwischen des haftengebliebenen Films hat nur symbolische Bedeutung. Die Desinfektionslösungen müssen mehrere Stunden lang auf die infizierten Flächen einwirken, wenn sie ihre Aufgabe erfüllen sollen. Es ist aber keineswegs notwendig, die zu desinfizierenden Flächen durch wiederholtes Auftragen von Desinfektionslösung dauernd feucht zu halten. Das einmalige, aber *gründliche* Benetzen genügt. Je nach der relativen Feuchte der Zimmerluft trocknet der Desinfektionsmittelfilm binnen 30 bis 60 Minuten ein. Auch an der trocken erscheinenden Oberfläche läuft die Desinfektion weiter. Es wäre also falsch, das Auftrocknen als Zeichen für die Beendigung der Desinfektion zu werten und unmittelbar daran eine Reinigung der behandelten Objekte anzuschließen.

Der Korrosionswirkung der meisten Desinfektionsmittel muß schon bei der Planung von Infektionsstationen, bei der Wahl des Fußbodenbelages, des Wandanstriches usw. Rechnung getragen werden. Staubsauger dürfen bei der Säuberung von Pockenstationen unter keinen Umständen verwendet werden.

Um die Gefahr einer Staubinfektion herabzusetzen, wäre ferner zu erwägen, die Krankenzimmer mit einer indirekten UV-Strahlenquelle auszustatten. Da die Staubinfektion weder zeitlich noch räumlich an den Kranken geknüpft ist, sondern latent im Krankenzimmer fortbesteht, wäre von dieser Maßnahme eine Verminderung der infektiösen Staubpartikel zu erwarten. Das negative Ergebnis der Experimente mit Luftdesinfektionsmitteln beweist zwar die Nutzlosigkeit der Luftdesinfektion als Maßnahme zur Verhütung der Tröpfchen-, nicht aber der Staubinfektion.

Desinfektion der Ausscheidungen, von Gurgelwasser und Erbrochenem

Von der laufenden Desinfektion müssen ferner erfaßt werden: der Auswurf, das Gurgelwasser, die Pustelsekrete, abgefallener Schorf, Erbrochenes sowie Stuhl und Urin, da bei Pocken auch die Schleimhäute der Urethra und des Rektums befallen sein können. Die direkte Infektionsgefahr, die von Ausscheidungen ausgeht, ist als unerheblich zu betrachten. Die Notwendigkeit ihrer Desinfektion resultiert aus den sekundär davon ausgehenden Infektionsmöglichkeiten, die von vornherein nicht abgeschätzt werden können, so etwa wenn mit Auswurf von Pockenkranken infizierte Abwässer in oberirdische Gewässer gelangen. Die laufende Desinfektion der Abgänge und Absonderungen des Kranken ist die wichtigste Maßnahme zur Verhütung der Abwasserverseuchung und damit auch unserer oberirdischen Gewässer.

Zur Desinfektion des *Auswurfs*, des *Gurgelwassers* sowie des *Erbrochenen* sind 5%ige Lösungen der Sputumdesinfektionsmittel Chloramin, Alkalysol, Baktolan, Parmetol oder Tb-Bacillol anzuwenden. Zu dem im Sammelgefäß befindlichen Auswurf, Gurgelwasser oder Erbrochenen ist die doppelte Menge Desinfektionslösung hinzuzufügen. Nach 4stündigem Stehen kann der Inhalt in den Abort entleert werden. Zur Desinfektion der am Rand und an den Außenseiten des Sammelgefäßes haftenden infektiösen Ausscheidungen sind die Gefäße auszukochen oder in die gleiche Desinfektionslösung, wie sie zur Desinfektion der Abgänge benutzt wurde, während 4 Stunden einzulegen. Dieselben Mittel und Verfahren sind auch zur Desinfektion des *Pusteleiters* sowie von *abgelöstem Schorf* geeignet. Die Hautabsonderungen sind mit Zellstoff oder Watte aufzunehmen und in das mit Desinfektionslösung gefüllte Sammelgefäß einzulegen. Nach 4stündigem Stehen kann der Inhalt in den Abort entleert werden.

Benutzte Verbandmittel sind in Papierbeuteln zu sammeln und zu verbrennen.

Die Desinfektion des *Stuhls,* namentlich des geformten, mit chemischen Mitteln ist schwierig. Die für diesen Zweck gelegentlich benutzten Mittel Chlorkalk oder Chloramin sind allgemein für die Stuhldesinfektion unbrauchbar, weil das Chlor von den organischen Bestandteilen des Stuhls so schnell gebunden wird, daß es

nicht zur Einwirkung auf die Krankheitserreger gelangt. Die Chlorzehrung der
Faeces ist so groß, daß selbst bei Anwendung von 25 g Chlorkalk oder 25 g
Chloramin pro 100 g Stuhl keine sichere Desinfektion erzielt wird. Zur Desinfektion
der Fäkalien bei Pocken ist Kalkmilch immer noch das wirksamste und billigste
Verfahren. Ferner können für diesen Zweck auch Sputumdesinfektionsmittel, wie
z. B. Alkalysol oder Tb-Basillol, angewendet werden. Die 5%igen Verdünnungen
dieser Mittel sind dem Stuhl in doppelter Menge hinzuzufügen. Nach einer Einwirkungszeit von 6 Stunden kann das Gemisch in den Abort entleert werden. Auf
Pockenstationen ist die Dampfbehandlung der Ausscheidungen in besonders dafür
konstruierten Apparaten (Kodra-Apparat) anzuwenden, zumal damit zugleich das
Steckbecken und die zum Sammeln des Auswurfs oder des Gurgelwassers benutzten Gefäße automatisch gereinigt und desinfiziert werden.

Zur Desinfektion des *Wasch- und Badewassers* ist Kalkmilch oder Chlorkalkmilch anzuwenden. Dem Schmutzwasser ist so viel Kalkmilch zuzusetzen, daß es
milchig aussieht, oder so viel Chlorkalkmilch, daß es stark nach Chlor riecht. Um ein
Verstopfen der Abflußrohre und Ventile an der Wasch- oder Badeeinrichtung zu
verhüten, sollen Kalkmilch oder Chlorkalkmilch erst nach dem Absetzen der gröbe-
ren Partikel dem Badewasser zugesetzt werden. Die Desinfektionszeit beträgt
2 Stunden. Ob möglicherweise Soda, die in anwendungstechnischer Hinsicht gegenüber der Verwendung von Kalkmilch oder Chlorkalkmilch mancherlei Vorteile
böte, für diesen Zweck in Betracht kommt, wird z. Z. geprüft.

Schlußdesinfektion

Mit Rücksicht auf die allseitige Verbreitung des Pockenvirus durch den Staub
im Krankenzimmer und nicht zuletzt der Umstand, daß die laufende Zimmerdesinfektion nur Stückwerk sein kann, muß bei Pocken unter allen Umständen eine
Schlußdesinfektion stattfinden. Sie hat sich auf das Krankenzimmer, die Ausrüstung des Bettes und auf sämtliche vom Kranken benutzten Gegenstände zu erstrecken, sobald das Zimmer vom Kranken nicht mehr benutzt wird.

Bei Pocken wird die Schlußdesinfektion zweckmäßig mit dem FLÜGGEschen
Formaldehydverdampfungsverfahren oder einem Vernebelungsverfahren eingeleitet. Das letztere hat den Vorzug der einfacheren Handhabung; ferner brauchen die
Räume nicht so sorgfältig abgedichtet zu werden wie bei Anwendung des FLÜGGE-
schen Verfahrens. Bei der Entseuchung von horizontalen und vertikalen Flächen
haben sich die Formaldehydaerosole von zuverlässiger Wirkung erwiesen. Man
wird nichts Unmögliches und Unnötiges von den Formaldehydverfahren verlangen,
so keine Wirkung in Schubfächern oder hinter Schränken und Kommoden, die man
zweckmäßig an Ort und Stelle stehenläßt und nicht unter Bedeckung des unter
Umständen infizierten Fußbodens von der Wand abrückt. Man wird auch den Raum
nicht heizen, selbst wenn die Temperatur sich wenig über dem Gefrierpunkt befindet. Denn ganz wesentlich für die Wirkung der Verfahren ist eine nicht zu trockene
Raumluft. Vor der Durchführung der Formaldehydverdampfung oder -vernebelung
hat der Desinfektor unter entsprechenden Schutzmaßnahmen (Gesichtsmaske,
Schutzanzug) das Krankenzimmer abzudichten und die notwendigen Vorbereitungen zu treffen, um die möglicherweise infizierten Objekte der Einwirkung der
Dämpfe zugänglich zu machen. Das Bett ist von der Wand abzurücken, die Matratzen sind senkrecht aufzustellen, Kleidungsstücke frei im Raum aufzuhängen. Ist

das Krankenzimmer mit Möbeln oder anderem Inventar überreichlich ausgestattet, so sind die in den Tabellen angegebenen Formaldehyd- und Wassermengen zu erhöhen, da für deren Bemessung nicht allein der Rauminhalt, sondern auch die Summe der Flächeninhalte maßgebend ist, auf denen sich der Formaldehydwasserdampf kondensiert. Erst nachdem die exponierten Oberflächen entseucht wurden, sind die Bett- und Kleidungsstücke zur Dampfdesinfektion in die Desinfektionsanstalt zu bringen und anschließend das Krankenzimmer einer gründlichen Scheuerdesinfektion zu unterziehen.

Literatur

[1] YAOI, H. und KASAI, H.: Japan J. Exptl. Med. **8**, 499 (1930).
[2] HEERWAGEN, R.: Z. Hyg. **13**, 387 (1893).
[3] FRIEDBERGER, E. und J. YAMAMOTO: Z. Hyg. **76**, 97 (1914).
[4] GILDEMEISTER, E., E. HAILER und G. HEUER: Arch. Hyg. **103**, 132 (1930).
[5] BINGEL, K. F.: Die experimentelle Virusdesinfektion. S. 30, Verlag Johann Ambrosius Barth, Leipzig, 1957.
[6] HENNEBERG G. und E. HÖPPNER: Arch. Hyg. **144**, 149 (1960).
[7] ALBRECHT, J.: Arch. Hyg. **141**, 460 (1957).
[8] BOCK, M.: Arzneimittelforschung **6**, 527 (1956).
[9] PASCHEN, E.: Münch. Med. Wschr. 2391 (1906).
[10] DOWNIE, A. W. und K. R. DUMBELL: Lancet I, 550 (1947).

IV. Anhang

Merkblätter des Bundesgesundheitsamtes*
Merkblatt über die Pocken
(Merkblatt Nr. 17)

Herausgegeben vom Bundesgesundheitsamt

Ausgabe 1962

Die Einschleppung der Pocken aus pockenverseuchten Ländern (Indien, Indonesien, Afrika und Südamerika) läßt sich nicht mit Sicherheit verhindern. Die durch den Flugverkehr verkürzte Reisedauer zwischen den Pockengebieten und Europa schafft besondere Gefahren. Die erfolgreiche Erstimpfung in den ersten beiden Lebensjahren und eine ebenso erfolgreiche spätere Wiederimpfung gewährleisten im allgemeinen bis etwa zum 20. Lebensjahr Schutz gegen eine Erkrankung an Pocken. Mit zunehmendem Alter tritt eine natürliche Abschwächung des Impfschutzes ein. In Zeiten der Seuchengefahr, d. h. bei Einschleppung eines Pockenfalles, sind daher Wiederholungsimpfungen notwendig, um die Bevölkerung zu schützen. Allein der ausreichende Impfschutz der Bevölkerung verhindert die Ausbreitung der Pocken.

1. Wesen der Krankheit

Die Pocken sind eine ansteckende, hochfieberhafte und gefährliche Erkrankung des Menschen. Sie sind auch heute noch in vielen Ländern der Erde, vor allem in dichtbevölkerten Gebieten der heißen Zonen, stark verbreitet. Alljährlich sterben in diesen Ländern Tausende von Ungeimpften an der Seuche. In Deutschland sind die Pocken seit Einführung des Reichsimpfgesetzes vom 8. April 1874 praktisch erloschen. Ihr erneutes Auftreten beruht auf der Einschleppung des Krankheitserregers aus pockenverseuchten Ländern.

2. Erreger

Die Pocken werden durch ein Virus verursacht, das sich schon vor dem Auftreten des Ausschlags in den Ausscheidungen, dann im Inhalt der Pockenbläschen oder Pusteln, in den Ausscheidungen der Mundhöhle sowie des Nasen-Rachenraumes und später auch in den aus den Pockenpusteln entstandenen eingetrockneten Krusten des Kranken findet. Da der Erreger sehr widerstandsfähig ist, kann er sich auch im Staub längere Zeit lebensfähig erhalten.

3. Übertragung auf den Menschen

Die Übertragung auf Gesunde kommt entweder unmittelbar durch Tröpfcheninfektion, d. h. durch die beim Sprechen, Husten oder Niesen ausgeschiedenen Tröpfchen aus Nase und Mundhöhle oder mittelbar durch Zwischenträger, welchen die Pockenerreger anhaften, zustande. Alle Gegenstände, mit denen der Kranke in Berührung gekommen ist, können zu Zwischenträgern für das Pockenvirus werden, z. B. getragene Leib- und Bettwäsche, Kleidungsstücke, Betten, Polster, Teppiche, Vorhänge, Bücher, Zeitschriften und Eßgeschirr. Auch gesunde Personen, wie Angehörige, Ärzte, Krankenpfleger und Schwestern, die Zutritt zum Kranken haben, können, schon ehe sie selbst erkranken, den Erreger verbreiten. Das Virus kann sich auf ihren Kleidern, ihrer Wäsche, den Haaren und der Haut ansteckungsfähig erhalten, aber auch auf den Schleimhäuten haften und von da durch Tröpfcheninfektion auf dritte Personen übertragen werden.

In der warmen Jahreszeit können auch Fliegen zur Verschleppung des Erregers beitragen, wenn sie mit den Ausscheidungen des Kranken in Berührung kommen.

4. Krankheitserscheinungen beim Menschen

Die Pockenkrankheit beginnt bei Ungeimpften etwa 10 bis 14 Tage nach der Ansteckung mit Frösteln und hohem Fieber sowie heftigen Kopf- und oft auch Kreuz- und Rückenschmerzen, Abgeschlagenheit in den Gliedern und Neigung zu Ohnmachten. Erbrechen ist häufig. In den ersten drei Tagen der Krankheit zeigen sich gelegentlich scharlach- oder masernähnliche rötliche Flecke am Unterleib und den Oberschenkeln; gelegentlich

---

* Die Merkblätter können vom Deutschen Ärzte-Verlag, Köln, Melchiorstr. 14, und Berlin-Friedenau, Rönnebergstr. 15 bezogen werden.

kommt es zu starkem Nasenbluten. Etwa am 4. Krankheitstag tritt unter Fieberrückgang der eigentliche Pockenausschlag auf. Er besteht aus roten Knötchen, die zuerst im Gesicht, dann am Rumpf, später am ganzen Körper auftreten. Aus den Knötchen entwickeln sich allmählich derbe Bläschen, die Haut schwillt unter spannenden, brennenden Schmerzen an. Bald werden aus den Bläschen eitrige Pusteln. Auch die Schleimhäute und inneren Organe werden befallen; die Entwicklung von Pockenpusteln im Rachen und in der Luftröhre erschwert das Schlucken und die Atmung. Aus den Pockenpusteln entwickeln sich braune bis schwarze Krusten („schwarze Blattern"), die sich allmählich unter Hinterlassung der bekannten Pockennarben abstoßen. Durch die Mitbeteiligung innerer Organe wird die Gefahr eines tödlichen Ausgangs wesentlich erhöht.

Manchmal nehmen die Pocken trotz schwerer Anfangserscheinungen einen milderen Verlauf; dabei bilden sich nur wenige kleine Bläschen an verschiedenen Körperteilen, besonders im Gesicht. Ein selbst nur leicht an Pocken Erkrankter kann die Krankheit auf andere übertragen, bei denen sie schwer und mitunter tödlich verläuft. Der Leichtkranke bedeutet daher für seine Umgebung eine große Gefahr, weil er gerade mit mehr Menschen in Berührung zu kommen pflegt als Schwerkranke.

Eine erfolgssichere Behandlung der Pocken gibt es nicht. Bis zur vollen Genesung von der Pockenkrankheit vergehen 4 bis 6 Wochen, sofern nicht innere Organe in Mitleidenschaft gezogen sind.

5. Verhütung der Krankheit

Den besten Schutz gegen die Erkrankung an Pocken bietet die Pockenschutzimpfung. Menschen, die innerhalb der letzten 10 Jahre mit Erfolg geimpft oder wiedergeimpft worden sind, bleiben fast immer von den Pocken verschont oder werden nur von einer leichten Form der Krankheit befallen. Die Gefahr zu erkranken ist um so geringer, je frischer der durch die Impfung erworbene Schutz ist. Bei den Angehörigen eines Pockenkranken, den Ärzten und dem Pflegepersonal soll, auch wenn sie schon früher mit Erfolg geimpft oder wiedergeimpft worden sind, die Impfung sofort wiederholt werden. Ist bereits eine Ansteckung erfolgt, so vermag die Impfung in der Regel den Ausbruch der Pocken nicht mehr zu verhindern, gewährt aber immerhin eine gewisse Aussicht auf leichteren Verlauf der Erkrankung.

Für die Verhütung der Ansteckung und der weiteren Ausbreitung der Pocken ist es ferner von entscheidender Bedeutung, daß der erste Krankheitsfall so schnell wie möglich erkannt und isoliert wird. Zum Personenkreis, in dem mit dem Auftreten von Pocken zu rechnen ist, gehören Menschen, die vor kurzem aus einem der pockenverseuchten Länder (Indien, Indonesien, Afrika und Südamerika) eingereist sind, ferner solche, die unmittelbar oder mittelbar Berührung mit solchen Eingereisten hatten. Da in einem Ort nach Einschleppung der Pocken die Erreger von scheinbar Gesunden vor Ausbruch der Krankheit weiterverbreitet werden, muß unter diesen Umständen bei jeder fieberhaften Erkrankung, die mit einem Hautausschlag einhergeht, ein Arzt zu Rate gezogen werden. Entstehen auf der Haut des Kranken Bläschen, die Ähnlichkeit mit Windpocken oder Gürtelrose haben, so besteht der Verdacht, daß es sich um Pocken handelt, falls in der engeren oder weiteren Umgebung schon Pockenfälle bekanntgeworden sind. Noch vor Eintreffen des Arztes sind, um die Verschleppung der Krankheit in die Umgebung zu vermeiden, folgende Maßnahmen zu treffen:

Jeder Besuch ist von dem Kranken fernzuhalten. Ungeimpfte Personen dürfen das Krankenzimmer nicht betreten. Zutritt zum Krankenzimmer darf nur diejenige Person haben, die den Kranken versorgt. Aus dem Krankenzimmer darf kein Gegenstand entfernt werden. Hierzu gehören auch das benutzte Eßgeschirr, Wäsche, Bücher, Zeitungen und die Abgänge des Kranken. Die den Kranken versorgende Person muß jedesmal, bevor sie das Krankenzimmer verläßt, Hände und Unterarme gründlich mit Wasser und Seife reinigen. Sollte sich kein Desinfektionsmittel im Haushalt vorfinden, so genügt im Notfall zur Desinfektion das Eintauchen der Hände unter Ausführung von Waschbewegungen in Sodalösung (1 Eßlöffel Soda in 1 Liter Wasser gelöst = etwa 1 %ig), in essigsaurer Tonerde oder Abreiben der Hände mit einem Wattebausch, der mit Brennspiritus durchtränkt ist. Alle anderen Desinfektionsmaßnahmen werden vom Arzt angeordnet. Die Fenster und die Tür des Krankenzimmers müssen geschlossen bleiben, damit Fliegen keine Krankheitserreger nach außen verschleppen können. Das Krankenzimmer darf vor Ankunft des Arztes nicht gesäubert, die Leib- und Bettwäsche nicht gewechselt werden. Der Arzt entscheidet über Aufhebung oder Fortbestand dieser Vorsichtsmaßnahmen.

6. Absonderung

Pockenkranke sowie -krankheitsverdächtige Personen müssen in einem Krankenhaus abgesondert werden. Der Kranke darf nur mit den zu seiner Pflege bestimmten Personen, dem Arzt und dem Seelsorger in Berührung kommen.

7. Meldepflicht

Unverzüglich, spätestens innerhalb von 24 Stunden nach erlangter Kenntnis, ist jeder Fall einer Erkrankung, des Verdachtes einer Erkrankung und eines Todes an Pocken dem für den Aufenthalt des Betroffenen zuständigen Gesundheitsamt zu melden. Zur Meldung sind verpflichtet:

1. der behandelnde oder sonst hinzugezogene Arzt,
2. jede sonstige mit der Behandlung oder der Pflege des Betroffenen berufsmäßig beschäftigte Person,
3. die hinzugezogene Hebamme,
4. das Familienoberhaupt,
5. der Leichenschauer.

Die Verpflichtung der unter 2—5 bezeichneten Personen tritt nur dann ein, wenn ein vorher genannter Verpflichteter nicht vorhanden oder an der Meldung verhindert ist. Die außerhalb eines Krankenhauses oder eines Entbindungsheimes tätige Hebamme ist in jedem Falle zur Meldung verpflichtet.

Auf Schiffen tritt der Schiffsführer, in Pflege- und Gefangenenanstalten, Heimen, Lagern, Sammelunterkünften und ähnlichen Einrichtungen tritt deren Leiter an die Stelle des Familienoberhauptes (§ 3 Abs. 1 und § 4 des Gesetzes zur Verhütung und Bekämpfung übertragbarer Krankheiten beim Menschen [Bundes-Seuchengesetz] vom 18. 7. 1961 [Bundesgesetzbl. I S. 1012]).

Erkennung und Verhütung der Pocken / Ratschläge an Ärzte

(Merkblatt Nr. 18)

Herausgegeben vom Bundesgesundheitsamt

Ausgabe 1963/2

Die Einschleppung der Pocken aus pockenverseuchten Ländern läßt sich nicht mit Sicherheit verhindern. Durch den Flugverkehr ist die Reisedauer zwischen den Pockengebieten und Europa um ein vielfaches kürzer als die Inkubationszeit der Pocken. Alljährlich sterben in Zentralafrika, Süd- und Südostasien und auch in Südamerika Tausende von Ungeimpften an der Seuche. Die erfolgreiche Erstimpfung in den ersten beiden Lebensjahren und eine erfolgreiche spätere Wiederimpfung gewährleisten im allgemeinen bis zum 20. Lebensjahr hinreichenden Schutz gegen eine Erkrankung. Mit zunehmendem Alter tritt eine natürliche Abschwächung des Impfschutzes ein, die in Einzelfällen Erkrankungen nicht ausschließt. Erfahrungsgemäß wird aber auch dann noch eine rasche Verbreitung der Seuche in einer so durchgeimpften Bevölkerung im Falle einer gelegentlichen Einschleppung verhindert. In Zeiten der Seuchengefahr sind Wiederholungsimpfungen notwendig.

1. Wesen der Krankheit

Die echten Pocken — Variola maior (vera) — sind eine äußerst ansteckende, hochfieberhafte und akut verlaufende Krankheit. Eine chronische Verlaufsform oder ein Latenzstadium sind nicht bekannt. Praktisch erkranken alle ohne oder ohne ausreichenden Impfschutz der Ansteckung ausgesetzten Personen.

2. Erreger

Die Pocken werden durch ein Virus verursacht, das sich vor dem Auftreten des Exanthems im Rachensekret, dann in den Bläschen oder Pusteln und später auch in den aus diesen entstandenen Krusten findet. Der Erreger ist sehr widerstandsfähig und kann sich auch im Staub längere Zeit lebensfähig erhalten.

3. Übertragung

Die Pocken werden meist unmittelbar von Mensch zu Mensch übertragen. Das Virus wird schon im Prodromalstadium und in der Initialphase der Krankheit auf den katarrhalisch

veränderten Schleimhäuten des Rachens und der oberen Luftwege ausgeschieden. Die Tröpfcheninfektion ist bei weitem der häufigste Übertragungsweg. *Scheinbar* Gesunde können
in der Inkubationszeit zur Verbreitung des Virus beitragen, wenn sie unbegrenzten Kontakt mit der Umwelt haben. Auch der bereits im Pustelstadium befindliche Kranke scheidet
das Virus aus den Effloreszenzen der Mund- und Rachenhöhle aus. Diese Übertragung ist
sogar noch im Stadium der Eintrocknung der Hauteffloreszenzen möglich. Nach Abfall der
Krusten ist der Kranke selbst jedoch nicht mehr ansteckungsfähig.

Die indirekte Übertragung durch die Wäsche und Kleidung des Kranken, durch Gegenstände, die von ihm benutzt wurden, sowie durch Inhalation von pockenvirushaltigem Staub
ist möglich. In der warmen Jahreszeit können Fliegen als Überträger eine Rolle spielen.
Auch geimpfte Personen aus der Umgebung des Kranken können das Virus weiterschleppen.

Räumliche und zeitliche Ausdehnung einer Epidemie sind von der Bevölkerungsdichte
und der Zahl der nicht oder nicht ausreichend immunisierten Personen abhängig. Durch
enges Zusammenleben und mangelhafte Hygiene wird die Ausbreitung begünstigt. Kli-
matische und jahreszeitliche Bedingungen sind ohne unmittelbaren Einfluß.

4. Krankheitserscheinungen

Die Pocken treten je nach Immunitätszustand einzelner oder ganzer Bevölkerungsteile
unterschiedlich auf. Bei ungeimpften Personen verläuft die Krankheit in ihrer schwersten
Form. Geimpfte, deren letzte Pockenschutzimpfung etwa 10 Jahre oder länger zurückliegt,
können an einer milden bis leichteren (vielfach irreführend als Variolois bezeichneten)
Verlaufsform erkranken. Für die Durchführung von Quarantänemaßnahmen im internationalen Verkehr gilt für die Pocken eine Inkubationszeit von 14 Tagen. Nach den Erfahrungen aus jüngster Zeit kann sie jedoch bei der leichteren Verlaufsform 9 bis
18 Tage betragen.

Die Pocken treten in zwei verschiedenen *Epidemie*formen auf, Variola maior und Variola
minor (Alastrim). Dies dürfte auf Modifikationen des Virus zurückzuführen sein.

a) Variola vera

Die Krankheit beginnt plötzlich mit hohem Fieber (40° C und darüber), mehr oder
weniger ausgeprägtem Frösteln und starkem Krankheits- und Schwächegefühl (*Prodromalstadium*). Erbrechen ist nicht selten. Puls und Atmung sind stark beschleunigt. Charakteristisch ist ein starker, in der Lendengegend bis zum Kreuzbein lokalisierter Schmerz, der
in dieser Stärke und Regelmäßigkeit bei keiner anderen Infektionskrankheit beobachtet
wird. Oft treten Pharingitis, Angina, Laryngitis und Bronchitis hinzu. Die Zunge ist stark
belegt und trocken. Die Haut weist im Anfang Fieberröte auf.

Das Prodromalstadium dauert 3, gelegentlich 4 Tage. Nicht selten ist es nur gering aus-
geprägt und erlaubt dann keine sichere Diagnose. Während dieser Zeit kann ein skarlatini-
formes, bisweilen auch morbilliformes Exanthem an Rumpf und Extremitäten auftreten.
Charakteristisch ist eine Rötung am unteren Teil des Bauches und an der Innenseite der
Oberschenkel (Schenkeldreieck).

Das *Eruptionsstadium* beginnt am 3. oder 4. Tag der Erkrankung. Im Gegensatz zu den
meisten bei uns vorkommenden exanthematischen Infektionskrankheiten tritt bei den
Pocken der Ausschlag *während* eines 2- bis 3tägigen Fieber*abfalls* auf. Auf der Haut des
behaarten Kopfes und des Gesichtes, wenige Stunden später auch auf Brust, Rücken und
Extremitäten, schießen stecknadelkopfgroße, blaßrote, juckende, urtikarielle Erytheme auf,
die größer werden und sich in etwa 5 Tagen unter Zunahme der entzündlichen Rötung
über Knötchen zu perlmutterfarbenen Bläschen umwandeln und schließlich die charakteristi-
schen gedellten, mehrkammerigen, erbsengroßen Pockenbläschen entwickeln. Die Mitte des
Bläschens senkt sich ein und bildet den sog. Pockennabel. Der Bläscheninhalt trübt sich
(*Pustel*bildung). In der Umgebung bildet sich ein roter Hof mit derber Infiltration aus.
Wegen der Dicke der Epidermis an Handtellern und Fußsohlen überragen die Pusteln dort
die Hautoberfläche nicht oder nur wenig; sie sind hier nur als weißlich-graue Flecke sichtbar. Alle Pusteln eines Körperteils zeigen das gleiche Entwicklungsstadium. Niemals fin-
det man Knötchen neben frischen und eingetrockneten Pusteln. Am Kopf stehen die
Pusteln am dichtesten. An Rumpf und Extremitäten nehmen sie distal an Zahl zu.

Gleichzeitig mit dem Exanthem treten Bläschen an der Schleimhaut des Mundes und des
Nasen-Rachenraumes, am Zungengrund, seltener im Kehlkopf und in der Trachea auf. Auch
der obere Teil des Ösophagus, das Rektum, die Vulva, Vagina und Urethra können befallen
sein. Die Schleimhauteffloreszenzen sind flacher als die der Haut. Sie wachsen zu weißlich-

grauen Bläschen an, verlieren dann aber ihre dünne Epitheldecke, so daß es ohne Ausbildung von Pockenbläschen zu Erosionen kommt. In ihrer Umgebung ist die Schleimhaut gerötet und geschwollen. Die Entwicklung der Effloreszenzen auf den Schleimhäuten geht mit starken örtlichen Beschwerden einher: Brennen, vermehrter Speichelfluß, Schluckbeschwerden, Schmerzen bei Nahrungsaufnahme sowie Heiserkeit.

Die Pustelbildung auf der Haut beginnt am 8. bis 9. Krankheitstag. Die Temperatur steigt wieder an und erreicht 39 bis 40° C und mehr. Das *Stadium suppurationis (pustulosum)* dauert 3 bis 4 Tage. Die Vereiterung und ihre Folgen verursachen örtliche und allgemeine Reaktionen, die das weitere Krankheitsbild bestimmen. Die entzündlichen Ödeme der Haut, vor allem an den Stellen, die straff auf ihrer Unterlage aufliegen, wie an Fingern, Zehen, Handtellern, Fußsohlen und Kopfschwarte, rufen starke Schmerzen hervor. Hierzu kommen Gesichts- und Lidödeme. Das entzündliche Ödem im Rachen und Kehlkopf kann zu starken Schluckbeschwerden und zu Atembehinderung führen. Die Vereiterung der Schleimhauteffloreszenzen in Rektum und Urethra verursacht Schmerzen bei der Defäkation und bei der Miktion. Häufig treten Schlaflosigkeit, Unruhe und auch Delirien auf.

Am 11. bis 12. Krankheitstag beginnen die Pusteln in der gleichen Reihenfolge einzutrocknen, in der sie erschienen sind *(Stadium exsiccationis)*. Anstelle der eitrig getrübten Bläschen entstehen braune Krusten. Die entzündlichen Ödeme, die örtlichen sowie die Allgemeinbeschwerden gehen zurück. Allmählich stoßen sich die Krusten ab. Am 14. bis 15. Krankheitstag erfolgt bei unkomplizierten Fällen die endgültige Entfieberung. Bis die Krusten abgestoßen sind, vergehen noch 10 bis 12 Tage. Der Gesamtverlauf der unkomplizierten Pocken nimmt 4 bis 6 Wochen in Anspruch.

Man unterscheidet mehrere Formen des Pockenexanthems, je nach Anordnung der einzelnen Pusteln und der Verlaufsform. Bleiben die Pusteln voneinander getrennt, so handelt es sich um Variola discreta; stehen sie dicht und fließen zusammen, so spricht man von Variola confluens; in diesem Falle sind die Allgemeinerscheinungen besonders schwer. Bei der Variola haemorrhagica („schwarze Blattern") ist der Pustelinhalt blutig (schwarz-rot). Die schwerste, innerhalb weniger Tage tödlich verlaufende Form, die Purpura variolosa, ist schon im Prodromalstadium von zahlreichen Haut- und Schleimhautblutungen von tiefblau-schwarzer Farbe begleitet und kommt vor allem bei Menschen ohne oder mit unzureichendem Impfschutz vor.

Das Blut weist während des Prodromalstadiums Leukopenie, im Eruptions- und Suppurationsstadium Leukozytose mit Linksverschiebung und später Monozytose auf.

Die eitrigen Komplikationen der Pocken sind meist auf eine sekundäre Infektion der Epidermisdefekte mit Eitererregern zurückzuführen. So entstehen Abszesse, Phlegmonen, Lymphadenitis oder Sepsis mit Pankarditis, Nephritis usw. Von Schleimhautgeschwüren im Rachen und Kehlkopf aus kann es zur Knorpelnekrose kommen. In der Suppurationsperiode kann eine eitrige Otitis media auftreten. Pockenpusteln auf der Konjunktiva können zu geschwürigen Prozessen mit nachfolgender Trübung der Hornhaut führen. Auch Iritis, Hypopyon und Panophthalmie werden beobachtet. Als virämische Komplikationen können im Gehirn und Rückenmark lokalisierte Entzündungen auftreten, die zu enzephalomyelitischen Lähmungen führen.

Die vorstehend geschilderten Krankheitserscheinungen stellen die schwerste Verlaufsform der Pocken dar. In durchgeimpften Bevölkerungen, wie z. B. in Deutschland, verläuft die Krankheit im allgemeinen leichter, doch kann sie bei Personen, deren Schutzimpfung viele Jahrzehnte zurückliegt, auch in ihrer schweren Form auftreten und sogar zum Tode führen. Das Initialfieber kann bei der milden Verlaufsform ebenso hoch sein wie bei der schweren, ist aber meist von weniger ernsten Allgemeinsymptomen begleitet. Da die Leukozyteneinwanderung in die Pockenbläschen durchweg geringer ist, führt die Suppuration nicht zu tiefgreifenden Eiterungen und hinterläßt daher keine oder nur geringfügige Narben. In der Regel fehlt die 2. Fieberperiode; der während der Eruption einsetzende Temperaturabfall bedeutet hier die endgültige Entfieberung. Die Effloreszenzen sind meist weniger zahlreich, machen aber die gleiche Entwicklung durch wie bei den schweren Verlaufsformen. Auf den Schleimhäuten treten keine oder nur vereinzelte Effloreszenzen auf. Bei dieser leichten Verlaufsform können gelegentlich Pockenpusteln verschiedener Entwicklungsstadien nebeneinander vorhanden sein. Es kommen auch abortive Formen mit geringem Unwohlsein und wenigen Pockenpusteln vor. Auch die leichtesten Verlaufsformen der Pocken können hochinfektiös sein. Trifft die von ihnen ausgehende Infektion Menschen, die keinen oder nur mangelhaften Impfschutz besitzen, so ist eine schwere Erkrankung die Folge.

b) Variola minor oder Alastrim

Es handelt sich um eine in selbständigen Epidemien auftretende, auch bei ungeimpften Menschen leicht verlaufende Form der echten Pocken. Alastrim-Epidemien wurden früher in Südamerika und Afrika, besonders in Nordafrika, beobachtet, sind aber auch in Europa (Schweiz, Niederlande, England, Italien) aufgetreten. Die Inkubation kann bis zu 16 Tagen betragen. Das Initialfieber ist oft nur gering und dauert 1 bis 2 Tage; ein Initialexanthem ist außerordentlich selten. Am 3. und 4. Krankheitstag kommt es zur Bildung von spärlichen Knötchen, die sich meist nicht weiter entwickeln. Auf das Eruptionsstadium folgt fast immer in kurzer Zeit das Exsikkationsstadium. Die Bläschen trocknen ein, ohne zu vereitern, und hinterlassen keine Narben. Das Allgemeinbefinden ist höchstens eine Woche lang leicht beeinträchtigt. Alastrim hinterläßt nur eine schwache und kurz dauernde Immunität gegen Pocken.

5. Prognose

Die Prognose der Pocken ist bei Ungeimpften sehr ernst. Bei der Variola vera beträgt die Sterblichkeit je nach Epidemie unter Berücksichtigung aller Altersklassen 20 bis 30%. Bei Variola confluens ist sie größer als bei Variola discreta. Für Säuglinge und Kleinkinder sind die Pocken fast immer tödlich. Bei älteren Kindern bis zu 10 Jahren wird eine Sterblichkeit von mehr als 50 % angegeben. Jenseits des 40. Lebensjahres steigt die Sterblichkeit wieder an. Bei Frauen ist sie im allgemeinen größer als bei Männern; besonders gefährdet sind Schwangere und Wöchnerinnen. Die hämorrhagischen Pocken sind meist tödlich. Bei leichteren Verlaufsformen beträgt die Sterblichkeit bis zu 3 %. Bei Geimpften ist die Prognose um so besser, je kürzer die seit einer erfolgreichen Impfung verflossene Zeit ist. Die Sterblichkeit bei Alastrim schwankt zwischen 0,2 und 1 %.

Der Tod tritt bei Variola vera gewöhnlich in der Mitte der 2. Krankheitswoche ein, bei Purpura variolosa in den ersten beiden Krankheitstagen. An Restzuständen bleiben nach Variola vera vereinzelt Blindheit, Taubheit, Lähmungen und stark entstellende Narben zurück.

6. Klinische Diagnose

Im Prodromalstadium ist die Differentialdiagnose gegenüber anderen exanthematischen Infektionskrankheiten oft sehr schwierig. Zur richtigen Diagnose führen neben den Hauterscheinungen auch die Berücksichtigung des bisherigen Verlaufs, die Aufenthaltsanamnese und die Epidemielage. Wegweiser zur richtigen Diagnose des Pockenexanthems kann der intensive Lendenschmerz sein.

Im Eruptionsstadium ist ein ausgeprägtes Pockenexanthem leicht zu erkennen. Die Diagnose wird schwieriger, wenn die Effloreszenzen nur spärlich sind. Verwechselungen mit pustulösen Syphiliden oder anderen pustulösen Exanthemen sind möglich.

Bei Pockenverdacht geimpfter Personen ist differentialdiagnostisch zu entscheiden, ob es sich um Pocken oder Windpocken (Varizellen) handelt. Bei den Varizellen beträgt die Inkubation 14—21 Tage. Initialfieber und Initialexanthem fehlen. Das Fieber beginnt erst beim Erscheinen der Effloreszenzen. Varizellenbläschen schießen wesentlich rascher als Pockenbläschen auf. Die Effloreszenzen bei Varizellen fühlen sich weich an, sitzen oberflächlich, besitzen eine dünne Epitheldecke und sind meist einkammerig. Die Schleimhauteruptionen sind schwächer als bei Pocken. Zum Unterschied von diesen sind die Varizellen vorwiegend am Stamm lokalisiert. Die Windpocken kommen in Schüben, die sich über 5 bis 14 Tage erstrecken, und deren Effloreszenzen verschiedene Entwicklungsstadien aufweisen.

„Pockenverdacht" wurde erfahrungsgemäß in Deutschland ärztlicherseits besonders bei folgenden Krankheiten geäußert:

1. bei schweren Varizellenerkrankungen Erwachsener und solchen, die mit starker Sekundärinfektion oder Hämorrhagien einhergehen,
2. Herpes zoster generalisatus,
3. Herpes simplex generalisatus,
4. Erythema exsudativum multiforme mit Blasenbildung und starker Beteiligung der Schleimhäute,
5. Eccema vaccinatum,
6. bei anderen exanthematischen Infektionskrankheiten, z. B. bei infektiöser Mononukleose und Milzbrand.

Die rechtzeitige Diagnose des ersten Pockenfalles ist für die Verhütung der weiteren Ausbreitung der Seuche von entscheidender Bedeutung. Unter den heutigen Verkehrsverhältnissen (Luftverkehr) sollte man bei fieberhaften Allgemeinerkrankungen mit bläschenförmigen Effloreszenzen auch an Variola denken, vor allem dann, wenn der Kranke vor kurzem aus pockenverseuchten Gebieten eingereist ist oder mit Eingereisten Kontakt hatte. Der Verdacht ist erst recht begründet, wenn schon ähnliche Fälle aus der engeren oder weiteren Umgebung bekannt geworden sind.

7. *Laboratoriumsdiagnose*

Die Pockendiagnose wird durch den Nachweis des Erregers aus Bläscheninhalt, Rachenabstrich und Blut sowie durch serologische Untersuchungen gesichert. Stets müssen mehrere Untersuchungsverfahren gleichzeitig angewandt werden, da ein Verfahren allein nicht immer ein verwertbares Ergebnis zeitigt.

Bei der Einsendung von Material zur Laboratoriumsdiagnose ist wie folgt zu verfahren:

1. Der Inhalt eines Pockenbläschens (n i c h t Pustel) wird auf einen sauberen Objektträger gebracht und mit einem geschliffenen Deckglas wie ein Blutstropfen ausgestrichen. Nach dem Lufttrocknen wird ein zweiter Objektträger auf die Schichtseite aufgelegt, beide Objektträger werden mit Heftpflaster eingerahmt und in signierte Fließpapierstücke eingeschlagen. Zum Versand dient ein mit Heftpflaster verschlossener Behälter (s. u.). — Das Ergebnis kann günstigstenfalls 1 Stunde nach Eingang im Laboratorium vorliegen.

2. Auf einen sauberen Objektträger wird der Inhalt eines Pockenbläschens (n i c h t Pustel) in dicker Schicht aufgetragen. Nach dem Lufttrocknen Versand wie unter 1. Ergebnis etwa 4 bis 6 Stunden nach Eingang im Laboratorium.

3. Mit sterilem Diphtherietupfer Rachensekret entnehmen. Den Verschluß der Metallhülse mit Heftpflasterstreifen sichern. In gleicher Weise Abstrich von Schleimhauteffloreszenzen machen, falls solche in Mund- und Rachenhöhle vorhanden. — Ergebnis in 2 bis 3 Tagen.

4. Entnahme von 5 cm³ Blut in Venüle (ohne Zitrat) in den ersten Krankheitstagen. Ergebnis in 3 bis 6 Tagen. Wiederholung am 8. und 20. Krankheitstag. Gleichzeitige Einsendung aller 4 Proben ist zu empfehlen.

Bei serologischen Untersuchungen sind Titer ab 1 : 8 als positiv zu bewerten. Wichtig ist die Verfolgung des Titeranstiegs durch wiederholte Blutentnahme. Bei Geimpften kann der Titeranstieg schon am 4. Krankheitstag, bei ungeimpften Pockenkranken zwischen dem 6. und 10. Krankheitstag nachgewiesen werden.

Material von Pocken- oder Pockenverdachtsfällen muß für den Postversand mit der Aufschrift „menschliche Untersuchungsstoffe" versehen werden. Bei Sendungen an Anstalten ist nicht deren Leiter, sondern die Anstalt als Empfänger zu bezeichnen. Das Untersuchungsmaterial muß in dicht schließenden Gefäßen aus Metall, Steingut oder Glas untergebracht werden. Metallgefäße sind durch einen übergreifenden Deckel, der am Rand mit einem Streifen Heftpflaster verklebt wird, Steingut- und Glasgefäße sind durch Überbinden der Öffnung oder des Stöpsels mit Schweinsblase oder Pergamentpapier zu verschließen. An jedem Glase ist ein Zettel fest aufzukleben oder sicher anzubringen, der genaue Angaben über den Inhalt enthält. Die telegraphische bzw. telefonische Voranmeldung ist zu empfehlen. Das Untersuchungsmaterial ist möglichst durch Eilboten an eine der folgenden Untersuchungsstellen einzuschicken:

1. Die staatlichen Impfanstalten in
    4 Düsseldorf, Auf'm Heimekamp 70,
    2 Hamburg 1, Brennerstr. 81,
    8 München, Am Neudeck 1,
    oder

2. das Robert Koch-Institut, Laboratorium für Pockenforschung, 1 Berlin 65, Nordufer 20,
    oder

3. das Institut für Schiffs- und Tropenkrankheiten, Virusabteilung, 2 Hamburg 4, Bernhard-Nocht-Str. 74,
    oder

4. das Staatl. Hygiene-Institut, 28 Bremen, St.-Jürgen-Str.,
    oder

5. das Staatl. Medizinaluntersuchungsamt, 3 Hannover, Auestr. 30,
    oder

6. ein sonstiges von der Landesregierung zu benennendes Institut.

8. Behandlung

Eine spezifische Therapie der Pocken gibt es nicht. Die Impfung nach dem Ausbruch der Krankheit versagt ebenso wie die Behandlung mit Rekonvaleszentenserum. Die rein symptomatischen Maßnahmen müssen vor allem auf die Stützung des Kreislaufs und darauf gerichtet sein, die Superinfektion der geplatzten Pockenbläschen oder -pusteln und eine Schädigung der ödematös durchtränkten Körperpartien zu vermeiden. Zur Bekämpfung der Sekundärinfektion eignen sich Sulfonamide und Antibiotika. Sie sind ohne Wirkung auf das Pockenvirus selbst. Von Anfang an sollen Mundspülungen durchgeführt werden. Zur Behebung der Schmerzen sind Analgetica und bei Delirien starke Sedativa zu verabreichen. Bei schweren Fällen, z. B. Variola haemorrhagica, gelingt es nicht selten, durch frühzeitige Applikation hoher Dosen Cortison, Hydrocortison, Prednison, Prednisolon usw. unter Antibiotikumschutz die Krankheit günstig zu beeinflussen.

9. Verhütung der Krankheit

Die sicherste Prophylaxe der Pocken ist die Schutzimpfung der ganzen Bevölkerung, die das Reichsimpfgesetz vom 8. April 1874 vorschreibt. Seit ihrer Einführung sind die Pocken in Deutschland praktisch erloschen. Die Gefahr zu erkranken, ist um so geringer, je frischer der durch die Impfung erworbene Schutz ist. Sie ist auch im Beginn der Inkubation bis zu 3 Tagen nach der Ansteckung noch wirksam. Zwar vermag sie den Ausbruch der Pocken dann nicht immer zu verhindern, läßt aber einen leichteren Krankheitsverlauf erwarten. Eine Impfung in eine Pockenepidemie hinein ist daher nicht nur empfehlenswert, sondern unerläßlich. Bei den Angehörigen eines Pockenkranken, den Ärzten, dem Seelsorger, dem Pflegepersonal ist, auch wenn sie schon früher mit Erfolg geimpft oder wiedergeimpft worden sind, die Impfung sofort zu wiederholen.

Krankenhausärzte, insbesondere auf Infektionsabteilungen, sowie Pflegepersonal und Desinfektoren sollten sich alle drei Jahre einer Pockenschutzimpfung unterziehen. Ärzte und Pflegepersonal sowie Seelsorger, die die Infektionsabteilung betreten, müssen einen Atemschutz tragen, da auch immunisierte Personen durch eine Pharyngitis variolosa die Infektion weiter verbreiten können.

Pockenkranke sowie -krankheitsverdächtige Personen müssen in einem Krankenhaus abgesondert werden. Der Kranke darf nur mit den zu seiner Pflege bestimmten Personen, dem Arzt und dem Seelsorger in Berührung kommen. Der Seelsorger muß vom Arzt über die erforderlichen Schutzmaßnahmen belehrt werden.

Zum Schutze der Umgebung des Kranken ist die Beachtung folgender allgemeiner Regeln notwendig:

a) Im Krankenzimmer sind wirksame Maßnahmen zur Fernhaltung bzw. Vernichtung der Fliegen durchzuführen (Anbringung von Gazefenstern, Verstäubung von Insektiziden, schnelle Beseitigung der Speisereste).

b) Pockenkranke dürfen die allgemeinen Abortanlagen nicht benutzen. Sekrete, Mundspülwasser, Kot und Urin sind in geeigneten Gefäßen zu sammeln und zu desinfizieren.

c) Der Kranke muß eine eigene Waschgelegenheit, Seife, Handtuch und Zahnputzglas sowie eigenes Eß- und Trinkgeschirr haben. Das Wasch- und Badewasser ist zu desinfizieren.

d) Leib- und Bettwäsche sind häufig zu wechseln und zu desinfizieren.

e) Der Fußboden und die Umgebung des Bettes sind täglich feucht zu wischen. Die benutzten Wischtücher sind zu desinfizieren.

f) Die Pflegepersonen müssen im Krankenzimmer Schutzkleidung tragen. Ihnen müssen eigene Waschgelegenheiten, Handtuch und Seife zur Verfügung stehen. Die Schutzkleidung ist vor dem Verlassen des Krankenzimmers abzulegen. Anschließend hat sich die Pflegeperson die Hände zu desinfizieren und zu waschen. Die Schutzkleidung und das Handtuch sind gemeinsam mit der Wäsche des Kranken zu desinfizieren und zu waschen.

10. Desinfektionsmaßnahmen

Nach Überführung des Kranken in ein Krankenhaus dürfen aus dem bisherigen Krankenzimmer vor Durchführung einer gründlichen Schlußdesinfektion keine Gegenstände entfernt werden. Das Krankenzimmer ist für diese Zeit abzuschließen.

Die laufende Desinfektion am Krankenbett

Von der laufenden Desinfektion müssen erfaßt werden:
a) Auswurf, Gurgelwasser, Pustelsekrete, abgefallene Krusten, Kot, Urin sowie Wasch-
   und Badewasser des Kranken;
b) Leib- und Bettwäsche, Taschentücher, Handtücher, Verbandmaterial und zum feuchten Aufwischen des Krankenzimmers benutzte Wischtücher;
c) Eß- und Trinkgeschirr sowie Besteck;
d) Verunreinigungen an Bett, Fußboden, Wänden, Möbeln sowie an anderen Einrich-
   tungs- und Gebrauchsgegenständen;
e) Hände der Pflegepersonen;
f) Schutzkleidung und Handtücher des Pflegepersonals.

Die Durchführung der Desinfektion

Der Auswurf und das Gurgelwasser werden in Gefäßen gesammelt, die bis fast zur Hälfte
mit einer geeigneten Desinfektionslösung, z. B. 1,5%iger Formalinlösung, gefüllt sind.
Nach der letzten Benutzung sollen die Gefäße 4 Stunden lang stehenbleiben und können
dann in den Abort entleert werden. Über geeignete sonstige Desinfektionsmittel gibt der
Amtsarzt Auskunft.

Absonderungen aus den Pusteln und sich ablösende oder abgelöste Krusten werden mit
Zellstoff- oder Mull-Läppchen oder Watte aufgenommen, die in eine geeignete Desinfektionslösung zu legen sind. Ebenso ist mit dem benutzten Verbandmaterial zu verfahren. Einwirkungszeit 4 Stunden.

Der Stuhl des Kranken wird mit einer ausreichenden Menge einer Desinfektionslösung
versetzt. Nach einer Einwirkungszeit von 6 Stunden kann das Gemisch in den Abort entleert werden. Der Urin wird in gleicher Weise behandelt, er kann nach 4 Stunden in den
Abort entleert werden.

Das Wasch- und Badewasser des Kranken ist vor Beseitigung durch Zusatz von Chlorkalkmilch zu desinfizieren. Von dieser ist soviel zuzusetzen, daß das Gemisch nach Chlor
riecht. Nach 2 Stunden darf das Gemisch beseitigt werden.

Die Leib- und Bettwäsche, Taschentücher und Handtücher des Kranken sowie die Schutzkleidung und Handtücher des Pflegepersonals sind bereits im Krankenzimmer in Gefäße
einzulegen, die mit einer 1,5%igen Formalinlösung gefüllt sind. Die Menge der Desinfektionslösung ist so zu bemessen, daß die Wäsche völlig bedeckt ist. Nach 12stündigem Stehen
können die Wäschestücke gemeinsam mit der normalen Krankenhauswäsche bzw. Haus-
haltswäsche gewaschen werden. Die Wäsche kann auch durch Kochen desinfiziert werden.
Zu diesem Zwecke ist sie im Krankenzimmer in einen Waschtopf einzulegen, der 0,5%ige
Sodalösung enthält. Die Wäsche ist nach kurzem Einweichen 1/2 Stunde zu kochen.

Der Fußboden, die Wände in der Umgebung des Bettes sowie die vom Kranken benutzten
Gebrauchsgegenstände, die mit Pustelsekret, Krusten oder Auswurf verunreinigt sind,
werden durch feuchtes Wischen mit Tüchern, die mit einer 3%igen Chloraminlösung gut
zu durchfeuchten sind, desinfiziert.

Die Desinfektion der Eß- und Trinkgefäße und des Bestecks erfolgt im Krankenzimmer
zweckmäßig durch Einlegen in eine 3 %ige Formalinlösung für die Dauer von 4 Stunden.

Die Hände der Pflegepersonen sind mindestens durch 2 Minuten langes Abreiben mit
einem Wattebausch, der mit 80%igem Äthylalkohol getränkt ist, zu desinfizieren.

Schlußdesinfektion

Bevor das Zimmer des Kranken wieder von anderen Personen benutzt wird, ist
eine Desinfektion (Gesundheitsamt) durchzuführen. Infizierte Kleidungsstücke, Leib-
und Bettwäsche, Taschentücher, sofern sie nicht von der laufenden Desinfektion
erfaßt worden sind, sind nach den Richtlinien für die Desinfektion am Krankenbett zu
desinfizieren. Gebrauchtes Verbandmaterial und andere Dinge minderen Wertes sind zu
verbrennen. Kamm, Haar- und Zahnbürste des Kranken sind durch Einlegen in eine 3%ige
Formalinlösung über Nacht zu desinfizieren.

Der Kranke soll aus der Absonderung erst entlassen werden, wenn alle Krusten abgefallen sind und von einem Facharzt für Hals-, Nasen-, Ohrenkrankheiten auch die Schleimhäute kontrolliert wurden (persistierende Geschwüre!).

Auch von den *Leichen* an Pocken Verstorbener kann eine Ansteckung ausgehen. Die
Leiche darf nicht gewaschen werden und ist unter Überwachung durch das Gesundheitsamt
zu transportieren. Die Ausstellung der Leiche im offenen Sarg ist unzulässig.

11. Meldepflicht

Unverzüglich, spätestens innerhalb von 24 Stunden nach erlangter Kenntnis, sind jeder Fall einer Erkrankung, des Verdachtes einer Erkrankung und eines Todes an Pocken dem für den Aufenthalt des Betroffenen zuständigen Gesundheitsamt zu melden. Zur Meldung sind verpflichtet

1. der behandelnde oder sonst hinzugezogene Arzt,
2. jede sonstige mit der Behandlung oder der Pflege des Betroffenen berufsmäßig beschäftigte Person,
3. die hinzugezogene Hebamme,
4. das Familienhaupt,
5. der Leichenschauer.

Die Verpflichtung der unter 2 bis 5 genannten Personen tritt nur dann ein, wenn ein vorher genannter Verpflichteter nicht vorhanden oder an der Meldung verhindert ist. Die außerhalb eines Krankenhauses oder eines Entbindungsheimes tätige Hebamme ist in jedem Falle zur Meldung verpflichtet.

Auf Schiffen tritt der Schiffsführer, in Pflege- und Gefangenenanstalten, Heimen, Lagern, Sammelunterkünften und ähnlichen Einrichtungen tritt deren Leiter an die Stelle des Familienhauptes [§ 3 Abs. 1 und § 4 des Gesetzes zur Verhütung und Bekämpfung übertragbarer Krankheiten beim Menschen (Bundes-Seuchengesetz) vom 18. 7. 1961 (Bundesgesetzbl. I S. 1012)].

Pockenschutzimpfung im internationalen Reiseverkehr / Ratschläge an Ärzte

(Merkblatt Nr. 23)

Herausgegeben vom Bundesgesundheitsamt

Ausgabe 1963/1

1. Vorbemerkung

Nach Feststellungen der Weltgesundheitsorganisation (WHO) haben sich in den letzten 20 Jahren ungefähr drei Millionen Pockenerkrankungen mit mehr als 1 Million Todesfällen ereignet. Die Einschleppung der Pocken aus den pockenverseuchten Gebieten läßt sich nicht mit Sicherheit verhindern. Mitteleuropa und damit die Bundesrepublik Deutschland sind pockenempfängliche Gebiete. Eingeschleppte Fälle können also jederzeit zu Pockenausbrüchen führen. Durch den Flugverkehr ist die Reisedauer zwischen den Pockengebieten und Europa beträchtlich kürzer geworden als die Inkubationszeit der Pocken. Die durch das Reichsimpfgesetz vom 8. April 1874 vorgeschriebene erfolgreiche Erstimpfung und die spätere erfolgreiche Wiederimpfung gewährleisten im allgemeinen bis zum 20. Lebensjahr hinreichenden Schutz gegen die Erkrankung. Mit zunehmendem Alter tritt aber eine natürliche Abschwächung des Impfschutzes ein, so daß leichte bis mittelschwere Erkrankungen bei Einschleppung der Pocken nicht ausgeschlossen sind. (Vgl. Merkblatt des Bundesgesundheitsamtes Nr. 18: „Erkennung und Verhütung der Pocken — Ratschläge an Ärzte".)

2. Vorschriften im internationalen Reiseverkehr

Um diesen Gefahren, die Personen mit mangelhaftem Impfschutz und Ungeimpfte bedrohen, zu begegnen, wird in der Verordnung zur Ausführung der Internationalen Gesundheitsvorschriften im Luftverkehr vom 26. Juli 1960 (Bundesgesetzblatt I S. 594) der **Nachweis des Pockenschutzes** von Personen verlangt, die sich innerhalb von 14 Tagen **vor ihrer Ankunft in Asien, Afrika oder Amerika, mit Ausnahme der USA und Kanadas,** oder in einem örtlichen Infektionsgebiet aufgehalten haben. Bei der Ankunft in der Bundesrepublik muß ein gültiger Pockenimpfschein vorgewiesen oder der ausreichende Nachweis einer Immunisierung infolge früherer Pockenerkrankung erbracht werden. Außerdem fordern zahlreiche Länder bei der Einreise den Nachweis einer ausreichenden Immunisierung gegen Pocken durch Impfung oder Überstehen der Krankheit. Nach den Internationalen Gesundheitsvorschriften darf die letzte Pockenschutzimpfung nicht länger als 3 Jahre, vom 8. Tag nach der Impfung oder im Falle der Wiederimpfung vom Tag dieser Wiederimpfung an gerechnet, zurückliegen.

Durch diese Vorschrift wird die Gefahr der Einschleppung von Pocken erheblich vermindert. Eine hinreichende Sicherung ist jedoch nur gewährleistet, wenn die Wiederimpfung mit Erfolg ausgeführt und so eine ausreichende Immunisierung des Wiederimpflings erzielt wurde. Außerdem müssen Personen, die in pockenverseuchte Gebiete ausreisen, einen ausreichenden Impfschutz erhalten, zumal einige von ihnen innerhalb der genannten Dreijahresfrist wieder in die Heimat zurückkehren.

3. Voruntersuchung

Bei Wiederimpflingen muß stets nach Impfnarben als Ausdruck einer erfolgreichen Pockenschutzerstimpfung gesucht werden. Findet man keine Narben, so kann trotz vorgelegten Impfscheines über eine erfolgte Pockenschutzimpfung mit großer Wahrscheinlichkeit angenommen werden, daß die Impfung erfolglos gewesen war. Solche Personen sind als überalterte Erstimpflinge zu behandeln (s. unten). Ferner muß der Arzt die Kontraindikationen beachten und sich vor der Impfung darüber unterrichten, ob der Impfling

1. an einer akuten oder chronischen Infektion,
2. an einer chronischen Hautkrankheit (Hautausschlag, Ekzem),
3. an einer chronischen Nervenkrankheit (Krämpfe, Anfälle, Epilepsie, Lähmungen),
4. an allergischen Krankheiten

gegenwärtig leidet oder früher einmal erkrankt war. Trifft dies zu, so ist der Impfling über die für ihn mit der Impfung verbundenen Gefahren eingehend aufzuklären. Die Aufklärung muß sich auch auf die Gefährdung von Personen in der Wohngemeinschaft des Impflings durch Ansteckung mit dem Impfvirus infolge Unachtsamkeit erstrecken. Insbesondere, wenn sich in der Wohngemeinschaft des Impflings bisher ungeimpfte Personen befinden, ist der Impfling eingehend über sein Verhalten während des Ablaufs der Impfreaktion zu belehren.

Schwangere sollen in den ersten 3 Graviditätsmonaten nicht geimpft werden. In späteren Stadien der Schwangerschaft soll eine Pockenschutzimpfung nur in unumgänglichen Fällen (unvermeidbare Ausreise in ein pockengefährdetes Gebiet) und auch dann nur unter besonderen Vorsichtsmaßnahmen (vgl. Abschn. 5: Verfahren in Sonderfällen) vorgenommen werden.

Personen, die wegen der Gefahr lebensbedrohlicher Komplikationen nicht gegen Pocken geimpft werden dürfen, müssen darüber unterrichtet werden, daß sie im Ausland wie bei der Wiedereinreise auf dem Luftwege aus örtlichen Infektionsgebieten sowie aus Asien, Afrika und Amerika (mit Ausnahme von USA und Kanada) in die Bundesrepublik je nach Seuchenlage unter Beobachtung gestellt werden müssen oder abgesondert werden können (§ 2 Abs. 3 und § 3 Abs. 2 der VO zur Ausführung der Internationalen Gesundheitsvorschriften vom 25. Mai 1951 im Luftverkehr vom 26. Juli 1960 [Bundesgesetzbl. I S. 594]). Für über See oder auf dem Landweg einreisende Personen gelten diese Vorschriften nur bei Ankunft aus einem örtlichen Infektionsgebiet innerhalb der Inkubationszeit von 14 Tagen (Art. 83, 85 Abs. 2 in Verbindung mit Art. 87 der Internationalen Gesundheitsvorschriften sowie VO zur Ausführung der Internationalen Gesundheitsvorschriften vom 25. Mai 1951 in Häfen und auf dem Nord-Ostsee-Kanal vom 28. April 1961 [Bundesgesetzbl. I S. 502].

4. Durchführung der Impfung

Die Impfung ist unter allen Vorsichtsmaßnahmen auszuführen, die geeignet sind, Impfkomplikationen zu verhindern. Die Impfstelle — in der Regel die Außenseite des Oberarms — ist mit einem mit 70⁰/oigem Alkohol getränkten Wattebausch (*kein* Jod oder Sepsotinktur!) abzureiben und abtrocknen zu lassen. Dann sind nebeneinander zwei seichte Schnitte von 3 mm Länge im Abstand von mindestens 2 cm anzulegen. Dazu ist das nicht zu scharfe, vorher in den Impfstoff getauchte Impfmesser ziemlich steil auf die *gut gespannte* Haut aufzusetzen, die Haut durch Eindrücken der Spitze oberflächlich stichförmig zu verletzen und das Messer mit einer kommaförmigen Bewegung herauszuziehen. Auf diese Weise ist eine Blutung, die schlechtere Bedingungen für das Angehen der Impfung schafft, trotz Durchtrennung der obersten Epidermisschicht leicht zu vermeiden. Es empfiehlt sich, den Impfstoff nach Anlegen der Impfschnitte noch durch Verstreichen mit der benetzten Messerfläche in die Impfschnitte einzubringen. Dem Impfling ist anzuraten, die Impfstelle stets sauber und trocken zu halten und bei normalem Verlauf von einem Verband abzusehen.

Der Pockenimpfstoff kann nur aus Apotheken oder direkt von einer staatlichen Impfanstalt bezogen werden. Das Verfallsdatum ist zu beachten. Bei Aufbewahrung im Kühlschrank (+ 4° C) ist der Impfstoff bis zum Verfallstag verwendungsfähig. Er soll niemals länger als 24 Stunden bei über + 4° C gelagert werden. Auch häufiger Wechsel zwischen vorgeschriebener Aufbewahrungstemperatur (+ 4° C) und Zimmertemperatur bei zeitlich verteilten Impfungen führt zu Abnahme der Wirksamkeit.

5. Verfahren in Sonderfällen

Personen, die keine Impfnarben aufweisen, sind als sog. *überalterte Erstimpflinge* anzusehen. Bei ihnen besteht erhöhte Gefahr schwerer Komplikationen des Impfverlaufs, insbesondere einer postvakzinalen Enzephalomyelitis.

Besteht der Impfling trotz eingehender Unterrichtung über die Gefahren, die in seinem Falle mit der Pockenschutzerstimpfung verbunden sein können, auf der Impfung, so kann ein Versuch mit subkutaner *Vorimpfung* mit abgetöteter Gewebekulturvakzine gemacht werden. Zu diesem Zweck injiziert man subkutan 1 ml dieses inaktivierten Impfstoffes in die Gegend des Ansatzes des M. deltoides; nach 12 bis 14 Tagen soll die kutane *Nachimpfung* mit der üblichen Pockenlymphe (Lebendimpfstoff) vorgenommen werden. Im Fall eines interkurrenten fieberhaften Infektes kann das Intervall auch bis zu vier Wochen betragen. Die Nachschau erfolgt sieben Tage nach der Impfung. Die abgetötete Gewebekulturvakzine ist bei der Bayerischen Landesimpfanstalt, 8 München 9, Am Neudeck 1, und in der Landesimpfanstalt, 2 Hamburg 1, Brennerstraße 81, erhältlich. Die von dort mitgegebenen Ratschläge sind zu beachten. Als weitere Möglichkeit kommt neben der Vorbehandlung mit abgetöteter Gewebekulturvakzine eine Verabfolgung von 2 bis 4 cm³ γ-Globulin bei der aktiven Nachimpfung in Betracht. Von der Anwendung eines durch besondere Methoden abgeschwächten Impfstoffes ist abzuraten, da das Auftreten zerebraler Komplikationen auch dann nicht ausgeschlossen ist, jedoch der Impferfolg in Frage gestellt werden könnte.

Über Impfung während der Schwangerschaft vgl. unter Abschn. 3: Voruntersuchung.

6. Weitere Schutzimpfungen

Da für die Einreise in seuchengefährdete Gebiete in der Regel auch noch andere Schutzimpfungen benötigt werden, sollen diese rechtzeitig begonnen werden, damit sie noch vor dem beabsichtigten Ausreisetermin in den notwendigen Zeitabständen abgeschlossen werden können. Für eine Pockenschutzwiederimpfung müssen nach vorhergegangenen anderen Schutzimpfungen folgende Mindestzeitabstände eingehalten werden:

Gelbfieber	2 Wochen
Poliomyelitis (orale Impfung)	4 Wochen
BCG	3 Monate

Bei Schutzimpfung mit inaktivierten Krankheitserregern, Toxoiden oder Anatoxinen kann eine Pockenschutzwiederimpfung (bei Impflingen mit sichtbaren Narben einer Erstimpfung) unmittelbar an die letzte Injektion angeschlossen werden. Jedoch muß nach Wutschutzimpfung ein Intervall von mindestens 6 Wochen nach der letzten Injektion eingehalten werden. Der gleiche Zeitraum ist bei vorangegangener Cortisondauerbehandlung nach Absetzen des Cortisons einzuhalten. Nach einer Pockenschutzwiederimpfung sollen 6 Wochen lang weder weitere Schutzimpfungen noch eine Cortisondauerbehandlung durchgeführt werden, wenn eine typische Erstimpfungsreaktion (Pustelreaktion, vgl. Abschn. 8 Ziff. 3 dieses Merkblattes) aufgetreten ist. Liegt dagegen eine Sofortreaktion (Knötchenreaktion, vgl. Abschn. 8 Ziff. 1) vor, so können weitere Impfungen bereits nach 1 Woche angeschlossen werden.

Wird neben der Pockenschutzimpfung im internationalen Reiseverkehr eine Gelbfieberimpfung und/oder eine Schutzimpfung gegen Cholera, Typhus und Paratyphus verlangt, so kann nach folgendem Impfplan verfahren werden:

1. Impftag — Gelbfieber und 1. Injektion von 0,5 ml Mehrfachimpfstoff gegen Typhus abdominalis, Paratyphus A und B sowie Cholera;
2. Impftag — (nach 8 Tagen) 2. Injektion von 1,0 ml des Mehrfachimpfstoffes;
3. Impftag — (nach weiteren 8 Tagen) Pocken und 3. Injektion von 1,0 ml des Mehrfachimpfstoffes.

Auf diese Weise lassen sich alle genannten Schutzimpfungen einschließlich der geforderten Nachschau in 16 Tagen durchführen.

7. Impfbescheinigung

Die internationalen Bescheinigungen über Impfungen sind vom impfenden Arzt nach Abschluß der Schutzimpfungen zu vollziehen.

Handelt es sich um einen Erstimpfling, so müssen Impfung *und* Nachschau sowie der Impferfolg in die dazu vorgesehenen Spalten des Internationalen Impfzertifikats eingetragen werden (Primary Vaccination).

Die vom impfenden Arzt ausgestellte Impfbescheinigung muß, um internationale Gültigkeit zu besitzen, mit einem Siegel versehen sein, das die Gewähr dafür gibt, daß die Impfung von einem approbierten Arzt vorgenommen wurde. Als solches Siegel gilt in der Bundesrepublik im Einverständnis mit der WHO das Dienstsiegel des für den Impfarzt zuständigen Gesundheitsamtes. Wird die Pockenschutzimpfung aus ärztlichen Gründen nicht vorgenommen, so macht der Impfarzt eine entsprechende Eintragung in die Impfbescheinigung, aus der hervorgeht, daß der Inhaber des Passes aus den anzugebenden Gründen nicht ohne Gefahr für seine Gesundheit oder sein Leben gegen Pocken geimpft werden darf. Auch diese Eintragung ist mit dem Dienstsiegel des zuständigen Gesundheitsamtes zu versehen.

8. Nachschau

Nach den Vorschriften der WHO ist bei Wiederimpfung im internationalen Reiseverkehr lediglich die Tatsache der Impfung zu bescheinigen. Trotzdem ist dem impfenden Arzt dringend anzuraten, sich im Interesse des Impflings durch Nachschau vom Erfolg der Impfung zu überzeugen. Nur das Ergebnis der Nachschau erbringt den Beweis dafür, daß die Pockenschutzwiederimpfung erfolgreich war.

Diese Nachschau soll nur durch den impfenden Arzt selbst, frühestens nach 72 Stunden, vorgenommen werden.

Die *Impfreaktion* zeigt folgende Abstufungen:

1. Die *Sofortreaktion* (früher als Immunitätsreaktion bezeichnet) tritt innerhalb von 48 Stunden bei geimpften Personen auf, deren letzte erfolgreiche Pockenschutzimpfung nur wenige Jahre zurückliegt. Sie ist eine allergische Reaktion auf das Vakzinevirus und wird bei Personen beobachtet, die einen hohen Grad von Pockenschutz besitzen. Es kommt zur Bildung von kleinen, geröteten Knötchen im Bereich der Impfschnitte mit mehr oder weniger starkem Juckreiz. Die Knötchen blassen bald wieder ab und verschwinden, ohne Narben zu hinterlassen.

2. Die *beschleunigte Reaktion* (Vakzinoid) zeigt einen verminderten Pockenschutz an und kommt bei Wiederimpflingen vor, deren letzte Impfung länger zurückliegt. Sie kann auch bei Personen auftreten, die vor langer Zeit eine Pockenerkrankung durchgemacht haben. Die Entwicklung der Hautläsion ähnelt derjenigen bei Erstimpflingen, verläuft aber schneller. Die Reaktion tritt am 2. oder 3. Tag nach der Impfung auf und erreicht zwischen dem 4. und 7. Tag ihre stärkste Ausbildung. Aus den Impfschnitten entwickeln sich kleine Bläschen, die von einem roten Saum umgeben sind, der zuweilen Ausläufer in die umgebenden Hautpartien zeigt. Im allgemeinen ist diese Reaktion nach 14 Tagen ohne Hinterlassung von Narben abgeklungen.

3. Die *Erstimpfungsreaktion* wird bei Impflingen beobachtet, die vorher nicht geimpft worden sind, oder bei Wiederimpflingen, bei denen die durch die Erstimpfung hervorgerufene Immunität praktisch erloschen ist. Das typische Bild der Erstimpfungsreaktion wird in der Regel spätestens am 7. Tag nach erfolgter Impfung zu erwarten sein. Hierbei kommt es stets zu narbiger Abheilung.

Wird 72 Stunden nach der Impfung keine Reaktion an den Impfstellen beobachtet, so war die Impfung erfolglos. In diesem Fall ist im Interesse des Impflings eine Wiederholungsimpfung anzuraten. Diese kann ohne Gefährdung des Wiederimpflings am Tage der Nachschau vorgenommen werden. Ursachen für eine Erfolglosigkeit der Impfung sind in der Regel ungeeignete Impftechnik, seltener Virulenzverlust der Pockenlymphe.

Während die durch das Reichsimpfgesetz vorgeschriebenen Pockenschutzerst- und -wiederimpfungen der Seuchenverhütung dienen, handelt es sich bei den Wiederholungsimpfungen nicht impfpflichtiger Personen mit unterschiedlichem Impfschutz sowohl um einen individuellen als auch um einen Schutz der Allgemeinheit vor Einschleppung der Pocken. Dementsprechend ist von allen Ärzten bei freiwilligen Impfungen die gleiche Sorgfalt anzuwenden, die bei Pflichtimpfungen den Impfärzten obliegt, und die Nachschau zur Unterrichtung des Impflings und des Arztes über den Erfolg dieser Wiederimpfung, d. h. über eine hierdurch erzielte Immunität, dringend zu empfehlen.

Stand vom 30. 4. 1963.

V. Sachregister